Cordeula Falt
September 1997
TS

ARMIN J. HUSEMANN

Der musikalische Bau des Menschen

Menschenwesen und Heilkunst
17
Schriftenreihe
herausgegeben von der
Gesellschaft Anthroposophischer Ärzte,
Stuttgart

ARMIN JOHANNES HUSEMANN

DER MUSIKALISCHE BAU DES MENSCHEN

Entwurf einer plastisch-musikalischen
Menschenkunde

VERLAG FREIES GEISTESLEBEN

Eine leicht gekürzte Ausgabe
in englischer Sprache ist unter dem Titel
The Harmony of the Human Body
bei Floris Books, Edinburgh
1993 erschienen.

CIP-Titelaufnahme der Deutschen Bibliothek

Husemann, Armin Johannes:
Der musikalische Bau des Menschen:
Entwurf einer plastisch-musikalischen
Menschenkunde / Armin Johannes Husemann.
3. Auflage 1993.
Stuttgart: Verlag Freies Geistesleben
(Menschenwesen und Heilkunst; Bd. 17)

ISBN 3-7725-0117-6

NE: GT
3. durchgesehene Auflage 1993.
Einband: Michael Englert
© 1989 Verlag Freies Geistesleben GmbH, Stuttgart
Satz und Druck: Greiserdruck, Rastatt

Meinem Vater
als meinem Lehrer
in Dankbarkeit gewidmet

Inhalt

Vorwort zur 3. Auflage 10
Vorwort zur 2. Auflage 11

EINLEITUNG 13

    Wissenschaft und Kunst 13
    Kunst und übersinnliche Erkenntnis 23

1   DIE ÄUSSERE BILDNATUR DES MENSCHEN 28

    Der plastische Begriff des Organischen 28
    Die plastischen Bewegungen des Ätherleibes 32
    Plastische Denker des Organischen: Goethe und Carus 39
    Rationelle Organik 42
    Blutströmung und Ätherströmung 44
    Zur musikalischen Physiologie von Blutkreislauf und Atmung 47
    Krankheitsbilder:
        Verwachsensein der Finger und Spalthand 53
        Masern und Scharlach 57
    Plastisch-musikalische Prozesse in der Entwicklung des Kindes 58
    Die plastischen Bewegungen der Ätherarten 62
    Ein plastisches Urbild der Erziehungskunst 65
    Musikalische Gesetze des Wachstums 69
    Der plastisch-musikalische Weg bei Platon 77

2   DIE MUSIKALISCHE PHYSIOLOGIE INNERER ORGANE 79

    Die künstlerische Übung im Erkenntnisleben von Goethe und Haeckel . . 79
    Die Gastrulation und Haeckels Idee der Gasträa 81
    Die Umstülpungsübung 83
    Die Anatomie der Umstülpung 86
        1. Im Skelett 86
        2. Im Sinnessystem 87
        3. Im Nervensystem 87
        4. Im Muskelsystem 90
        5. Im Blutsystem 90
        6. In der Hervorbringung des Wortes 93

Die musikalische Struktur der Umstülpungsübung	96
Bildung und Strömung des Gehirnwassers	99
Die Fortpflanzungskraft und das Denken	104
Die Entwicklungsgeschichte der Organik	108
Die Aufrichtung	113
Keimzellbildung, Befruchtung und Schwangerschaft	119
Die Bildung des Wortes	122
Stehen und Gehen	126
Die Oktav des Hauptes und die Oktav des Wortes	131
Eine Sprachform der Hauptesorganisation	133
Das Wort «Ich»	134
Die musikalische Physiologie der Schilddrüse und der Nebenschilddrüsen	138
Der Doppelorgan-Typus	138
Schilddrüse und Kehlkopf	140
Die musikalische Physiologie der Nebenschilddrüsen	141
Die Überfunktion der Nebenschilddrüsen	144
Die Unterfunktion der Nebenschilddrüsen	147
Die Septim als Gestaltungskraft eines Musikwerkes (Chopins c-Moll-Etüde op. 10, Nr. 12)	150
Die chemische Struktur des Parathormons	152
Wort und Substanz	154
3 Die Atemschwingung als plastisch-musikalisches Urbild	156
Die plastische Übung für den Ätherleib der Lunge	158
Das Bild des Ätherleibes als dreigliedriger Übungs-Organismus	161
Die Kabiren-Plastiken Rudolf Steiners	166
Die Trennung des Ätherleibes in zwei Geschlechter und das Denken	166
Der Bau des Brustkorbes	168
Die Entwicklung der Lungenatmung	168
Die plastische Anatomie des Brustkorbes	172
Die musikalische Struktur des Brustkorbes	175
Bildekräfte der Sprache im Brustkorb	180
Das Bild des mittleren Menschen	185
Der Weg von der räumlichen zur musikalischen Struktur	186
Der Klang des mittleren Menschen	188
Der Brustkorb in der Sphäre «objektiver Intervalle»	188
Die Lunge	193
Atmung und Lungenkreislauf	195
Lunge und Herz	198

Das Asymmetrie-Prinzip der Quint	201
Das Wort des mittleren Menschen	205

4 Eurythmie als Bewegungsausdruck der musikalischen Organisation des Menschen ... 208

Dur und Moll in der Wachstumsdynamik der Lunge	208
Plastisch-musikalische Bewegungen der höheren Wesensglieder und ihre Sichtbarkeit durch Eurythmie	209
Die Anatomie der Dur- und Moll-Gebärden	212
Der Übergang der inneren musikalischen Organisation in die toneurythmische Bewegung	216
Die Umstülpung der Lunge und des Kehlkopfes in die Arme	220
Zum Wirkprinzip der Tonheileurythmie	224
Der Arm des Menschen als musikalische Plastik	227
Die Arme im Zeitorganismus	227
Das Schlüsselbein	230
Das Plastizieren des Schlüsselbeins	232
Prim und Grundton im Schlüsselbein	232
Der Oberarm	237
Der Unterarm	240
Die Handwurzel	244
Die Mittelhand	248
Die Finger	251
Die sprachliche Struktur der Arm-Organisation	251
Eurythmie und die Wirklichkeit der Musik	253

5 Die Überwindung der Tierheit im Denken durch die Bildekräfte des Wortes ... 256

Die äußere Bildnatur des Menschen	256
Die innere Bildnatur des Menschen	260
Die Doppelfunktion der menschlichen Zähne und das Denken	262

Menschenwissenschaft durch Kunst als Grundlage anthroposophischer Berufsausbildung (Nachwort) ... 268

Anmerkungen	273
Sachverzeichnis	287

Vorwort zur 3. Auflage

Von einem führenden Forscher der organischen Chemie wurde vor kurzem die Frage aufgeworfen, ob «Schönheit nicht nur eine Frage der Konvention, sondern vielmehr eine den Dingen und der Welt inhärente Eigenschaft sei.»* Bestimmte Ergebnisse der computergestützten Chaos-Forschung hatten ihn zu dieser Frage veranlaßt. Die Wissenschaft fragt nach der Wirklichkeit der Kunst. Wer Goethes Naturforschung kennt, muß an die Antwort denken, die er auf diese Frage vor 200 Jahren gab: «Das Schöne ist eine Manifestation geheimer Naturgesetze, die uns ohne dessen Erscheinen ewig wären verborgen geblieben.» –

Der musikalische Bau des Menschen war von mir für die zweite Auflage wesentlich erweitert worden. Für die dritte Auflage habe ich das Buch lediglich durchgesehen, um Fehler zu korrigieren und die Lesbarkeit zu verbessern. Nur an wenigen Stellen habe ich Forschungsergebnisse, die mir inzwischen bekannt geworden sind, eingefügt. Meinem Freund Ruprecht Fried bin ich zu besonderem Dank dafür verpflichtet, daß er den Text mit eingehender Sorgfalt durchsah. Auch die Hinweise, die Dr. Otto Buchner in seiner Rezension in *Der Merkurstab* (1990 Heft 4) gab, wurden sämtlich mit Freude aufgegriffen. Ihnen und allen übrigen Lesern, die mit Hinweisen, Fragen und Zustimmung das Buch bisher begleitet haben, möchte ich herzlich danken.

Stuttgart, im September 1993   *Dr. med. Armin J. Husemann*

---

* Friedrich Cramer, *Chaos und Ordnung. Die komplexe Struktur des Lebendigen.* Stuttgart 1989, Seite 203. Vgl. auch: Andreas Goyert, Chaosforschung und die Suche nach dem Ätherischen, in: *Der Merkurstab* 1992, Seite 257 ff.

Vorwort zur 2. Auflage

Seit dem Erscheinen der 1. Auflage des Buches entwickelte sich die Arbeit an der plastisch-musikalischen-sprachlichen Menschenkunde dadurch weiter, daß sie an zwei Ausbildungsstätten in Form regelmäßiger Kurse durchgeführt wurde. Was jetzt als Umgestaltung und Erweiterung der ersten Auflage vorliegt, verdanke ich der Zusammenarbeit mit den dabei beteiligten Künstlern und Dozenten.*

Bei der Umarbeitung wurde versucht, die Darstellungen der 1. Auflage zu verdeutlichen und mit den neu hinzugetretenen Kapiteln zu einem Ganzen zu vereinigen. Im Gegensatz zur ersten Auflage bekam die Schrift damit eine geschlossene Gestalt. Diese ergab sich aus der Arbeit mit den drei plastischen Übungen, die Rudolf Steiner Ärzten bzw. Naturwissenschaftlern zur Schulung im imaginativen Erkennen der Lebensprozesse angab. Sie liegen den ersten vier Kapiteln zugrunde.

Die Schrift verdankt ihre Existenz der Zusammenarbeit mit meinem Vater Dr. Gisbert Husemann, der diese Angaben Rudolf Steiners[1] erstmals in die Tat umsetzte. Durch meine Mitarbeit an den «Arbeitswochen für Menschenwissenschaft durch Kunst» bin ich in diese Arbeitsweise hineingewachsen. Um die Darstellung abzurunden, wurden Inhalte der «Arbeitswoche für Menschenwissenschaft durch Kunst» 1975 (Stuttgart) in frei erweiterter Form wiedergegeben. Den damaligen Dozenten, Gisbert Husemann, Wilfried Hammacher, Maria Schüppel, sei für ihre Erlaubnis, diese Abschnitte hier zu veröffentlichen, herzlich gedankt.

---

* Stellvertretend seien genannt: Frimut Husemann (Plastizieren), Felix Lindenmeier (Musik) und Dr. Heinz Zimmermann (Sprache) in den Kursen am Rudolf Steiner-Lehrerseminar, Dornach, sowie Manfred Welzel (Plastizieren) in den Kursen am Priesterseminar der Christengemeinschaft Stuttgart.

Für seine wertvolle Hilfe und Beratung bei der Durchsicht des Manuskriptes danke ich meinem Bruder Dr. Friedwart Husemann (München) herzlich. Daniel Moreau (Überlingen) sei für seine plastischen Zeichnungen herzlich gedankt. Dank schulde ich auch Herrn Dr. Hans Müller-Wiedemann sowie der Lebensgemeinschaft der Heimsonderschule Brachenreuthe für ihre verständnisvolle Unterstützung der Arbeit an dieser Schrift. Weiterhin schulde ich Dank dem Rudolf-Steiner-Fonds für wissenschaftliche Forschung, ohne dessen Unterstützung das Buch in der gegenwärtigen Form nicht zustande gekommen wäre. Für die gute Zusammenarbeit danke ich auch den Herren Walter Schneider und Jean-Claude Lin vom Verlag Freies Geistesleben.

Stuttgart, im März 1989 *Dr. med. Armin J. Husemann*

Einleitung

Wissenschaft und Kunst

An Pflanze, Tier und Mensch beobachten wir Wachstum und Fortpflanzung. Obwohl solche Lebensäußerungen im Bereich der toten Stoffgestaltungen fehlen, ist es bis heute eine herrschende wissenschaftliche Meinung, daß die Lebensvorgänge nichts anderes als höchst komplizierte chemophysikalische Prozesse seien. Es bestehe zwischen den lebendigen und den toten Erscheinungsformen der Natur kein Wesensunterschied, sondern nur ein Unterschied des Grades der Komplexität.² Die Aufgabe im 20. Jahrhundert ist aber, das Lebendige als *solches* zu erkennen. Derjenige Wissenschaftler, der in den Organismen beschreibt, was wesensgleich mit den toten, chemophysikalischen Prozessen ist, kann nicht im Ernst behaupten, etwas darüber auszusagen, was die Lebensprozesse von den toten unterscheidet. Behauptet er aber, daß dieser Unterschied «heute überwunden» sei, daß er in Wirklichkeit gar nicht bestehe, so zeigt er, daß er für eine Eigenschaft seines Forschungsgegenstandes hält, was tatsächlich die Widerspiegelung seiner Methode an diesem Gegenstand ist. Denn es ist selbstverständlich, daß eine Methode, die nur tote Prozesse erfaßt, nichts anderes als Totes nachweisen kann.

Trotz der weltweiten ökologischen Krise ist es in der Naturwissenschaft immer noch üblich, die Erkenntnisfrage nach dem Lebendigen als unberechtigte Frage zu betrachten. Ist es Zufall, daß dieser «Stand der Wissenschaft» historisch zusammenfällt mit der (von diesem Denken geschaffenen) Möglichkeit, das Leben in derselben Allgemeinheit, in der es als Erkenntnisproblem geleugnet wird, zu vernichten? Die Naturwissenschaft hat ihre Fruchtbarkeit im chemisch-physikalischen Bereich durch ihre Erfindungskraft bewiesen, deren Ausdruck die technische Entwicklung im letzten und in diesem Jahrhundert ist. Dieser Entwicklung steht der Niedergang und die Bedrohung des Lebenszusammenhanges von Natur und Mensch so gegenüber, daß die Weiterentwicklung der Erkenntnismittel heute zur Lebensfrage wird. Auch die Lösung der mit dieser Bedrohung zusammenhängenden sozialen Probleme ist von einer solchen Weiterentwicklung abhängig.

In dem vorliegenden Entwurf wird versucht, die Kunst als Erkenntnismittel mit der Wissenschaft zu verbinden, weil erst durch diese Verbindung eine Erkenntnismethode für das Leben der Organismen entsteht. Es kann hier einleitend nur zusammenfassend erinnert werden an die erkenntnistheoretische Grundlage, die ein solches Vorgehen hat. Diese Grundlage steht seit Ende des 19. Jahrhunderts zur Verfügung als die Erkenntnistheorie der naturwissenschaftlichen Methode Goethes, die wir Rudolf Steiner verdanken.[3] In dieser wird die Naturwissenschaft für die Erkenntnis der Organismenwelt weiterentwickelt.

Dem Wissenschafter liegt ein Erscheinungszusammenhang vor, den er untersuchen will, z. B. der waagrecht geworfene Stein. Dies ist der Gegenstand seiner Untersuchung, das *Was*. Ihm gegenüber taucht die Frage auf: *Wie* kommt das, was ich sehe, zustande? Er findet: Zwei verschiedene Kräfte, die Schwerkraft und die Beschleunigungskraft durch den Wurf, erklären aus der Richtung und Dauer ihres Wirkens die Geschwindigkeit und den Bahnverlauf des Steines. Was der Wissenschafter so geschaffen hat, ist die Ideengestalt des wahrgenommenen Vorgangs; er durchschaut ihn dadurch, daß er ihn widerspruchslos in die allgemeine Ideenwelt eingliedert. «Wirklichkeit» ist uns als Überzeugung nur gegeben, wo wir so den Wahrnehmungstatsachen ihre Ideengestalten entgegenbringen können. (Im gewöhnlichen Leben ist uns dies so zur Gewohnheit geworden, daß wir uns dessen nicht ohne weiteres bewußt werden.) Die Sinnestatsachen als solche, unbegriffen, stützen die Wirklichkeit nicht, sondern sie stellen sie in Frage. Jeder Beweis im physisch-sinnlichen Erkennen hat seine Beweiskraft erst durch den Ideenzusammenhang, in den die «beweisende» Wahrnehmung eingefügt wird. So sehen wir, wie exakte Erkenntnis nicht etwas ist, bei dem der Mensch möglichst wenig – am besten gar nichts – hinzutun sollte, bei dem alles, was die Erkenntnis tragen kann, von außen käme; vielmehr ist es umgekehrt: Die Wahrnehmungswelt gibt uns ohne die Arbeit des Denkens nur die halbe Wirklichkeit. Und auch diese «Hälfte» verwandelt sich vom Rätsel zur Stütze der Wirklichkeit erst, wenn sie mit ihrem Begriffszusammenhang beleuchtet wird.

«Erkenntnis» kann also nicht als solche in den Wahrnehmungen «gefunden» werden. Denn der Mensch *schafft* mit der Erkenntnis etwas, was im Weltprozeß vorher nicht vorhanden war. Gewirkt haben die Kräfte, die den geworfenen Stein bestimmen, seit je, auch ohne erkannt zu sein. Aber die bewußte Ideengestalt dieses Wirkungszusammenhanges ist vom Menschen geschaffen. – Der erkennende Mensch kann nur künstlich aus dem Zusammenhang mit der Natur gerissen werden. Er steht in der Evolution der Natur darin als Erkennender. Er ist das Wesen, in welchem die Natur sich selbst erkennend gegenübertritt. Der Mensch setzt die Evolution durch die Gestaltungen seiner Erkenntnisse fort. Und der Fortgang der Naturevolution lebt heute wesentlich in dem Naturerkenntnis-Schaffen des Menschen. Natur ist darauf angewiesen, sich in ihrem Erkenntnisorgan «Mensch» als *lebendige* zu erkennen und zu wollen. Dies liegt den heute im Bewußtsein auftauchenden ökologischen Fragen zugrunde. «So wird der Erkenntnisvorgang ein Glied in der Gestaltung der Welt-Wirklichkeit. Der Mensch schafft an dieser Welt-Wirklichkeit mit, indem er erkennt. Und wenn eine Pflanzenwurzel nicht denkbar ist ohne die Vollendung ihrer Anlage in der Frucht, so ist nicht etwa nur der Mensch, sondern die Welt nicht abgeschlossen, ohne daß erkannt wird. Im Erkennen schafft der Mensch nicht für sich allein etwas, sondern er schafft mit der Welt zusammen an der Offenbarung des wirklichen Seins. Was im Menschen ist, ist ideeller Schein; was in der wahrzunehmenden Welt ist, ist Sinnenschein; das erkennende Ineinanderarbeiten der beiden ist erst Wirklichkeit.

So angesehen wird Erkenntnistheorie ein Teil des Lebens. Und so muß sie angesehen werden, wenn sie an die Lebens-Weiten des Goetheschen Seelen-Erlebens angeschlossen wird. Aber an solche Lebens-Weiten knüpft auch Nietzsches Denken und Empfinden nicht an. Noch weniger dasjenige, was sonst als philosophisch gerichtete Welt- und Lebensanschauung seit der Niederschrift des in dieser Schrift als ‹Ausgangspunkt› bezeichneten entstanden ist. Alles dies setzt doch voraus, daß die Wirklichkeit irgendwo außer dem Erkennen vorhanden sei und in dem Erkennen eine menschliche, abbildliche Darstellung dieser Wirklichkeit sich ergeben soll, oder auch sich nicht ergeben kann. Daß diese Wirklichkeit durch das Erkennen nicht *gefunden* werden kann, weil sie als Wirklichkeit im Erkennen erst geschaffen wird, das wird kaum irgendwo empfunden. Die philosophisch Denkenden suchen das Leben und Sein außer dem Erkennen; Goethe steht im schaffenden Leben und Sein, indem er sich erkennend betätigt. Deshalb stehen auch die neueren Weltanschauungsversuche außerhalb der Goetheschen Ideenschöpfung. *Diese* Erkenntnistheorie möchte innerhalb derselben stehen, weil dadurch Philosophie Lebens-Inhalt und das Interesse an ihr lebensnotwendig wird» (Rudolf Steiner[4]).

Der Kern der Steinerschen Erkenntnislehre ist der Nachweis, daß die Bildekräfte, die die mineralischen Stoffe der unbelebten Natur zu Organismen gestalten, mit den Kräften, durch die der Mensch Vorstellungen und Gedanken bildet, *eines Wesens* sind. (Die Physiologie dieser Umwandlung

Jenseits der Schwelle: die Bildekräfte der Natur im eigenen Denken handhaben lernen

wird in der vorliegenden Schrift ausführlich dargestellt.) Seiner Leiblichkeit nach aus der Natur hervorgegangen, bleibt der Mensch in die Natur eingebunden und von ihr abhängig. Im Verlauf des zu Ende gehenden Jahrhunderts hat sich aber im Zusammenhang von Natur und Mensch etwas vollzogen, was dem Evolutionsdenken, das bei Darwins und Haeckels Fortsetzern stehen bleibt, unverständlich bleiben muß: *Die Evolution der Natur wird vom Menschen abhängig.* Die Menschheit ist offenbar über eine Schwelle gegangen, jenseits derer sie vom Geschöpf zum Schöpfer wird, der seiner Verantwortung zunächst durch sein Versagen inne wird. Indem wir durch die Steinersche Erkenntnislehre die Bildekräfte der Natur im eigenen Denken handhaben lernen, ergreifen wir schöpferisch diese Verantwortung. Das ist die ökologische Folgerung aus Rudolf Steiners Monismus.[5]

Wie verhält sich nun das Schaffen des Künstlers zu dem, was wir als das Schaffen des Erkennenden, des Wissenschaftlers begriffen haben? Hat der Künstler einen Gegenstand vor sich, so ist dessen Inhalt das *Was*. Am später fertigen Kunstwerk interessiert uns dieses «Was» am wenigsten. Was uns am Kunstwerk interessiert, liegt im *Wie* der Gestaltung. Es kann und muß gerade für unser heutiges Empfinden neben Schönem auch Häßliches in der Gestaltung eines Kunstwerkes auftreten; «Kunstwerk» bleibt es aber nur, wenn dieses Häßliche von dem Schönen in der Auseinandersetzung mit ihm getragen erscheint. Es darf als Häßliches nicht aus dem Ganzen herausfallen. Die Kraft des Kunstwerkes wird durch die Bewältigung des Häßlichen gesteigert. Worauf beruht es nun, daß dieses «Wie», in das sich das «Was» des Gegenstandes aufzulösen hat, als schön empfunden wird?

Goethes Empfindung vor den Kunstwerken in Italien kam in den Sätzen zum Ausdruck: «Diese hohen Kunstwerke sind zugleich als die höchsten Naturwerke von Menschen nach wahren natürlichen Gesetzen hervorgebracht worden. Alles Willkürliche, Eingebildete fällt zusammen: da ist Notwendigkeit, da ist Gott!» (*Italienische Reise* 6. 9. 1787). Diese Empfindung ist die wesentliche des Künstlers, sie enthält das Wesen des Schönen. Ein Kunstlehrer hält dem Schüler immer wieder diese Frage vor als das Ziel und als die Kraft, die ihn vom Begabten zum Künstler bildet: Ist das *notwendig,* wie du es machst? Ist es so, daß es nicht anders sein kann im Zusammenhang des Ganzen? Wenn der Künstler so empfindet, dann kommt es offenbar auch in der Kunst im wesentlichen darauf an, zu unterscheiden, was willkürlich und was notwendig, was falsch und was wahr ist. Der wirkliche Künstler hat im Schaffen das innere Urteil «so stimmt es» – «so stimmt es noch nicht». Im Vergleich zum logisch-mathematischen Gebrauch dieses Urteils lebt das künstlerische Urteil als Gefühlstätigkeit in Lebensvorgängen: «Wahr», «stimmig» meint hier: durch diese Art der Gestaltung wird die beurteilte Einzelheit im Ganzen des Werkes lebensfähig, hat sie Anschluß an das Leben des Ganzen eines Bildes, einer Plastik, eines Musik- oder Sprachwerkes.

Der *wissenschaftliche Forscher* hat den Gegenstand als «Was» vor Augen. Dieser Gegenstand beschäftigt ihn, weil der ideelle Zusammenhang dieses Gegenstandes mit dem ihm durchschaubaren Teil der Weltvorgänge noch nicht erarbeitet ist; weil noch verborgen ist, *wie* diese Erscheinung aus dem allgemeinen Ideenleben, das bisher im wissenschaftlichen Bewußtsein Gestalt angenommen hat, hervorgeht. Indem er den Gegenstand durch die neu gefundenen Begriffe an das übrige Ideenleben anschließt, schafft er dessen Erkenntnisgestalt. Das «Was» wird von seinem «Wie» durchleuchtet. – Der *Künstler* hat das «Was» seines Gegenstandes ebenfalls wie ein ihn interessierendes Problem vor sich. Wenn dasjenige, was er im «Wie» der Gestaltung zur sinnlichen Erscheinung bringt, wahr, notwendig sein soll, wie kann es das anders sein, als aus dem Wesen des Gegenstandes fließend, aus dessen *Idee?*

Der Künstler faßt die Idee nicht vorweg abstrakt. Er läßt sie aus seinem Gefühls- und Willensleben heraus wirken. Dies kann dadurch ohne Willkür geschehen, daß er die reine Auffassung des Gegenstandes in diejenigen Seelenschichten dringen läßt, aus denen er willenshaft schaffen kann. Diese Seelenschichten sind zunächst nicht mit derselben Bewußtseinsklarheit überschaubar, wie es das Denken für den Wissenschaftler ist. Aber das Ergebnis solchen Schaffens ist überschaubar, weil es sinnlich erscheint; und es wird der Bewußtseins-Klarheit kontrollierend unterworfen. Zweifach ist die Phantasie des Künstlers vor Willkür geschützt: 1. im genauen Auffassen des Gegenstandes, 2. in der Kontrolle des Geschaffenen. Hier hat er zu prüfen, ob die Idee des Gegenstandes im Sinnlichen zum Scheinen gebracht wurde – oder die eigene Willkür.

Weder der Wissenschaftler noch der Künstler arbeiten mit einer *vorgefaßten* Idee. Beide sind nach ihr auf der Suche. Der Unterschied ihres Vorgehens liegt in den Erscheinungs-Medien, in denen sie arbeiten. Der Wissenschaftler treibt die Idee zur Erscheinung im Denken; der Künstler im sinnlichen Stoff. Er läßt im «Wie» seiner Gestaltung die Idee des Gegenstandes walten. – Dadurch wird der Gegenstand über das hinausgeführt, was die Natur an diesem zur Erscheinung bringen konnte. «In diesem Hinausgehen des Gegenstandes über sich selbst, aber doch nur auf Grundlage dessen, was in ihm schon verborgen ist, liegt das *Schöne* (...) und Goethe konnte mit Recht sagen: ‹Das Schöne ist eine Manifestation geheimer Naturgesetze, die ohne dessen Erscheinung ewig wären verborgen geblieben›» (Rudolf Steiner[6]).

Diesen Sinn des Künstlers für das Erscheinen der Idee im Sinnlichen gilt es in der Naturwissenschaft zu benutzen. Wendet man ihn in die Natur, so kann man sich sagen, daß die Schönheit in ihren verschiedenen Qualitäten und Abstufungen ein mehr oder weniger deutliches Offenbarwerden der Idee ist. «In den Blüten tritt das vegetabilische Gesetz in seine höchste Erscheinung (...) Die Frucht kann nie schön sein, denn da tritt das vegetabilische Gesetz in sich (ins bloße Gesetz) zurück» (Goethe[7]). Auch im Kunstempfinden ist der Gesichtspunkt maßgeblich: Von demselben Gesichtspunkt aus, von dem die Apfelblüte eine unerhörte Steigerung der Schönheit gegenüber Zweig und Blättern bedeutet, ist die spätere Frucht ein In-sich-Zurückgehen des Schönen, sein Verschwinden.

Warum liefert uns der Kunst-Sinn, so begriffen, einen Schlüssel für die Erkenntnis des Lebendigen? Weil selbstverständlich die Natur auch nicht anders schaffen kann als aus dem Wesen, aus der Idee der Sache heraus. Bei ihr hat jedes *Teil* das Leben des *Ganzen* in sich. Die Natur schafft in diesem Sinne selbst als Künstlerin. In dem obigen Zitat spricht Goethe aus dem gemeinsamen ideellen Urgrund des Natur- und des Kunstschaffens heraus.

Nun sei ein wichtiger Einwand behandelt: Weil der Künstler das von der Natur Gegebene zum Kunstwerk steigert, entsteht etwas, was in der Natur selbst nirgends vorkommt. Von diesem Gesichtspunkt aus ist Kunst Schein. Denn in der natürlichen Wirklichkeit tritt das, was der Künstler gestaltet, seiner (ideellen) Natur nach nicht in Erscheinung. Dies hat Schiller besonders betont. Worauf bezieht sich dieser Scheincharakter? Der sinnliche Gegenstand erscheint durch die Hand des Künstlers so, als schaute man gleichzeitig mit dem Sinnlichen seine ihm zugrundeliegende Idee. Die ideelle Form seiner Schönheit erschließt der Empfindung das Tor zur Idee, zum Übersinnlichen. Das Schöne ist eine sinnlich-übersinnliche Wahrnehmung.

Für die wissenschaftliche Methode bedeutet dies: Die Natur läßt ebenfalls, nur weniger als der Künstler, die Idee, den Typus erscheinen. Was wir durch Goethes Methode mit Hilfe solcher Begriffe wie Polarität, Metamorphose und Steigerung als Typus gewinnen, ist *Idee*, obwohl wir diese nicht aus unserer Logik gebildet haben, sondern im anschauenden Urteil an den Phänomenen erfassen. Im Sinne Goethes können wir sagen: Der Wissenschaftler schafft den Typus als lebendige Idee. Der Künstler schafft aus dem Typus des Gegenstandes heraus dessen *schöne Gestalt*. «In der Wissenschaft erscheint die Natur als ‹das alles Einzelne Umfassende› rein ideell; in der

Kunst erscheint ein Objekt der Außenwelt dieses Umfassende *darstellend* (...) Was in der Wissenschaft als Idee erscheint, ist in der Kunst *Bild*» (Rudolf Steiner[8]).

Die *Vereinigung von Kunst und Wissenschaft* hat demnach so zu geschehen wie das menschliche Erkennen überhaupt: beide verbinden sich wie Wahrnehmung und Begriff. Im Wahrnehmen der Idee im Schein des Sinnlichen sind wir Künstler. Und im Begreifen dieser Wahrnehmung nach der Methode von Goethe und Steiner bringen wir wissenschaftlich die Erkenntnis des Lebens zustande. Die Verbindung von Wahrnehmung und Begriff ist hier aber komplizierter als in der gewöhnlichen Sinneserkenntnis. Es handelt sich bei der «Wahrnehmung» insofern um eine *Sinnes*wahrnehmung, als das *Scheinen* der Idee im Sinnlichen wahrgenommen wird. Andererseits erfaßt der künstlerische Sinn gerade das Scheinen *der Idee* und läßt z. B. an Naturdingen zufällige Sinnestatsachen unberücksichtigt. Hier liegt im Anschauen schon eine Verbindung von Denken und Wahrnehmen vor, ein anschauendes Denken oder «anschauende Urteilskraft» (Goethe). Dieses Wahrnehmen wird dann nicht willkürlich, wenn die Idee, mit der anschauend geurteilt wird, aus der Sache gewonnen ist. Goethe schreibt über dieses Anschauen der Natur im Ideenlicht an Henrik Steffens am 29. Mai 1801: «Daß uns die Betrachtung der Natur zum Denken auffordert, daß uns ihre Fülle mancherlei Methoden abnötigt, um sie nur einigermaßen handhaben zu können, darüber ist man überhaupt wohl einig; daß aber beim Anschauen der Natur Ideen geweckt werden, denen wir eine gleiche Gewißheit als ihr selbst, ja eine größere zuschreiben, *von denen wir uns dürfen leiten lassen, sowohl wenn wir suchen, als wenn wir das Gefundene ordnen,* darüber scheint man nur in einem kleinern Zirkel sich zu verstehen» (Hervorhebung vom Verfasser). Wendet sich «anschauende Urteilskraft» auf die Wahrnehmung, so muß sich umgekehrt «urteilende Anschauungskraft» auf das eigene *Denken* wenden und beobachten, wie es die Wahrnehmung begreift: die Begriffe, mit denen anschauend geurteilt wird, müssen an der Sache abgelesen sein und genau im Auge behalten werden. Man kann auch sagen: Pendelt das streng an die Sinne gebundene Erkennen zwischen Wahrnehmung und Begriff, um sie zu verweben, so bewegt sich das höhere, auf das *Leben* gerichtete Erkennen zwischen der Idee, die im Gegenstand schafft, und dem Schaffen des eigenen Denkens. Das Beobachten wird denkend, das Denken beobachtend.

Das folgende Wort Goethes zieht die Konsequenz: «Ich denke, Wissenschaft könnte man die Kenntnis des Allgemeinen (= der Idee, A. H.) nennen, das abgezogene Wissen; *Kunst dagegen wäre Wissenschaft zur Tat verwendet;* Wissenschaft wäre Vernunft, Kunst ihr Mechanismus, deshalb man sie auch *praktische Wissenschaft* nennen könnte...»⁹

Als praktische Wissenschaft in diesem Sinne wurde die *plastisch-musikalisch-sprachliche Menschenkunde* von Rudolf Steiner veranlagt. Sie soll das von Goethe im Lebendigen begründete Verfahren in den Bereich des seelischen und geistigen Wesens des Menschen fortbilden. Als Konsequenz der oben begründeten Vereinigung von Wissenschaft und Kunst stellt sich diese Fortbildung folgendermaßen dar:

Wenn ein Mensch stirbt, dann zerfällt der Leichnam in Bestandteile, die auch in der anorganischen Natur vorkommen. Diesem Zerfall fällt alles anheim, was am Menschen mit Sinnen wahrgenommen werden kann. Die Geisteswissenschaft Steiners nennt diesen Leichnam den *physischen Leib* des Menschen. Während des Lebens hat er dieselbe Zerfallstendenz, aber sie wird da durch Kräfte aufgehalten, die diesem Zerfall entgegenwirken. Was die Embryonalzeit an Bildungskraft des organischen Lebens offenbart, wirkt später in Wachstum, Formerhaltung und Funktion der Organe weiter. Die dem Zerfall der Stoffe entgegengesetzte Natur dieser Kräfte zeigt sich unter anderem auch darin, daß die Stoffe im Lebenszusammenhang des Organismus chemische Reaktionen eingehen, die vom Gesichtspunkt der Gesetze der abgeschlossenen Systeme des Leblosen unmöglich sind. In der Anthroposophie wird der Wirkungszusammenhang der organbildenden und -erhaltenden Funktionen als «*Bildekräfteleib*» oder «*Ätherleib*» bezeichnet. Er baut die Erdenstoffe zu den Formen des physischen Leibes zusammen. Diese Organformen können ihren Ursprung nicht in der Wirkung der Stoffe haben, denn die Stoffkräfte sind bestrebt, die Formen aufzulösen, wie der Leichnam zeigt. Jede Organform hat ihren Ursprung in der den Stoffkräften entgegengesetzt wirkenden plastischen Tätigkeit des Ätherleibes. – Der physische Leib ist mit den Mitteln der Naturwissenschaft erforschbar. Ein Bildekräfteleib oder Ätherleib kann zwar in der erwähnten Form *gedacht* werden; *anschauen* kann ihn nur derjenige, der die Wahrnehmungsorgane dafür ausgebildet hat. Die anthroposophische Geisteswissenschaft beschreibt den Ätherleib aus der Anschauung Rudolf Steiners, aber in einer unserem Denken zugänglichen Form. Sie beschreibt auch den Weg, durch den jeder Mensch zu dieser Anschauung des Ätherleibes gelangen kann. Dies entspricht ganz der Art, wie ein Naturwissenschaftler mikroskopisch beobachtete Tatsachen mitteilt, die man für wahr halten kann, auch wenn man selbst den Blick in sein Mikroskop nicht getan hat. Denn man weiß, wie eine solche technische Verfeinerung der Sinneswahrnehmung möglich ist, und jeder kann diese Wahrnehmung aufsuchen. Ebenso kann man sich von der Möglichkeit der Ausbildung geistiger Sinnesorgane aus den Darstellungen eines Menschen überzeugen, welcher sie selbst ausgebildet hat und diesen Vorgang genau beschreibt. Als Anfang dieses Weges zum Wahrnehmen des Ätherleibes empfiehlt der Geistesforscher unter anderem eine bestimmte Art des *Plastizierens.* Die plastische Kunst wird im Sinne der obigen Ausführungen ein Erkenntnismittel. Das gewöhnliche Denken hat seine Begriffsformen aber aus den Sinneswahrnehmungen des Toten gebildet. Es muß sich für den Schritt vom toten zum lebendigen Organismus verwandeln. Goethes Begriffsgefüge aus *Polarität, Metamorphose, Steigerung* und *Typus* ist geeignet, den plastischen Formverwandlungen des Organismus zu folgen: «Die Natur schafft da, wo sie sich in der Lebendigkeit entfaltet, in Formen, die auseinander herauswachsen. Man kann in der künstlerisch-plastischen Gestaltungskraft dem Schaffen der Natur nahekommen, wenn man liebevoll nachfühlend ergreift, wie sie in Metamorphosen lebt» (Rudolf Steiner[10]). Um den Ätherleib praktisch kennenzulernen, werden wir also das Plastizieren und das plastisch-künstlerische Anschauen mit dem goetheanistisch verwandelten Denken verbinden. Im folgenden Kapitel wird dies näher begründet.

Wie der Mensch die Bildekräfte mit den Pflanzen gemeinsam hat, so die Empfindungsfähigkeit mit den Tieren. Am tierischen Organismus findet man die Sinne und Nerven als die Organe, die die Empfindung der Umwelt und des eigenen Leibes vermitteln. Daran erkennt man, daß sich die physischen Substanzen und ihre Bildekräfte im Tier- und Menschenleib unter der Wirkung einer weiteren, dritten Gesetzmäßigkeit differenzieren. Das Tier schließt sich in Innenorgane ab, und seine Sinne öffnen sich der Außenwelt. Während für das Pflanzenleben die Harmonie mit Boden, Atmosphäre und Kosmos notwendig ist – man denke an ihre Abhängigkeiten z.B. vom Säuregrad des Bodens, vom Niederschlag, vom Stand der Sonne und ihrem Rhythmus –, emanzipieren sich Tier und Mensch in ihren Lebensvorgängen von ihrer Umwelt in hohem Grade. Dafür bemerken wir eine viel größere Abhängigkeit der verschiedenen Innenorgane voneinander. Denn die Organe in Tier und Mensch sind nicht wie diejenigen der Pflanze im Wesentlichen *nacheinander,* sondern *gleichzeitig* in Funktion. Im empfindenden Organismus tritt die wechselseitige Abhängigkeit der Organe untereinander in den Vordergrund, so daß wir sagen können: An die Stelle der Harmonie der Pflanze mit den Vorgängen des Erd-, Wasser-, Luft-, Licht- und Wärmelebens tritt beim Tier die nach innen genommene Harmonie der verschiedenen Organe in ihrem gleichzeitigen Zusammenspiel. Hier liefern Anatomie und Physiologie eine Fülle von Ergebnissen, die uns besonders im Hinblick darauf interessieren müssen, wie das *Verhältnis* der Organe in ihrer Form und in ihrem funktionellen Wechselspiel bestimmt ist. Eine Erforschung des empfindenden Organismus, die von den Sinnestatsachen ausgeht, richtet sich also auf die *Proportion* im weitesten Sinne. Man kann solche Zahlenverhältnisse auf dem Monochord als musikalische Intervalle hörbar machen. Damit hat man im exakten musikalischen Empfinden ein Organ, welches im gleichen Element wahrnimmt, in welchem Tier und Mensch als empfindende Organismen sich bilden. Wir müssen ein Erkenntnismittel heranziehen, das Empfindungsqualitäten präzise erfassen kann, wenn wir in Organverhältnisse eindringen wollen, in denen sich das Fühlen entwickelt. So werden wir für die Erkenntnis der Kräfte, die den bloß lebenden Organismus zu einem empfindenden machen, die musikalische Kunst mit der Wissenschaft verbinden. In der Anthroposophie wird der Wirkungszusammenhang, welcher die lebenden Substanzen zu einem empfindenden Organismus gestaltet, der «*Seelenleib*» genannt. Denn bei entsprechender Weiterentwicklung der geistigen Sinnesorgane kann dieser Wirkungszusammenhang als ein (geistiger) Leib geschaut werden. Wie der Ätherleib nun im Zusammenhang mit Erde, Wasser Luft, Licht und Wärme den physischen Leib bildet, so zeigt der Seelenleib für die geistige Anschauung die Wirkung der Sternenwelt in sich. Von dem lateinischen Wort astrum = Stern hat der Seelenleib daher auch den Namen «Astralleib» = Sternenleib.

Für das tierische Empfinden ist maßgebend, was der Astralleib im Verhältnis der Innenorgane untereinander erlebt; ein satter Löwe z. B. kümmert sich nicht um eine Gazelle in seiner Reichweite. Der Mensch emanzipiert sich seelisch von diesen Mitteilungen seiner Organe, wie sich das Tier von der Außenwelt emanzipiert hat im Vergleich zur Pflanze. (Solche Emanzipationen haben immer nur einen gewissen Grad; *vollständige* Emanzipation würde ein Leben in dem betreffenden Element ja unmöglich machen.) Der Mensch kann seine Empfindungen *denkend begreifen;* dadurch kann er Bedürfnisse in eine bewußte Rangordnung bringen und sie verwandeln. Durch Lernen können neue Bedürfnisse nach Kulturgütern entstehen, wodurch sich alte, tierische Bedürfnisse zurückbilden. «Das Tier wird durch seine Organe belehrt; der Mensch belehrt die seinigen und beherrscht sie» (Goethe[11]). Der Mensch lebt hierbei in den Formen der *Sprache*. Im Seelenzusammenhang mit anderen Menschen emanzipiert er sich zunächst aus der Gruppenzugehörigkeit, in der das Tier triebhaft aufgeht, durch den Begriff des «Ich». Er erlebt sein eigenes Wesen durch die Sprachform «Ich», indem er sich selbst im Denken erfaßt. Um zu erforschen, wie der menschliche Organismus als physischer, ätherischer und astralischer Leib auf die denkende Ich-Tätigkeit hinorientiert ist, kann man deshalb die Sprache studieren.

Nach dieser mehr erkenntnistheoretischen Einführung soll in einem zweiten Schritt eine menschenkundliche Begründung der Arbeitsweise folgen, aus der diese Schrift hervorgegangen ist.

Kunst und übersinnliche Erkenntnis

Seit Anthroposophie in die Kultur der Gegenwart eingreift, wird gegen sie immer wieder der Einwand erhoben: «Selbst wenn man Rudolf Steiner seine übersinnlichen Forschungsmöglichkeiten zugesteht – für Nicht-Eingeweihte sind seine Darstellungen aus ‹höheren Welten› nicht nachprüfbar. Von Anthroposophen wird zwar viel von ‹Wissenschaftlichkeit› gesprochen; näher betrachtet kann aber ihr Verhältnis zu Steiners Lehre häufig eher mit einer mittelalterlichen Glaubenshaltung verglichen werden, mit der sein Werk als eine Art Offenbarung hingenommen wird.» – Der Einwand scheint zwingend: Sehe ich etwa den «Ätherleib» oder «Astralleib», wie Rudolf Steiner sie beschreibt? Für die meisten heutigen Menschen wird die Antwort lauten: nein. Was berechtigt mich aber dann, nach Angaben Steiners, die die höheren Wesensglieder des Menschen zugrunde legen, als Arzt zu therapieren, als Lehrer pädagogisch zu handeln?

Man kann diesen Einwand nur schwer entkräften, wenn man an dem festhält, was man gewöhnlich über das Wesen des Erkennens für gesichert hält. Über Jahrhunderte hin hat uns die Naturwissenschaft dazu erzogen: Von Erkenntnis kann im wissenschaftlichen Sinn nur die Rede sein, wenn der Mensch nach *außen* in die Welt der Objekte blickt. Der Blick des Menschen *auf sich selbst* ist von vornherein subjektiv und damit für wissenschaftliche Forschung untauglich. Der Mensch hat sich selbst gegenüber einen für wissenschaftliche Erkenntnis untauglichen Beobachtungsstandpunkt. – Wenn man nun bedenkt, daß jede Aussage darüber, was «Wissenschaft» oder «Erkenntnis» sei, das Denken voraussetzt, so folgt daraus, daß auch die konstatierte Trennung der menschlichen Gesamterfahrung in «Subjekt» und «Objekt» eine Feststellung, ein Produkt des Denkens ist. Darauf verweisend folgert Steiner: «Das Denken ist *jenseits* von Subjekt und Objekt. Es bildet diese beiden Begriffe ebenso wie alle anderen. Wenn wir als denkendes Subjekt also den Begriff auf ein Objekt beziehen, so dürfen wir diese Beziehung nicht als etwas bloß Subjektives auffassen. Nicht das Subjekt ist es, welches diese Beziehung herbeiführt, sondern das Denken. Das Subjekt denkt nicht deshalb, weil es Subjekt ist; sondern es erscheint sich als ein Subjekt, weil es zu denken vermag. Die Tätigkeit, die der Mensch als *denkendes* Wesen ausübt, ist also keine bloß subjektive, sondern eine solche, die weder subjektiv noch objektiv ist, eine über diese beiden Begriffe hinausgehende. Ich darf niemals sagen, daß mein individuelles Subjekt denkt; dieses lebt vielmehr selbst von des Denkens Gnaden. Das Denken ist somit ein Element, das mich über mein Selbst hinausführt und mit den Objekten verbindet. Aber es trennt mich zugleich von ihnen, indem es mich ihnen als Subjekt gegenüberstellt.»¹²

Durch diese Besinnung auf das Wesen des Denkens hat Rudolf Steiner den Blick frei gemacht auf das Subjekt als auf einen Teil der Wirklichkeit, der damit ebenso der wissenschaftlichen Forschung zugänglich wird wie die Welt der Objekte. Es muß sich das Denken dazu als auf sich selbst beruhende Wirklichkeit erfassen und so den Wahn seiner «Subjektivität» abstreifen. Dann steht ihm das «Subjekt» ebenso gegenüber wie das «Objekt». «Subjekt» und «Objekt» werden die Begriffe, mit denen das Denken die beiden Wahrnehmungsfelder unterscheidet, die ihm gegeben sind. Durch diese Selbstbefreiung des Denkens wurde Rudolf Steiner zum *Begründer einer wissenschaftlichen Selbsterkenntnis*. «Nach naturwissenschaftlicher Methode» lieferte er «seelische Beobachtungsresultate» als «Philosophie der Freiheit», geistige Beobachtungsresultate als «Anthroposophie».

Zu unserem eingangs erwähnten Einwand zurückkehrend, können wir nun antworten: Es ist wohl wahr, beim Blick nach *außen* kann ich den Ätherleib oder Astralleib eines mir gegenüber befindlichen Menschen zunächst nicht wahrnehmen. Mein eigenes Wesen muß aber aus denselben Gliedern bestehen. Meinem eigenen Ätherleib, eigenen Astralleib und meiner eigenen Ich-Organisation gegenüber habe ich aber ganz andere Beobachtungsmöglichkeiten; denn ich lebe *in* ihnen. Was sich am eigenen Wesen der deutlichen Wahrnehmung entzieht, nennt man «unbewußt». Die höheren Wesensglieder wären also dem Bereich des eigenen Unterbewußten angehörig. Lassen sich aber aus dem Unbewußten nicht doch durch künstlerische Übungen Erfahrungen bewußt machen, die in sich selbst eine solche Gliederung erkennen lassen, wie sie Rudolf Steiner beschreibt? Was erleben wir beim Plastizieren, beim Gestalten von Musik, von Sprache? Was plastiziert denn mittels meiner Hände den Stoff? Was spannt den Bogen einer Melodie? Woher stammt die Gestalt eines «legato», eines «diminuendo», einer Generalpause? Die Antworten hierauf kommen aus der entgegengesetzten Blickrichtung:

Die höheren Wesensglieder bilden den physischen Leib in der Embryonalentwicklung. Sie hinterlassen in seinen Organformen und -funktionen ihre charakteristischen Bildeprinzipien, so wie sich ein Petschaft im Siegellack abdrückt. Die plastischen Formen der Organe bilden sich in der Tätigkeit des Ätherleibes, der die Eigengesetzlichkeit der mineralischen Stoffe überwindet und sie in seinen Lebenszusammenhang eingliedert. Je mehr die Organtätigkeiten vom Bewußtsein verfolgt und beeinflußt werden können, sind sie Ergebnis der Bildetätigkeit des Astralleibes, der im Embryonalleben Sinne, Nerven u. a. ausbildet. Er durchdringt also den Ätherleib mit denjenigen differenzierten Stärkegraden, mit denen dem Erwachsenen die bewußte Handhabung seiner Organe möglich ist. Was im physisch-lebendigen und beseelten Organismus das Ich-Bewußtsein ermöglicht – mit den Folgen der Aufrichtung, des Sprechens und des Denkens – ist die Wirkung einer schon embryonal wirksamen Ich-Organisation.[13]

Dies führt zu der Frage: Was wird aus diesen gewaltigen Organ-Bildekräften, wenn die Organe reifen und bleibende Formen annehmen? Ein Teil bleibt immer mit ihnen verbunden im Erhaltungs- und Funktionsstoffwechsel. Ein anderer Teil aber muß *überschüssig* werden, denn sonst unterläge der Organismus immer weiteren Umbildungs- und Wachstumsvorgängen. Diese überschüssigen Gestaltungskräfte sind es, die als *künstlerische* Gestaltungskräfte in *Bildern*, Skulpturen usf. auf der einen Seite, als Kräfte der *Begriffs*bildung auf der anderen Seite *im Bewußtsein* erscheinen. Was der Mensch für seinen eigenen Leib nicht mehr nötig hat, wird Fähigkeit zur Gestaltung der Welt in Kunst, Wissenschaft und sozialem Leben, wird kulturbildende Kraft. Es bestehen deshalb enge Zusammenhänge zwischen der organischen Reifung des Kindes und der Entwicklung seiner gedanklichen und künstlerischen Gestaltungskräfte. Anthroposophische Pädagogik und Medizin basieren auf den detaillierten Untersuchungen Rudolf Steiners, in welchem Alter welche Bildekräfte im Organismus überschüssig und damit zur seelischen und geistigen Ausbildung verfügbar werden.

Im *Plastizieren* taucht also im Bewußtsein als willenshafte Erfahrung auf, was den eigenen Organformen als unbewußte Bildekraft des Ätherleibes zugrunde liegt. Aber es hat den unbestimmten, rätselhaften Charakter jeder unbegriffenen Wahrnehmung. Denn der andere Teil der Bildekräfte des Ätherleibes hat sich in die Bildekraft der Begriffe, also in Denken verwandelt. Mit Goethes Methode wird das Leben der plastischen Flächen als lebendige Idee, als Typus, der sich in Metamorphosen wandelt, begreifbar.

Erfaßt man die lebendige Idee eines Organismus, dann hat man sein Leben in einer ersten Bewußtseinsgestalt erkannt. Diese Gestalt der Erkenntnis kann sich weiter entwickeln bis zur Imagination des Ätherleibes. Aber zunächst gilt es festzuhalten: *Der Typus eines Organismus ist sein Ätherleib in der Form der lebendigen Idee.* In dieser Form hat Rudolf Steiner den Ätherleib beschrieben in seiner Darstellung der dreigliedrigen Organisation des Menschen.[14] Da erscheint der Ätherleib in der Form des dreigliedrigen Typus des physischen Leibes.

So lebt goetheanistisch in Gedankenformen, was zu den Erfahrungen des Plastikers gehört als ihr begriffliches Gegenstück. Steiner gab deshalb zum Studium des Ätherleibes plastische Übungen an, mit denen aus Urformen im Sinne Goethes die Organe als auseinander hervorwachsende Metamorphosen erfaßbar sind. Wenn sich so die plastische Erfahrungswelt des Künstlers mit der lebendigen Ideen-Anschauung Goethes vereinigt, entsteht der *Willenskeim einer eigenen Anschauung des Ätherleibes.*

Die überschüssigen Gestaltungsimpulse des Astralleibes metamorphosieren sich mehr oder weniger in musikalischer Gestaltungskraft. Was an Bildekraft der Ich-Organisation frei wird, kommt in der Sprachbildung «zu Wort»; dessen ich-hafte Einheit von vokalisch-musikalischem und konsonantisch-plastischem Gestalten wird physisch laut. Das praktische Studium der menschlichen Wesensglieder durch die plastisch-musikalisch-sprachliche Menschenkunde steigert das naturwissenschaftliche Studium des *physischen Leibes* zu einer durchgreifenden Menschenwissenschaft. Sie wird über vier Stufen erarbeitet:

1. *Anatomie* des physischen Leibes.
2. *Plastizieren* der Organformen nach speziell dafür angegebenen Grund- oder Urformen im Sinne Goethes, um den Ätherleib zu erfassen.
3. *Musikalische Studien* in verschiedenartigen Ansätzen, z. B. von Proportionsstudien im pythagoräischen Sinne ausgehend zum Studium des Astralleibes.
4. *Studium der Sprachbildung*, basierend auf der Phänomenologie der Laute, der Grammatik sowie auf der anthroposophischen Sprachgestaltung und dramatischen Kunst.

Damit ist die Möglichkeit geschaffen, die übersinnlichen Forschungsresultate Steiners dort zu verifizieren, wo sie das gewöhnliche Bewußtsein heute beobachten kann: an den im künstlerischen Üben bewußt werdenden tieferen Schichten des eigenen Wesens.

Aus der Vereinigung dieser Kunst*wahrnehmungen* mit den von Steiner weiterentwickelten goetheanistischen *Begriffen* entsteht die selbständige Erkenntnis der höheren Wesensglieder in ihren Keimen. Diese Keime mögen sich künftig entfalten – zur Imagination die plastische Stufe; zur Inspiration die musikalische Stufe; zur Intuition, die sprachliche Stufe des Weges.

Die äußere Bildnatur des Menschen

Der plastische Begriff des Organischen

Auf den ersten Blick hin erscheinen die plastischen Formen des menschlichen Körpers ruhend wie die Formen einer Skulptur. Eine innere, wissenschaftliche Anschauung der Lebensvorgänge lehrt jedoch, daß jedes räumlich konturierte Organ einem äußerlich nicht unmittelbar sichtbaren Abbau unterliegt, dem ein gleichzeitig verlaufender Aufbau das Gleichgewicht hält. Die angeschaute Form lebt in einem Fließgleichgewicht, der stehenden Welle in einem Fluß vergleichbar. Während des Lebens herrscht aber nur vorübergehend «Gleichgewicht» im eigentlichen Sinn des Wortes. Beim Säugling überwiegt der Aufbau; in der Lebensmitte herrscht Gleichgewicht; beim Greis überwiegt der Abbau. Unter der Herrschaft des Aufbaues entstehen beim Säugling die konvexen Formen des Kopfes, der Wangen, der Hand- und Fußrücken. In der Lebensmitte haben sich die Formen gestreckt. Beim Greis beherrschen konkave Flächen und Falten das Bild. In ihnen schaffen sich die abbauenden Kräfte ihren plastischen Ausdruck.

Was diesem Formwandel im Lebenslauf zugrunde liegt, wird anschaulich durch den Vergleich von Schlafen und Wachen beim Kind und beim Greis. Das Neugeborene wacht in der ersten Zeit nur wenige Stunden pro Tag. Noch im zweiten Lebenshalbjahr schläft das Kind bis zu 18 Stunden täglich. Bis ins Erwachsenenalter vermindert sich diese Dauer bis auf 8 Stunden durchschnittlich. Im Greisenalter werden 5 bis 6 Stunden Schlaf oft ausreichen. Die Dauer des Wachens nimmt also während des Lebenslaufes zu. Das Wachen beruht auf der Funktion der Sinne und des Nervensystems, deren abbauende Tätigkeit auch zur Ermüdung führt. Ohne die Sinnes- und Nerventätigkeit überwiegt während des Schlafes der Aufbau. Damit schließt sich die plastische Verwandlung des Leibes mit der Zunahme des Wachens im Lebenslauf zusammen: die zunehmende Sinnes-Nerventätigkeit steigert die Abbauprozesse, die die konvexen Formen allmählich in konkave Formen überführen.

Im Vergleich von Pflanze und Tier tritt diese Polarität noch klarer hervor.

Den Pflanzen fehlt ein den Tieren entsprechendes Sinnes- und Nervensystem und damit die leibliche Grundlage zum Erwachen. Was man bei Pflanzen als «Sinnesorgane» bezeichnet, vermittelt zwar zwischen Außenweltvorgängen und der Pflanze (Licht, Berührung usw.), für die Pflanze entstehen aber dadurch keine bewußten Empfindungen. Die Pflanze lebt daher ganz überwiegend in Aufbauprozessen. Sie kann deshalb einmal entstandene Formen nicht abbauend rückbilden, um sie in eine neue Form zu verwandeln. Was einmal entstanden ist, bleibt erhalten. Die Keimblätter sind oft zur Blütezeit noch sichtbar. Beim Tier unterliegt dagegen die entstandene Keimform der Umwandlung bis zur endgültigen Organform. Gewebeverbände wandern, ja fließen. Pflanzliche Zellen bleiben im Prinzip dort ortsständig, wo sie nach einer Teilung entstanden sind. Hier zeigt sich die pflanzliche Typuseigenschaft der Ortsständigkeit und die tierische der Eigenbeweglichkeit im Bereich der zellulären Organisation.

Eine Oberflächenkrümmung entsteht bei der Pflanze durch verschieden ausgeprägtes Streckungswachstum der Gewebeschichten. Auf der konkaven unteren Blattseite manifestiert sich also der abbauende plastische Typus nur durch eine Minderung der Wachstums-Intensität. Bei der ersten Einstülpung des Tierkeimes, der Gastrulation, findet ein regelrechtes Einströmen der Zellverbände nach innen statt. Was an der Gastrulation urbildhaft erscheint als Bildung des Urdarms und damit der ersten Leibeshöhle, wiederholt sich als entscheidende plastische Bildebewegung bei der Anlage aller tierischer Organsysteme:

Das Nervensystem bildet sich durch die Einstülpung des Neuralrohres, im Stoffwechselsystem bildet sich die Leibeshöhle (Coelomhöhle) durch Einstülpung, das Atmungssystem bildet sich durch die Einstülpung der Urdarm-Vorderwand zur Lunge.

Was im Vergleich von Säugling und Greis als zunehmend konkave Flächenbildung unter der Wirkung der Sinnes-Nerventätigkeit erscheint, erweist sich also auch als Grundgebärde der tierischen Embryonalentwicklung gegenüber der pflanzlichen. Wir erfassen mit der Gebärde der *Einstülpung* eine plastische Bildebewegung desjenigen Typus, der vorwiegend vegetativ-aufbauende Organisationsstufen überführt in solche, die die Organe für die Empfindung und das Wachbewußtsein ausbilden. Diese *Unabhängigkeit* des plastischen Typus von seinem physischen Substrat, das heißt von dem im Gewebe vorliegenden genetischen Muster, ist aus der Erkenntnistheorie Steiners, wie er sie für die organische Wissenschaft gegeben hat, ohne weiteres verständlich und zu fordern.

Diese Unabhängigkeit wurde auch experimentell erhärtet. Es wurde bei-

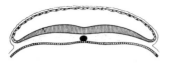
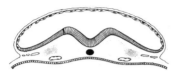
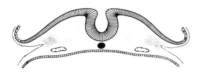
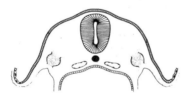
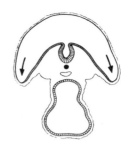
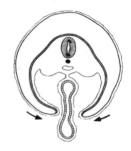
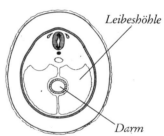

Abb. 1   Bildung des Nervenrohres

Abb. 2   Bildung der Leibeshöhle und des Darmes

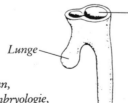

(Aus: J. Langman, Medizinische Embryologie, Stuttgart ³1974.)

Abb. 3   Bildung der Lunge

spielsweise die Einstülpung nicht nur als Wanderung der Zellen nach innen, wie bei der Gastrulation, beobachtet, sondern «selbst in unbefruchteten Eiern kann nach Entnahme aus dem Ovar durch eine Behandlung mit Progesteron innerhalb von 2–3 Tagen ein ‹Pseudourmund› entstehen, d. h. ohne vorangehende Zellteilung. Durch das Progesteron wird offensichtlich eine Beschleunigung der Entwicklung bewirkt, so daß diese Gastrulationsbewegungen an falscher Stelle des Entwicklungsprozesses auftreten».[15]

Wie für die empfindungsbegabte Organisation die *Einstülpung* typisch ist[16], so ist die nach außen gerichtete konvexe *Ausweitung* die Urbewegung für das überwiegend schlafende, vegetative Leben, das sich rein in der Pflanze darstellt. Zusammengefaßt ergibt sich:

	Pflanze	Tier
Embryologie, Gestaltaufbau	ortsständige Zellen; Vorstufen bleiben erhalten	Zellwanderung, Zellfluß. Vorstufen werden abgebaut und umgewandelt.
Lebensvorgang:	Aufbau	Aufbau und Abbau
Dominierender Bewußtseinszustand:	schlafend	wachend
Prozeß-typisches Menschenalter:	Säugling	Greis
Plastische Bildebewegung:	Ausweitung	Einstülpung

Diese Polarität ist vielfach erforscht und beschrieben. Genannt seien hier nur O. Hertwig, Th. Goebel, G. Wachsmuth, G. Zickwolf.[17] W. Schad erwähnt ein plastisch-musikalisches Beispiel für das Zusammenwirken von Pflanze und Tier: «Auch die Pflanzenwelt tönt, aber noch nicht von sich aus. Sie wird bewegt und rauscht, eins mit dem Winde. ... In der Trockensteppe Ostafrikas gibt es sogar Flötenakazien *(Acacia seyal),* deren bauchig aufgetriebene Blattansätze erklingen können, wenn der Wind darüber streicht. Aber dazu müssen gewisse Ameisenarten zuerst Löcher in die hohlen Holzblasen bohren, in denen sie dann wohnen; die Pflanze allein flötet nicht.»[18]

Die Organgestalten zeigen also in der plastischen *Ausweitung* ein Überwiegen der ätherischen, lebendigen Kräfte; in der plastischen *Einstülpung* dagegen erscheint die Wirksamkeit des Astralleibes. In den folgenden Kapiteln wird es sich darum handeln, die plastischen Bewegungsbilder des menschlichen Ätherleibes zu schaffen. Er wird nicht nur von einem Empfindungsleib durchklungen, sondern auch zum Instrument eines selbstbewußten Ich verwandelt. Zu den hier erwähnten beiden Bewegungen der *Ausweitung* und der *Einstülpung* wird deshalb noch eine dritte Bewegung hinzutreten, die dann ausführlich zu entwickelnde *Umstülpung*.

Die plastischen Bewegungen des Ätherleibes

Um das lebendige, ideelle Anschauen im Sinne des vorhergehenden Abschnittes zu steigern zur imaginativen Anschauung des Ätherleibes gab Rudolf Steiner mehrere plastische Übungen an. Zunächst soll eine Übung dargestellt werden, die lehrt, wie die *äußere Menschengestalt* aus der Tätigkeit des Lebensleibes hervorgeht. Dann soll die entsprechende Übung für die Innenorgane folgen.

Wir nehmen so viel Ton, Plastilin oder Wachs, wie wir mit den Händen gut umfassen können. Nun formen wir diesen Stoff zu einer *Kugel*. Diese Kugel entsteht nicht aus den Stoffeigenschaften heraus, sondern durch die Bewegungen unserer Arme, Hände und Finger. Das Blut strömt durch die Arterien der Arme in die Finger. Das Blutleben verwandelt sich in Muskelbewegungen, die den Stoff formen. Je langsamer wir Hände und Finger beim Plastizieren bewegen, um so wacher werden wir für das Leben unseres Ätherleibes in diesen Bewegungen. Eine Bewegungsgeschwindigkeit, die etwa den Brustkorbbewegungen beim ruhigen Atmen entspricht, hat sich bewährt. Dann entsteht nämlich ein Gleichgewicht zwischen den Erlebnissen des *Tastsinnes* in den Fingerspitzen und den *Willenserfahrungen* der Muskelbewegungen. So kann sich das Fühlen in die plastische Tätigkeit des Ätherleibes einleben.

Die Beachtung der Zeit ist für das Erforschen des Ätherischen die wichtigste Voraussetzung. Zu schnelle Bewegungen der Hände nähern sich der Geschwindigkeit der Gedanken im Nervensystem, fallen also aus dem Leben heraus. Der Mensch der heutigen Zeit, der nicht eigene künstlerische Erfahrungen im Plastizieren mitbringt, muß sich bei diesen Übungen geradezu bewußt in eine phlegmatische Stimmung versetzen.

Rudolf Steiner regt an, bei der Kugel an das Natur-Bild des Tropfens zu denken, als an ein Abbild des ganzen kosmischen Umraumes. Dieser spiegelt sich am reinsten in der Form des menschlichen Hauptes. «Nun denken Sie sich den Tropfen so gebildet, daß Sie ihn zum Zylinder ausziehen. Wenn sie den Tropfen zum Zylinder ausweiten und sich vorstellen, daß das, was aus dem Kosmos im Kopf differenziert ist, bleibt, nur daß es, weil Sie den Tropfen zum Zylinder ausziehen, sich auf die mannigfaltigste Weise modifiziert, dann bekommen Sie den Rumpfmenschen.

Um den Rumpfmenschen sich vorzustellen, muß man sich die Kalotte verkümmert denken. Dann aber müssen Sie sich vorstellen, wenn Sie den Zylinder bekommen haben und ihn hier einstülpen, daß Sie dann die dritte Etappe haben. Dann bekommen sie den Gliedmaßenmenschen. Sie bekommen den Gliedmaßenmenschen zunächst allerdings so, daß Sie das, was ich hier gezeichnet habe, zunächst an den Armen bekommen. Also, Sie müssen sich vorstellen, daß Sie ausweiten und so eigentlich zuerst die Arme bekommen, und daß die zweite Ausweitung dann allerdings dadurch gebildet wird, daß von innen ein zweites Abbild geschaffen wird, das vom Monde herrührt. Aber lassen Sie die Arme weg, um es einfacher zu haben. So gehen Sie von der Kugel zur Ausweitung über und dann zur Einstülpung. ... Nehmen sie also an, ich stelle mir die Kugel vor, dann die verlängerte Kugel; das ist die Ausweitung nach oben, bewirkt durch den Umkreis. Wenn Sie sich als Gegenbild des Umkreises hier die Erde denken mit ihren Kräften, so haben Sie die Erde unter dem Menschen als das, was ihn einstülpt.»[19]

In den morphologischen Betrachtungen zum «plastischen Begriff des Organischen» hatten wir in der einstülpenden Bildebewegung die Wirksamkeit des Astralleibes erkannt. Hier nennt Rudolf Steiner aber die *Kräfte der Erde* als Ursache der Einstülpung. Das ist kein Widerspruch. Das Seelische, das sich in einem lebendig-materiellen Organismus verkörpert, ist seiner *eigenen* Wesenheit nach unräumlich. Weder Willensimpulse, noch Empfindungen, noch Gedanken tragen als Seelenphänomene (also unabhängig von ihrem Inhalt betrachtet) etwas Räumliches an sich. Wenn sich diese unräumliche Natur des Astralischen im Ätherischen und Physisch-materiellen verkörpern will, muß es mit einer der beiden Kräfte eine Verbindung eingehen. Das bewußte Empfindungsleben verbindet sich aber mit dem Abbau des Lebendigen. Es entfaltet sich, wenn sich das Lebendige wieder auf dem Rückweg zum Mineralisch-Toten befindet: an den Nerven. Damit ist das Rätsel des Zusammenhanges von Seele und Leib berührt. Die Seele kann sich nur im Leib selbst empfinden, indem sie sich *seinem Leben* widersetzt. Der Empfindungsleib steht im Bündnis mit den aus der Erde ausstrahlenden, mineralischen Kräften, die im Abbau wirken. Dieses Bild

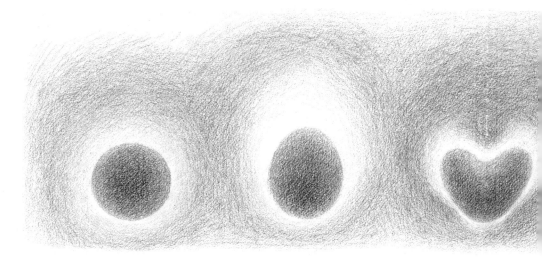

Abb. 4 Plastische Übung R. Steiners (24. 4. 1924). Zeichnung Daniel Moreau

des Astralleibes wird sich noch erweitern, wenn dessen musikalische Wesenheit zur Sprache kommt.

Inwieweit die Formenreihe der Abb. 4 Rudolf Steiners Angaben entspricht, wird aus dem weiteren Verlauf der Darstellung auf verschiedene Weise hervorgehen. In der letzten, fünften Form kommt die plastische Bildebewegung mit der Form des physischen Leibes zur Deckung. Sie zeigt die Orientierung der menschlichen Gestalt so, wie sie sich gewöhnlich im Wasser des Mutterleibes orientiert. Sie ist damit in der gleichen Orientierung wie die Pflanze, mit dem mineralisierenden Pol erdwärts, mit dem vitalen Pol zum Umkreis gewandt. Diese Orientierung entspricht auch dem Ätherischen des Menschen, solange Seelenleib und Ich noch nicht so in den ätherisch-physischen Leib eingegriffen haben, daß sie sich darin zum Bewußtsein bringen. Durch die Geburt und den ersten Atemzug wendet der Eingriff des Astralleibes die Gestalt, so daß die Wirbelsäule parallel zur Erdoberfläche orientiert ist. Das Ich bewirkt die Wendung um weitere neunzig Grad. So haben wir eine Übersicht über die Lage-Bestimmung des physischen Leibes durch die höheren Wesensglieder (Abb. 5).

Der Sinn dieser plastischen Übung wird als *Bild der Evolution* deutlich, wenn durch Geisteswissenschaft der Kopf des Menschen als das «älteste

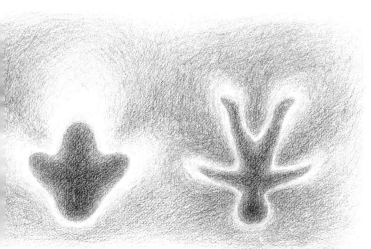

strahlig-radial

Glied», die Brust als ein jüngeres und die Gliedmaßen als die zuletzt entstandenen Organe bezeichnet werden.[20] Den Beleg hierfür liefert uns wiederum die Naturwissenschaft durch das biogenetische Grundgesetz (s. S. 81), wonach (goetheanistisch formuliert) Embryogenese und Phylogenese als zwei Metamorphosen derselben ideellen Gesetzmäßigkeit (desselben Typus) erscheinen. Auch hier und in der anschließenden Wachstums-Zeit entwickeln sich nacheinander Kopf, Rumpf und Glieder.

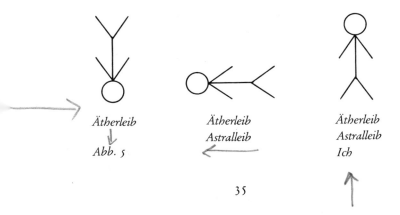

Abb. 5

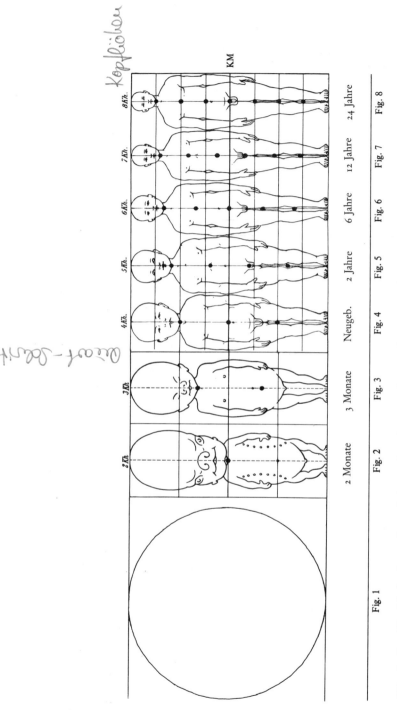

Abb. 6 Der Wandel der Proportionen beim wachsenden Menschen (nach Stratz, Medawar, Scammon und Calkins).

Abb. 6 zeigt verschiedene Wachstums-Stadien des Menschen. Zum besseren Vergleich der Proportionen sind alle Stadien auf die gleiche Größe gebracht.[21] Von der plastischen Übung aus betrachtet, erscheint diese Entwicklung so, daß vom Kopf aus immer weiter Substanz in die Glieder strömt. Der Kopf behält seine Ursprungsform, aber er «schrumpft» sozusagen ein. Funktionell betrachtet polarisiert sich die Gestalt: der Kopf wird vom Leben verlassen, das sich in den Stoffwechsel-Gliedmaßenbereich verlagert. Dem nicht regenerationsfähigen Gehirn steht polar die Fortpflanzungskraft im unteren Menschen gegenüber. Vom Neugeborenen an entwickelt sich das Wachstum so, daß der Kopf doppelte, die Arme dreifache, der Rumpf vierfache und die Beine fünffache Größe erlangen.[22] So wächst der Mensch der realen Wachstums-Richtung nach, von oben nach unten, was in Abb. 7 veranschaulicht ist.

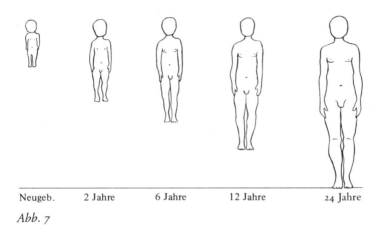

Neugeb.　　2 Jahre　　6 Jahre　　12 Jahre　　24 Jahre

Abb. 7

Wenn wir zu diesem plastischen Wachstumsbild das Erlebnis aus dem Umgang mit Kindern fügen, können wir sagen: Am Anfang ist der Mensch ganz «Kopf», und wir nehmen mit einem totalen «Kopfwesen» Veränderungen vor, mit denen es sich auf die Erde stellen kann. Dies andeutend, haben wir zu der Abbildung von Stratz in Abb. 6 die Figur 1 hinzugefügt als eine ideelle Kugel. Mit der Frage, inwiefern diese ideelle Kugel berechtigt sei, erscheint die Frage, was bei der Zeugung des Menschen innerhalb seiner Lebensorganisation geschieht. (Genauer wird davon bei der Darstellung der musikalischen Physiologie der Fortpflanzung die Rede sein.) Die Kugel ist die ideelle Gestalt des vorgeburtlichen Geistkeimes des Menschen, die ihr physisches Korrelat in der *mütterlichen* Eizelle hat. Von der mikroskopischen Größe der gewöhnlichen Körperzellen weitet sich die Eizelle während ihrer Entwicklung im Eierstock bis zu einer Kugel aus, die die größte Zelle des Körpers wird. Mit dieser Form verbindet sich der Geistkeim der Individualität des Kindes mit ihren Entwicklungsvorgaben aus den zurückliegenden Erdenleben. Vom *Vater* empfängt der Keim die Kraft, aus der Kugel den übrigen Leib herauszuplastizieren, dem Haupt die Erdenorganisation auszugliedern. «Worauf es ankommt, das ist, daß durch die Befruchtung überhaupt nur auf die Gliedmaßennatur im wesentlichen, auf das ‹Außerkopfliche› beim Menschen eine Wirkung ausgeübt wird; denn der Kopf des Menschen wird im wesentlichen nicht vom Manne aus, sondern vom ganzen Kosmos aus konfiguriert. Der Kopf des Menschen wird eigentlich nicht vom Manne empfangen, sondern wird vom Kosmos empfangen. Die *Anlage zum Kopf ist auch schon im unbefruchteten Menschenkeim*..., so daß – auch wenn wir ganz äußerlich embryologisch die Entwicklung des menschlichen Embryos studieren – wir darauf kommen können, wenn wir die Dinge nur richtig studieren, wie der Kopf sich aus dem Leibe der Mutter heraus bereitet, noch nicht unter der Einwirkung der Befruchtungskräfte...»[23]

Wenn wir die Kugel formen, schaffen wir ein plastisches Bild der Anlage des Hauptes, deren physisches Äquivalent in der weiblichen Keimzelle vorliegt. Zwischen der Kugelbildung als umfassender Kopfbildung (Abb. 6 Fig. 1) und der Ausweitung (Abb. 6 Fig. 2) findet also die Befruchtung durch den Vater statt. Aus diesen Gründen stellen wir vor den Embryo mit zwei Kopfhöhen das Korrelat des vorkonzeptionellen Menschen als ideale Kugel. Die imaginative Formenreihe der plastischen Übung und die Anschauung der Embryonalentwicklung fallen in der Kugel des Anfangs zusammen.

Das Denken gewinnt mit dieser plastischen Übung die Kraft, geisteswissenschaftlich dargestellte Phylogenese, embryologisch beobachtete Ontogenese und die Entwicklung der funktionellen Organdifferenzierung als Ausdruck eines einzigen plastischen Bildungsstromes und seines Rhythmus zu erfassen. Der physische Leib beginnt für das Leben in ideellen Formen durchsichtig zu werden. Das Denken schafft sich so die Voraussetzung zum Begreifen der Wesens-Tätigkeiten, die bei der Konzeption von seiten des Kindes zu berücksichtigen sind. Das gegenwärtig so dringend notwendige soziale Verständnis für die sich verkörpern wollenden Menschen setzt dieses plastisch verlebendigte Denken bei den auszubildenden Ärzten voraus.

Plastische Denker des Organischen: Goethe und Carus

Goethe erfaßte den Rhythmus von Ausdehnung und Zusammenziehung an der Pflanze. In der ersten plastischen Übung erscheint, nur in die dreidimensionale Plastik versetzt, was Goethe am flächenhaften Pflanzenblatt fand. Die dem Typus entsprechendste Form, die bei der Pflanze das Blatt darstellt, geht bei der Menschenform von der Kugel aus. Bald erscheint sie selbst an Kopf, Augen, Schultern, Gesäß, Ferse usf., bald ist sie zylindrisch ausgeweitet oder eingestülpt. Schon Agrippa von Nettesheim spricht vom Kugelursprung der Menschengestalt: «Tota autem corporis mensura tornatilis est et rotunditate prouniens, ad ipsam tendere dignoscitur.» («Die ganze Form des menschlichen Körpers ist rund, und daß er vom Runden herstammend auch dahin strebe, ist nicht zu verkennen.»)[24] Rudolf Steiner, der die Urpflanze Goethes «die Vorstellung einer plastisch-ideellen Form» nannte,[25] stellte seine plastische Übung in gleichem Sinne als allgemeines Bildprinzip dar: «So gehen Sie von der Kugel zur Ausweitung über und dann zur Einstülpung. – Wenn Sie sich so gewöhnen, Bilder zu gestalten durch Ausweitung und Einstülpung, dann sind Sie am Anfang dessen, was Sie brauchen, um wirklich die Seele daran zu gewöhnen, im Imaginativen zu arbeiten. Denn *es besteht eigentlich alles organisierte Leben aus Ausweitung und Einstülpung*, und bedenken Sie nur, wie wunderbar das eigentlich ist.»[26] Das Gleichgewicht von Ausweitung und Einstülpung wäre also in der plastischen Übungsreihe aufzusuchen. Im Blick auf Abb. 4 bewahrheitet sich dabei Goethes Erfahrung an der Pflanze, daß sich der Typus «auf gewissen mittleren Stufen» am reinsten beobachten lasse.[27] Die ersten beiden plastischen «Etappen» (R. Steiner) stehen dem Kopf und den Ausweitungskräften noch sehr nahe, während in den letzten beiden Formen das Ganze stark in die Gliedmaßentendenz getrieben wird. Durch die starken Einstülpungsräume endet die Entwicklung strahlig, radial, während sie sphärisch beginnt. Den Typus selbst gewahren wir in jener Form, in der sich die Polarität im Gleichgewicht befindet. In der *mittleren* Form, dem dritten der fünf Schritte, haben wir deshalb den *plastischen Typus des Menschenleibes* sinnlich-übersinnlich vor Augen. Wie ein Keimzustand enthält er nach oben hin die Kopftendenz, nach unten die Gliedmaßentendenz (Abb. 8).

In dieser Form, die sich im Brustkorb verkörpert, pulsieren Herz und Lunge, die das Leben des ganzen Leibes aus seinen Ursprungsimpulsen tragen und erneuern. Rudolf Steiner hat also für den Ätherleib des Men-

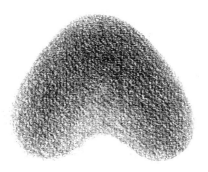

Abb. 8 Die plastische Grundform der menschlichen Gestalt.

schen eine Übung gegeben, die er als Anwendung eines universellen Prinzips kennzeichnet, das für «alles organisierte Leben» gilt. Damit ist auch auf den Zusammenhang mit dem Bilderhythmus der Pflanze hingewiesen. Es ist deshalb von Interesse, was Goethe aus Italien schrieb, als er zwei Monate nach Entdeckung der Urpflanze zum Studium der *Menschengestalt* überging. Goethes Kunst-Studien waren damals immer durchdrungen von den Fragen, die er, oft am gleichen Tage, an die Pflanzengestalten richtete. «Nun hat mich zuletzt das A und O aller uns bekannten Dinge, die menschliche Figur, angefaßt und ich sie, und ich sage: ‹Herr, ich lasse dich nicht, du segnest mich denn, und sollt' ich mich lahm ringen.› Mit dem Zeichnen geht es gar nicht, und *ich habe also mich zum Modellieren entschlossen* und das scheint rücken zu wollen. Wenigstens bin ich auf einen Gedanken gekommen, der mir vieles erleichtert. Es wäre zu weitläufig, es zu detaillieren, und es ist besser zu tun als zu reden» (23. August 1787) (Hervorhebung von A. H.).

Die Entdeckung der Urpflanze lag schon 3 bis 4 Monate zurück (*Italienische Reise*, 17. April und 17. Mai 1787). Am 17. Mai endigte der Brief aber mit sinngemäß denselben Worten, die Rudolf Steiner für seine Übung gebraucht: «Dasselbe Gesetz wird sich auf alles übrige Lebendige anwenden lassen.» *Rudolf Steiners Übung stellt für die plastische Außenform des Menschen nur die Übersetzung des Goetheschen Bildeprinzips aus der Fläche in den dreidimensionalen Raum dar;* ja, man kann sich fragen, ob es sich bei Steiners Übung nicht um eben jenen plastischen Gedanken handelt, den Goethe fand, aber nicht aussprechen wollte.

Der erste Fortbilder der Goetheschen Organik, *Carl Gustav Carus*, hat für die Substanz- und Formgesetze der Organismen schon die Urbilder dargestellt, die auch Steiner in der Angabe der plastischen Übung benutzt. – Sein Aufsatz «Grundzüge allgemeiner Naturbetrachtung» wurde 1883 von Steiner als Anhang zum 1. Band der Naturwissenschaftlichen Schriften Goethes herausgegeben und kommentiert. Carus schreibt: «Der einfachste und reinste Ausdruck der gleichmäßigen Beziehung gleichartiger Teile auf einen gemeinsamen Mittelpunkt ist die Kugelgestalt. Ein räumlich unbestimmt Begrenztes, ein Flüssiges, muß daher, sobald es überhaupt als ein Besonderes existiert, das ist: in seiner Gestaltung frei, durch ein inneres Einheitsprinzip, gleichsam durch einen inneren Schwerpunkt bestimmt wird, notwendig die Kugelgestalt annehmen, und eben deswegen wird die Kugel zugleich zur ursprünglichen Form alles Organischen, da die Beziehung eines vorher räumlich unbestimmt Begrenzten auf eine innere Einheit ja die erste Stufe aller organischen Bildung ist.

Als Beispiele erinnere man sich an die Bildung des Wassertropfens, des Quecksilberkügelchens, der Blutkügelchen, der kugelförmigen Infusorien...

Ist nun die ursprünglich organische Gestalt die Kugel, und geschieht überhaupt eine weitere Entfaltung nach Gegensätzen durch innere Differenzierung, so ist es notwendige Folge, daß bei fortschreitender Bildung die Kugel sich in andere Formen umändern müsse. Diese Umänderung geschieht aber dadurch, daß ein Durchmesser der Kugel, welcher sonst allen übrigen gleich war, jetzt überwiegend wird, und die übrigen Durchmesser sich immer entschiedener unterordnen. So erhalten wir den Übergang der Kugel durch das Oval, zuletzt bei völligem Verschwinden aller anderen Durchmesser in die gerade Linie...»[28] In den durch Ekkehard Meffert Werk wieder zugänglichen *Zwölf Briefen über das Erdleben* kommt Carus ebenfalls auf die Urform der Kugel zu sprechen: «Erinnern wir uns nun, wenn wir die Gestaltung organischer Körper betrachten wollen, an das, was über das Gestaltungsprinzip des Makrokosmos ich Dir kurz zuvor, so gut es mir gerade möglich war, nachzuweisen versucht habe, erinnern wir uns, daß bei der Unendlichkeit der Natur die völlige Gleichheit ihrer Durchmesser und somit das Wesentliche und Charakteristische der Kugelgestalt anerkannt werden mußte, so erkennst Du auch sogleich hierin die entschiedene Nötigung, warum als die Urgestalt jedes besonderen Organismus eine mehr oder weniger vollkommene Wiederholung jener Gestaltungseigentümlichkeit des Makrokosmos, nämlich unendlich viele unter sich selbst gleiche Durchmesser zu haben, gefordert wird; mit einem Worte, warum jeglichem organischen Einzelwesen die Gestalt der Kugel als früheste Grundform seines Daseins zukommen muß. – Diesem Satze, welcher als eines der Fundamentalgesetze alles Bildungslebens anzuerkennen ist und den ich hier in seiner tieferen Begründung nachzuweisen versuchte, erlaube mir jedoch noch sogleich die Ewähnung eines anderen Gesetzes anzureihen, nämlich daß nicht minder alle Entstehung eines organischen Ganzen nur aus dem Element des Flüssigen möglich sei.»[29] Auf die Frage nach dem «Flüssigkeitsmenschen» hatte 1924 Rudolf Steiner den jungen Ärzten und Medizinstudenten den plastischen Weg zur Imagination des Ätherleibes gewiesen; er sprach da bis in die Formulierungen hinein im Geiste des ersten goetheanistisch forschenden Arztes Carus, dessen vorhin zitiertes Werk er 40 Jahre zuvor herausgegeben hatte.

Rationelle Organik

Mancher phänomenologisch geschulte Goetheanist mag in den folgenden Kapiteln das Mitgehen verweigern, weil ihm zu viel an Phantasiekraft in der Erkenntnisbildung beteiligt zu sein scheint. – Da muß auf eine Einseitigkeit in der bisherigen Entwicklung des Goetheanismus aufmerksam gemacht werden. Sie entsteht, wenn man bei Goethe in einer gewissen Art stehen bleibt und seine Methode nicht zu der «rationellen Organik» fortbildet, die Steiner in seinen *Grundlinien einer Erkenntnistheorie der Goetheschen Weltanschauung* gefordert hat.

Goethe geht von den Sinnestatsachen aus und erfaßt aus ihnen die Idee. Es lag aber nicht in seiner Natur, dann dasjenige auch zu leisten, was er mit folgenden Worten ins Auge faßte: «Die Urpflanze wird das wunderlichste Geschöpf von der Welt, um welches mich die Natur selbst beneiden soll. Mit diesem Modell und dem Schlüssel dazu *kann man alsdann noch Pflanzen ins Unendliche erfinden*, die konsequent sein müssen, das heißt, die, wenn sie auch nicht existieren, doch existieren könnten und nicht etwa malerische oder dichterische Schatten und Scheine sind, sondern eine innerliche Wahrheit und Notwendigkeit haben. Dasselbe Gesetz wird sich auf alles übrige Lebendige anwenden lassen.»[30]

Goethe hat die Urpflanze nur selten zu demjenigen benutzt, wozu er sie hier für geeignet erklärte. Es scheint mir kein Zufall, daß unter den zahlreichen Pflanzenzeichnungen Goethes nur eine einzige vorliegt, in der er hypothetische *Möglichkeiten der Blattmetamorphose* aufgezeichnet hat. Und selbst diese Zeichnung ist nach Auffassung von Dorothea Kuhn möglicherweise aus einem Lehrbuch der Botanik abgezeichnet.[31]

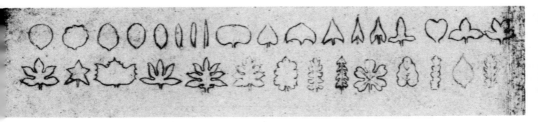

Abb. 9   Blattmetamorphosen. Zeichnung von J. W. v. Goethe.

Seiner Natur nach wollte Goethe von der Sinnesanschauung zur Idee vordringen. Es lag ihm nicht, aus der Idee der Urpflanze tatsächlich hypothetische Formen zu entwickeln und dann in der Natur diese Formen zu suchen. Auf diese Weise hätte man eine bestimmte Pflanzenart aus dem Typus erklärt. In dieser Richtung sah Rudolf Steiner die konsequente Vollendung des Goetheschen Verfahrens zu einer «rationellen Organik»: «Eine Organik muß daher, wenn sie in dem Sinne Wissenschaft sein will, wie es die *Mechanik* oder die Physik ist, den Typus als allgemeinste Form *und dann auch in verschiedenen ideellen Sondergestalten* zeigen. Die Mechanik ist ja auch eine Zusammenstellung der verschiedenen Naturgesetze, wobei die realen Bedingungen durchweg hypothetisch angenommen sind. Nicht anders müßte es in der Organik sein. Auch hier müßte man hypothetisch bestimmte Formen, in denen sich der Typus ausbildet, annehmen, wenn man eine rationelle Wissenschaft haben wollte. Man müßte dann zeigen, wie diese hypothetischen Gestaltungen stets auf eine bestimmte, unserer Beobachtung vorliegende Form gebracht werden können... Man kann den Typus seine Reihe der Möglichkeiten durchlaufen lassen und dann immer diese oder jene Form (hypothetisch) festhalten. So erlangt man eine Reihe von *gedanklich aus dem Typus abgeleiteten Formen* als den Inhalt einer rationellen Organik.»[32]

Goethe ging von der Sinneserscheinung aus und fand die allgemeine Bildungs-Idee. Steiner fordert nun, von dieser Idee aus *nicht* sofort in die empirische Welt zurückzublicken und einfach die empirische Einzelmetamorphose mit ihrem Urbild zu vergleichen: «Wir dürfen den Typus der einzelnen Gestalt nicht gegenüberstellen, um zu sehen, wie er die letztere regelt; wir müssen sie aus demselben hervorgehen lassen.» Der Typus, der einzelnen Pflanze gegenübergestellt, würde an diese wie ein Naturgesetz herangetragen. Steiner fordert aber für eine rationelle Organik, «*ideelle* Sondergestalten» aus dem Typus zu *entwickeln*. Nur die Pflanzenart, die man in der Natur findet und die einer zuvor ideell entwickelten Sondergestalt entspricht, ist rationell erklärt. Goethe hat dies nur ansatzweise getan. So zum Beispiel auf dem Weg zum Zwischenkiefer des Menschen: Aus dem erfaßten gemeinsamen Typus von Tier und Mensch erkannte Goethe die ideelle Sondergestalt eines Menschenschädels *ohne* Zwischenkiefer als unmöglich. Der *spätere* empirische Nachweis bestätigte es. – So sind diese plastischen Übungen von der Seite der Ideenbildung her gemeint. Als Bildegesten, die der Geistesforscher aus der Anschauung der Ätherwelt mitteilt, sind es gleichzeitig «ideelle Sondergestalten», die der Typus durchläuft. Im Bilden solcher ideeller Sondergestalten lebt man im imaginativen Denken, zu dem eine rationelle Organik vordringen muß.

Blutströmung und Ätherströmung

Die Frage, die mit dieser plastischen Übung geisteswissenschaftlich beantwortet wurde, zielte auf den «Flüssigkeitsmenschen». Der Ätherleib lebt vor allem im Blut und den mit dem Blut in Zusammenhang stehenden Flüssigkeiten. Deshalb zeigen die Blutströmungen auch am reifen Menschen noch die Bewegungen, mit denen der Ätherleib die äußere Gestalt des Menschen hervorgebracht hat. In der Richtung der Ausweitung strömt in den Gliedmaßen das Blut, das Aufbau in die Glieder hineinträgt. In der Richtung der Einstülpung strömt in den Gliedmaßen das Blut, das den Abbau, die Ergebnisse des Zerfalls in sich trägt. Die arterielle Qualität des Blutes stammt aus dem kosmischen Umkreis, der im Einatmen das Blut regeneriert. «Vom Kosmos herein wird die Einatmung bewirkt, von der Erde wird die Ausatmung bewirkt. Der Kosmos gibt uns den reinen Sauerstoff, die Erde bewirkt, daß sich dieser Sauerstoff durchdringt mit Kohlenstoff und so zu der totmachenden, ausgeatmeten Luft formiert wird» (Steiner[33]). Die venöse Qualität des Blutes offenbart ihre Natur in der Ausatmung der Kohlensäure, die die letzte Stufe des Abbaus ist. – Diese Luft wird als *Klang* zum Träger des Empfindungsausdrucks in Gesang und Sprache. Wenn wir oben auf die nicht-räumliche Natur des Astralischen

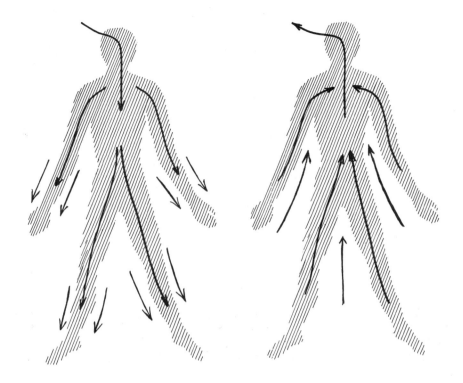

Abb. 10 *Plastischer Strom*   *Musikalischer Strom*

hingewiesen haben: hier erfüllt sich dieser nur negativ gefaßte Begriff mit seinem Inhalt. Das Wesen derjenigen Kraft im Menschen, die sich im lebendig-physischen Leib nur negativ als abbauende, das Leben zurückdrängende Kraft zur Erscheinung bringen kann, offenbart sich als das raum- und bildlose *Wesen des Musikalischen*.

So durchdringen sich im Menschen zwei gegenläufige Ströme – ein *plastisch*-aufbauender Strom, dessen physischer Träger das arterielle Blut ist; und ein *musikalischer* Strom, der sich im Abbau tragenden venösen Blut verkörpert. Das Ich benutzt den plastischen Strom im Gehen und Handeln; den musikalischen Strom im Singen, Sprechen und Denken. (Inwiefern sich in Wirklichkeit beide Strömungen vielfältig durchdringen, wird sich noch zeigen. Hier ist zunächst nur der Grundtypus gemeint.)

Wie in der Blutbewegung ein Bild der Strömungen des Lebensleibes erscheint, so auch in der Grundpolarität der Gliedmaßenbewegungen. Das *Strecken* ist dieselbe Betätigung des Ätherleibes im fertigen physischen Leib, die er als Ausweitung in der Wachstumsbewegung plastisch ausgeführt hat; im *Beugen* leben seine Einstülpungsbewegungen funktionell weiter. Das Strecken und Beugen wird für die Eurythmie in folgender Weise charakterisiert: «Bei jedem Strecken geht etwas von dem Willen aus uns heraus, und in der uns umgebenden Aura wird eine Erhellung bewirkt. Ich tue etwas, was sich nach außen hin fortsetzt. Auch die Bewegung mit einem Stab hat diese Wirkung. Die Aura wird bewußt fortgesetzt. Wir können den Stab auch werfen. Der Stab kann ersetzt werden durch eine Knospe oder einen Tannenzweig, dessen Zweige man zusammenbindet. *Strecken* trägt den *Willen hinaus, entläßt Lebenskraft*. ... Jedes Beugen entnimmt von außen aurische Kraft und läßt sie nach innen einfließen. In der uns umgebenden Aura entsteht Verdunkelung. *Beim Beugen wird Lebenskraft im Innern verbraucht;* die von außen hereinströmende aurische Kraft verbraucht den Menschen. Er verbrennt innerlich, wenn er immer beugt. Dem Beugen, dem In-sich-aufnehmen des Aurischen entspricht das In-die-Hand-nehmen von etwas Lebendigem, zum Beispiel einem Zweig oder einem gegabelten Stab» (Steiner[34]). Wir verstehen aus dem plastischen Üben unmittelbar, warum das Strecken durch das Werfen einer *Knospe* imaginativ verdeutlicht werden kann, das Beugen dagegen durch das Empfangen eines *gegabelten Stabes.* Schon in Hegels Naturphilosophie lesen wir: «Die Unterscheidung des arteriellen und venösen Blutes kommt zu ihrer Realität in Lunge und Leber; es ist der Gegensatz des Streck- und Beugemuskels. Das arterielle Blut ist die hinausgehende, auflösende Tätigkeit, das venöse das Insichgehen ...»[35]

An einer Stelle scheint ein Widerspruch vorzuliegen zu der Anschauung, daß die Blutströmung ein Nachbild der Ätherströmung ist, die den physischen Leib plastiziert. Während wir nämlich den plastischen Strom als vom Kopf nach unten ausstrahlend erfaßten, fließt das dieser Strömung zugeordnete arterielle Blut der Halsschlagadern in der entgegengesetzten Richtung. Hier wird deutlich, daß die komplizierten Vorgänge des Organismus nicht mit *einem* Bild zu umfassen sind. Im Kopf durchdringen sich tatsächlich zwei entgegengesetzte Bildeprinzipien, insofern die Kugel, von der bisher die Rede war, aus einer *Umstülpung* hervorgegangen ist. Dieses plastische Bildeprinzip wird uns ausführlich im zweiten Kapitel beschäftigen; was jetzt noch als Widerspruch erscheint, wird sich dann als das lebendige Wesen der Sache erweisen.

Zur musikalischen Physiologie von Blutkreislauf und Atmung

Die innere Bewegung, die im Wandel des venösen Blutes in das arterielle Blut lebt, ist die Atmung. Wir sind damit vom Flüssigkeitsmenschen übergetreten in das Luftleben des Astralleibes. Das erfordert, wie in der Einleitung begründet, den Übergang zu einer musikalischen Betrachtungsweise.

Im Strecken vollzieht sich als Bewegung einer Gliedmaße, was als innerliche Qualität im arteriellen Blut strömt; seelisch empfindet der Mensch das Mitgehen mit einem Lebensüberschuß nach außen. – Im Beugen bewegt sich eine Gliedmaße so, wie das venöse Blut nach innen strömt; seelisch empfindet der Mensch das Aufnehmen eines Äußeren, welches das eigene Leben zurückdrängt. Diesen Gegensatz erleben wir musikalisch als Dur- und Moll-Stimmung.

Der folgende melodische Bogen von Mozart entfaltet, was als Empfindungsbewegung mit der Dur-Terz h im ersten Ton erregt wird. Die Seele schwingt hinaus.

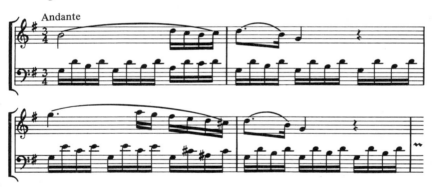

Beispiel 1   *Mozart, Klaviersonate C-Dur KV 545*

Die Moll-Variante derselben Melodie könnte, schematisch transponiert, so klingen:

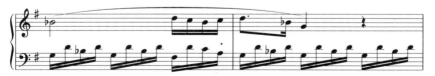

Beispiel 2

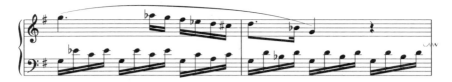

Es wirkt leer und ohne Überzeugungskraft. Woran das liegt, zeigt sich im Vergleich mit Mozarts Moll-Variante des Themas:

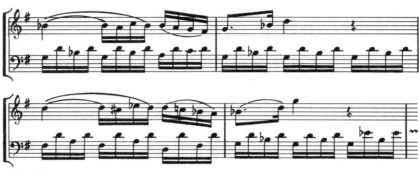

Beispiel 3

Aus der Moll-Terz entsteht in der Seele ein nach innen gerichteter, verinnerlichender Strom. Und wenn die Melodie als Pendant zur ersten überzeugen soll, muß sie dem Moll-Gestus ebenso nachfolgen, wie die erste Melodie dem Dur-Gestus gefolgt ist. Ein prägnantes Beispiel dafür, wie «Schönheit» die Offenbarung des inneren Gesetzes ist.

Wir fassen zusammen:

Strecken ← *physische Bewegung* → Beugen
Ausweiten ← *plastische Bewegung* → Einstülpen
im Ätherleib
Dur ← *musikalische Bewegung* → Moll
im Astralleib

Die Trauer über den Tod eines Menschen ist ein Grunderlebnis der Seele. Die den Leichnam tragende Bewegung eines Trauerzuges trägt in die Seele die «Moll»-Stimmung mit der gleichen inneren Notwendigkeit, wie das venöse Blut sich in das musikalische Empfinden als Moll-Stimmung projiziert. Denn im venösen Blut wird der ständig sterbende Mensch als Leichnam «zu Grabe getragen». Ein Trauermarsch in Dur wäre unmöglich, weil er der musikalischen Physiologie des Blutes widerspräche.

Der Schmerz bewirkt eine Vertiefung der Einatmung, das Schluchzen im Weinen. Die Freude, die den Menschen nach außen führt, steigert die Ausatmung im Lachen. Als bleibende Konstitution neigt eine heitere Wesensart mehr zum Ausatmen, eine ernstere, melancholische mehr zum Einatmen:

«Zunächst möchte ich ein paar Worte sagen über die *Beziehungen von Dur und Moll*. Man muß, wenn man gerade auf die Intimitäten des musikalischen Lebens eingehen will, sich durchaus ein Bewußtsein davon verschaffen, wie im Grunde genommen das musikalische Leben einer feinen Organisation unseres Menschenwesens entspricht. Man möchte sagen: dasjenige, was in den musikalischen Tatbeständen auftritt, antwortet in einer gewissen Weise auf die innere feinere Konstitution des Menschen.»[36] Steiner schildert nun, daß innerhalb solcher feineren Konstitutionsvergleiche der Unterschied auffällt zwischen Menschen, die eine Vorliebe für das Einatmen haben – er nennt sie «Sauerstoff-Wollüstlinge» – und anderen, deren innerer Konstitution das Von-sich-stoßen der Ausatmungsluft besonders liegt. Die erste Konstitution liegt dem *melancholischen*, die zweite dem *sanguinischen* Temperament zugrunde. Ohne weiteres ist daraus verständlich, daß im Einatmen eine stärkere Verbindung des Seelischen mit dem Leib stattfindet – der erste Atemzug des Neugeborenen ist die Einatmung. Im Ausatmen dagegen eine stärkere Lösung des Seelischen vom physisch-ätherischen Leib. Der letzte Atemzug des Sterbenden ist die Ausatmung. Begreifen wir die Lunge aus der plastischen Einstülpung des Astralleibes in den physisch-ätherischen Leib, dann müssen wir folgern, daß die funktionelle Fortsetzung dieser Einstülpungsbewegung, die Einatmung, ebenfalls vom Astralleib impulsiert wird. Das bestätigt die geisteswissenschaftliche Forschung. In der gleichen Darstellung fährt Steiner fort: «Mit dem astralischen Leib atmen wir ein, mit dem Ätherleib schaffen wir die Ausatmungsluft wieder heraus.... Und sehen Sie, mit diesem Gegensatz zwischen Menschentypen hängt die Entstehung der Dur- und Moll-Tonleitern zusammen, in dem alles dasjenige, was in Moll erlebt werden kann, seiner Entstehung nach... entspricht... derjenigen Menschenkonstitution, die auf der Wollust des Sauerstoffs beruht, die darauf beruht, daß der astralische Leib, indem er auf den Ätherleib anschlägt, mit einer gewissen Wollust empfunden wird, während umgekehrt die Dur-Tonleitern darauf beruhen, daß ein Wohlgefühl da ist beim Zurückschlagen des Ätherleibes nach dem astralischen Leib oder eben ein gewisses Erhebungsgefühl, ein Erleichterungsgefühl, ein Schwunggefühl vorhanden ist beim Zurückschlagen des Ätherleibes nach dem Astralleib.»

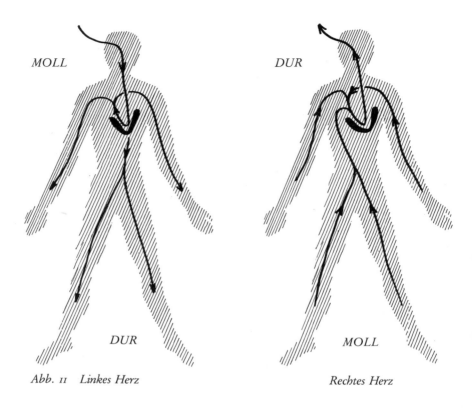

Abb. 11   Linkes Herz   Rechtes Herz

Von den Bewegungsabläufen her betrachtet stehen nun die beiden Dur-Bewegungen, das Ausatmen der Lunge und der arterielle Blutstrom im Einklang. Beide leben in einer Ausweitungsbewegung, wo «das Zurückschlagen des Ätherleibes nach dem Astralleib» gefühlt wird. Ebenso lassen sich die Einatmung und der nach innen fließende venöse Blutstrom als zwei Metamorphosen einer umfassenden Einstülpungsbewegung begreifen. Von den Lebensqualitäten des Blutes aus betrachtet ergibt sich aber ein Widerspruch. Die im Moll empfundene Einströmung des venösen Blutes setzt sich physiologisch in die Dur-getragene Ausatmung fort; und das Moll der Einatmung enthält die regenerierenden Umkreiskräfte für das Dur des arteriellen Blutes. Der Widerspruch beruht darauf, daß wir bisher zwei Prozesse betrachtet haben, ohne deren lebendige organische Verbindung zu berücksichtigen. Die peripheren Blutströmungen gehen ja nicht unvermittelt in die Lunge über. Wir haben das Herz nicht berücksichtigt.

Das venöse Blut vollendet seine Verinnerlichung in der rechten Herzkammer. Dort staut sich das Blut in sich selbst zurück und kommt für etwa ¹/₁₀ Sekunde zum Stillstand (sog. Anspannungszeit). Dann kehrt es seine Richtung um und fließt zentrifugal in die Lunge.

Die Verinnerlichung der Einatmung steigert sich bis zum Einstrom des Lungenblutes in die linke Herzkammer, wo es sich nochmals in sich zurückstaut, stillsteht und dann zentrifugal in die Entäußerung der Gliedmaßen strömt (der Kopf bleibt, wie gesagt, hier noch außer Betracht). In zwei aneinander liegenden Kammern faßt das Herz die beiden Moll-Ströme – das venöse Blut und die Einatmungsqualität des arteriellen Blutes – in *einer Diastole* in sich zusammen und verwandelt sie mit der Systole in Dur-Ströme. *Das Herz verwandelt Moll in Dur.* «Wer die äußere menschliche Organisation betrachtet, inwieweit sie vom astralischen Leib abhängig ist, der muß Physiologie treiben, nicht als Physiker, sondern als Musiker. Und er muß die innerlich gestaltende Musik im menschlichen Organismus kennen» (Steiner[37]).

So ist uns in plastisch-musikalischen Bildern unser eigener Lebensleib und Empfindungsleib ein Stück zum Bewußtsein gekommen. Blicken wir auf die plastische Übung zurück (Abb. 4, S. 34), dann erscheint dieser Rhythmus von Ausweitung und Einstülpung als das Bild einer plastischen Atmung des Ätherleibes, die die Menschenform hervorbringt. Wie die *Blutströme* am reifen Menschen als *Nachbilder* dieser ursprünglichen Bildetätigkeit bezeichnet werden könnten, so kann man die *Atmung* des reifen Menschen auffassen als ein *Nachklang* jener Bildebewegung, die im Ätherleib strömt, wenn der Mensch sich aus dem Kosmos heraus embryonal bildet. Rudolf Steiner schildert, wie in einem sehr weit zurückliegenden Menschheits- und Erdenzustand, als das Physische der Erde und der Organismen noch viel weniger als heute verdichtet war, in einer Art Wasserdampf-Leiblichkeit, von Licht durchströmt, der Mensch der «lemurischen Zeit» seine Atmung erlebte: «Den Vorgang der Luftaufnahme empfindet aber die Seele noch durchaus seelisch-geistig, noch als einen bildhaften. Er erscheint in Form von auf- und abwogenden Tonbildern, welche dem sich gliedernden Keim die Formen geben. Die Seele fühlt sich überall von Tönen umwogt, und sie empfindet, wie sie sich den Leib nach diesen Tonkräften ausgestaltet.»[38] Damit erscheint die umfassende Realität dieser plastischen Übung. Sie führt zur Atmung als der Bewegung, mit der Ätherleib und Astralleib in rhythmischem Wechselspiel den physischen Leib tönend gestalten. Folgt man diesem Rhythmus plastisch immer weiter nach, dann entsteht aus zwölf plastisch-musikalischen Atemzügen die Form des Brustkorbs (Abb. 12).

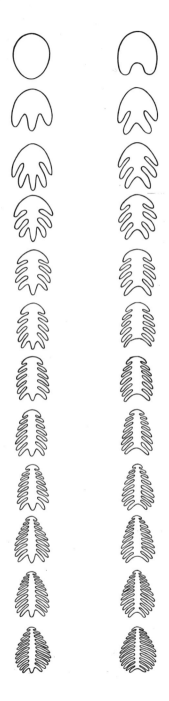

Abb. 12

Krankheitsbilder

Die Embryonalentwicklung der Gliedmaßen zeigt, wie die besprochenen Bildebewegungen der höheren Wesensglieder physisch zum Ausdruck kommen.

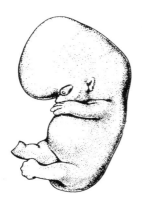 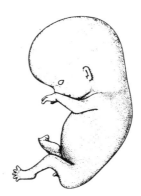

Abb. 13

Die Armbildung eilt der Beinbildung voraus. Bevor die Finger bzw. Zehen sichtbar sind, zeigt sich eine Ausweitung, die sich sekundär furcht zu den Finger- bzw. Zehenzwischenräumen. Auch hier manifestiert sich der von oben nach unten verlaufende plastische Strom des Ätherleibes, ohne dessen innere Anschauung das Voraneilen der Arme und Hände nicht erklärbar ist.

Verwachsensein der Finger (Syndaktylie) und Spalthand

Abb. 14 zeigt einen Fall von ausgeprägtem angeborenen Verwachsensein der Finger (Syndaktylie).[39] Die Finger haben sich nicht getrennt. Es besteht ein einziger gemeinsamer Nagel. Diese Mißbildung zeigt auf dem Hintergrund unserer Betrachtung das Überwiegen der Ätherkräfte bzw. das zu schwache Eingreifen des Astralleibes.

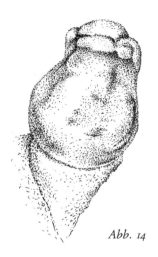

Abb. 14

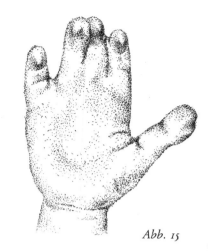

Abb. 15

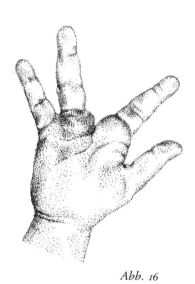

Abb. 16

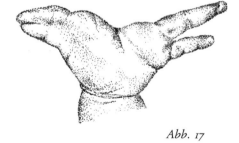

Abb. 17

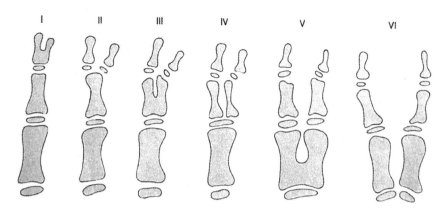

Abb. 18 (aus: Handchirurgie, hrsg. v. H. Nigst et al. Stuttgart 1981)

Die Abbildung 15 zeigt einen weniger ausgeprägten Fall.

Abb. 16 zeigt eine «Spalthand» genannte Fehlbildung. Der übermäßig stark wirkende Astralleib hat zum Schwund eines Fingers geführt und noch die Mittelhand eingestülpt.

Abb. 17 zeigt einen extremen Fall von Spalthand-Bildung; ähnliche Bildungen findet man bei bestimmten Affenarten als deren gesunde Vorderhand.

Verwandt mit der Spalthand-Fehlbildung ist die Polydaktylie, bei der überzählige Finger angelegt werden. Dabei gibt es verschiedene Grade. Beim leichtesten Grad ist nur das Endglied des Fingers gespalten. Mit zunehmender Schwere dringt die Einstülpung immer weiter nach innen. Schließlich ist das betreffende Glied verdoppelt. Abb. 18 zeigt verschiedene Schweregrade, die den verschiedenen Stärkegraden entsprechen, mit denen der Astralleib überschießend eingreift. Erst nachdem ich die Fingerbildung und ihre Pathologie aus der plastischen Übung und der daraus gewonnenen ideellen Anschauung der Wesensgliedertätigkeiten so erfaßt hatte, fand ich die Bestätigung durch die Embryologie: Bald nach Anlage der Hand- und Fußplatten «löst sich das zwischen den Strahlen gelegene Gewebe auf, d. h. es kommt zu Einkerbungen zwischen den Strahlen. *Diese Gewebeauflösung (= Nekrose! A. H.) schreitet von außen nach innen fort*, wodurch die Finger und Zehen gebildet werden. Bleibt dieser Prozeß unvollständig, resultieren die verschiedenen Grade der Syndaktylie.»[39a] (Hervorhebung v. A. H.)

An zwei innerlich eingreifenden Krankheiten werden sich die gewonnenen Anschauungen im folgenden Abschnitt weiter konkretisieren.

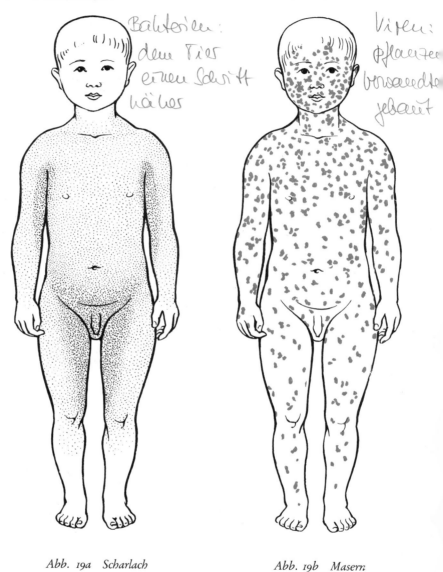

Abb. 19a Scharlach   Abb. 19b Masern

(Aus: Hertl, Paediatrische Differentialdiagnose, Stuttgart 1977)

Masern und Scharlach

Diese beiden Kinderkrankheiten gehen mit Hautausschlägen einher, die in ihrer Verteilung auf dem Hintergrund des bisher Erarbeiteten deutlich als Bilder sprechen.

Der *Masern*ausschlag beginnt am Kopf und breitet sich dann peripher aus. Der charakteristisch ausgebildete *Scharlach*ausschlag läßt den Kopf meistens frei und verdichtet sich in den Leistenbeugen und Achselfalten. Das «Maserngesicht» ist das bekannte «Triefgesicht», da die nach außen gewandten Schleimhäute betroffen sind: Augenbindehautentzündung, Nasenschleimhautentzündung. Als weiteres Organsystem können bevorzugt die Lunge und der Kehlkopf entzündlich erkranken. Die schwerste Komplikation stellt die sehr seltene Masernencephalitis dar, also eine Gehirnentzündung. Zusammenfassend ist in erster Linie das Atmungssystem mit seinen Schleimhäuten und das Nervensystem betroffen. Die Lichtempfindlichkeit ist im akuten Stadium typisch. Der Masern-Erreger tritt durch die Augenbindehaut ein, so daß seitlich dicht abschließende Brillen eine Infektion verhüten konnten.[40] Masern werden also gewissermaßen «gesehen». Die Beziehung zum Lichtäther, die damit erscheint, wird uns noch beschäftigen.

Wie die Verteilung des Ausschlags beim *Scharlach* schon ankündigt, greift diese Krankheit tiefer ein in die inneren Organe. Nach der akuten Angina können in seltenen Fällen Herz und Nieren, auch die Bauchspeicheldrüse, entzündlich erkranken – also viel weiter nach *innen* gelegene Organe. Nimmt man dazu noch die Dynamik ihres Verlaufes, so vervollständigt sich das Bild: Bei Masern geht ein Vorstadium mit mäßiger Temperaturerhöhung voraus, das wie eine uncharakteristische «Grippe» erscheinen kann. Erst mit dem Ausschlag kommt es zu hohem Fieber, das aber nach wenigen Tagen in der Regel wieder abklingt. Bei Scharlach ist dagegen ein akuter Beginn mit hohem Fieber gleich zu Anfang charakteristisch. Hält man sich dazu wieder die beiden Kindergesichter – das fließende, verquollene des Masernkindes und das trockene Gesicht mit klaren Augen des Scharlachkindes –, so wird aus diesem Gesamtbild Rudolf Steiners geisteswissenschaftliche Diagnose verständlich. Er schildert nämlich, wie das Seelisch-Geistige des Kindes sich mit dem Vererbungsleib auseinandersetzt. *Masern* treten auf, wenn das Seelisch-Geistige sich als *schwach* erweist gegenüber dem physisch-ätherischen Leib. Wie der Ausschlag zeigt, überwiegt der plastische Prozeß, der vom Kopf ausgeht. Der physisch-ätherische Leib hat die Oberhand. Ist das Seelisch-Geistige, also Astralleib und Ich, *stark* in dieser Auseinandersetzung, dann entsteht *Scharlach*, und wir finden die geschilderten nach innen gerichteten Entzündungen; der Ausschlag zeigt das Überwiegen des einstülpenden Typus, an dem wir den Astralleib erkennen. Es erscheint begreiflich, daß der mehr im Physisch-Ätherischen verlaufende Masernprozeß die Vermehrungsbedingungen für *Viren* liefert; der mehr vom Astralischen beherrschte Scharlachprozeß dagegen schafft für *Bakterien* Vermehrungsbedingungen. Bakterien stehen ihrer Organisation nach dem Tier einen Schritt näher als Viren. Sie haben vielfach sogar Eigenbeweglichkeit durch Geißeln; Viren sind pflanzen-verwandter gebaut.

Für die vom Kopf aus bestimmten Masern kommen therapeutische Pflanzen in Betracht, die eine ausgeprägte *Wurzel*bildung haben, wie Aconit, Pulsatilla oder Bryonia. Für Scharlach steht Belladonna an erster Stelle. Das tief eingreifende Astralische, das in der Belladonna wie in allen Nachtschattengewächsen zur Giftbildung führt und die Pflanze tierähnlich macht, übernimmt im Scharlach-kranken Kind den Krankheitsprozeß. Das Astralische des Kindes löst sich dadurch aus den Organen und kehrt leichter in sein gesundes Verhältnis zum physisch-ätherischen Leib zurück.

Plastisch-musikalische Prozesse in der Entwicklung des Kindes

In den Vorträgen der «Meditativ erarbeiteten Menschenkunde»[41] sind die Tätigkeiten der Wesensglieder so dargestellt, daß die bisher erarbeiteten lebendigen Begriffe als eine Vorarbeit für das Verständnis dieser Vorträge dienen können. Es soll hier nur auf einige Aspekte hingewiesen werden. Der *plastische* Strom, der im ersten Jahrsiebent vorwaltet, wird so gekennzeichnet: «Der Zahnwechsel ist der äußere Ausdruck dafür, daß vorher, also zwischen der Geburt und dem Zahnwechsel, in dem kindlichen Organismus der physische Leib und der Ätherleib stark von dem Nerven-Sinnessystem, also von oben nach unten, beeinflußt sind. ... Und was an Gestaltung im übrigen Organismus vor sich geht, in Rumpf und Gliedmaßen, das geht dadurch vor sich, daß vom Kopfe aus Strahlungen nach dem übrigen Organismus ... ausgehen.» Was wir als *musikalischen* Gegenstrom geschildert haben, der diesen plastischen Kräften entgegenströmt, das bedarf nun der Differenzierung, um Rudolf Steiners Darstellung in der «Meditativ erarbeiteten Menschenkunde» zu verstehen. Daß sich aus dem reif werdenden Leib Musik im Ausatmen befreit, die sich gewissermaßen als «Phönix aus der Asche» des Leibes hinausschwingt, das kann nur darauf beruhen, daß musikalische Prozesse zuvor auf einem anderen Wege in den Leib hineingegos-

AL pendelt im S-W-Rhythmus zwischen dem Einklang m. den Ä[ther]kräften d. Sternenkosmos + dem Sinneswelt Nacht

sen, hineingebaut wurden. Die musikalische Organisation unseres Leibes stammt aus den Sphärenharmonien, zu denen der Leib-befreite Astralleib jede Nacht zurückkehrt. Der Astralleib durchtönt all-nächtlich den Ätherleib mit schaffender Weltenmusik, die in den physischen Leib harmonisierend einfließt. Diese Musik des Kosmos befreit sich mit dem Abbau des physischen Leibes durch das Tagewerk des Astralleibes und wird in ihrem Abbild, der Erden-Musik bewußt. Wir haben also *zweierlei* musikalische Ströme. Der eine lebt nachts *im Einklang mit dem Ätherleib*, mit ihm in gleicher Richtung wirkend im Aufbau des Leibes. Der andere musikalische Strom steht *in Opposition zum Ätherleib*, aber im Einklang mit den abbauenden mineralischen Kräften der Erde, wie sie tagsüber walten durch den im Sinnes-Nervensystem wirksamen Astralleib. Der Astralleib pendelt im Schlaf-Wach-Rhythmus zwischen dem Einklang mit den Ätherkräften des Sternenkosmos und dem Einklang mit den Kräften der Sinneswelt auf der Erde. Man könnte im Bilde von einer nächtlichen «Abel-Musik» sprechen. Sie wirkt im Schlaf mit dem plastischen Strom; und von einer «Kains-Musik» am Tage – sie zerstört das Götterwerk der Nacht und erschafft wachend ihre Musik aus dem Erdenleib-Bewußtsein heraus.

Je kleiner das Kind ist, um so mehr wirkt aber die kosmische Astralität *auch noch am Tage* weiter, um so mehr wirkt die durch die Ohren gehörte Erden-Musik noch mit in die feinere Ausgestaltung der Organe. «Ich kann diese Kräfte, die da von der Außenwelt durch das Haupt in den Körper hineinwirken – sie schieben sich durch die plastischen Kräfte und wirken mit bei dem, was vom 7. Jahr ab beim Aufbau des kindlichen Körpers geschieht –, ich kann diese Kräfte nicht anders bezeichnen als: es sind dieselben Kräfte, welche in der Sprache und in der Musik wirken. Diese Kräfte sind aus der Welt aufgenommen. ... Durch alles das, was in der Natur vor sich geht, geht ja eine geheimnisvolle Musik: die irdische Projektion der *Sphärenmusik.* In jeder Pflanze, in jedem Tier ist eigentlich ein Ton der Sphärenmusik inkorporiert. Das ist auch mit Bezug auf den menschlichen Leib der Fall, lebt aber nicht mehr in dem, was menschliche Sprache ist, das heißt, nicht in den Seelenäußerungen, wohl aber im Leibe in seinen Formen und so weiter.» Dieser in den Organen wirkenden *Sphärenmusik* tritt nun zunehmend, mit Kulmination um das 14. Lebensjahr, die von unten, von der Erde nach oben strebende *Menschenmusik* entgegen. Es entsteht ein Kampf. Man muß bedenken, daß die Sphärenmusik leiblich gebunden ist; die sich emanzipierende Musik dagegen wird seelisch-geistig vom Ich erlebt. In diesem Sinne nennt Rudolf Steiner die letztere «innerlich» und «geistig»: «Und diesem, was von außen kommt, dem wirkt wieder

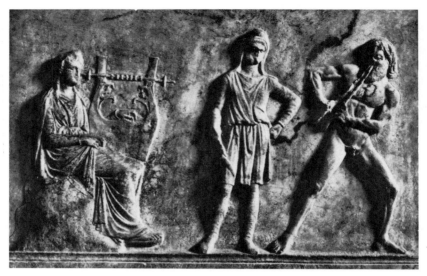

Abb. 20 Der Mensch zwischen Apollo und Marsyas, den Wesenheiten der äußeren und der inneren musikalischen Kräfte. Relief von der Musenbasis aus Mantineia, Letho-Apollo-Artemis-Gruppe des Praxiteles.

– um das 14. Jahr herum – das von innen aus sich allmählich entwickelnde geistige Element des Musikalisch-Sprachlichen entgegen. .... Das ist ein *Kampf von inneren musikalisch-sprachlichen Kräften mit äußeren musikalisch-sprachlichen Kräften.*» Daraus können die Organentwicklungen bei dem zur Frau und zum Mann heranwachsenden Kind verständlich werden: Beim Knaben dominieren die von unten heraufdringenden innerlichen Erde-musikalischen Kräfte; sie drängen die von oben im Einklang mit den Ätherkräften strömenden bis zum Kehlkopf zurück. Es wächst innerlich der *Kehlkopf* im Stauungsfeld beider Kräfte.

Beim Mädchen dominieren die vom Kopf herabstrahlenden Kräfte, die von der Erde dagegenstrahlenden Kräfte sind schwächer. Es wachsen die Brustdrüsen im Sinne metamorphosierter Gliedmaßen[42] nach außen, noch im kosmischen Bildeprinzip des plastischen Stromes des ersten Jahrsiebts. Die Frau steht den plastischen Kräften des ersten Jahrsiebents näher, was ihren Leib für das Kind empfänglich macht. Leib-verkörperndes Weltenwort steht neben Leib-vergeistigendem Erdenwort. Dieser musikalische Doppelstrom erschien den Griechen als die Musik Apollons und als die Musik des Marsyas. Apollos Musik ist in Einklang mit den plastischen Kräften des Weltenäthers. Marsyas' Musik ist mit den Erdenkräften vereint und löst den Leib auf, was in seiner zerschundenen Haut imaginiert wurde.

Der plastische Strom – vom Kopf in die Glieder ziehend; der musikalische Strom – von den Gliedern in den Kopf ziehend; – das Zusammenwirken dieser beiden Prozesse kann mit den Begriffen der Ätherarten differenzierter verstanden werden. Der Wärmeäther und der Lichtäther greifen von *außen* am Kopf an; der chemische Äther und der Lebensäther wirken von *innen* im Zusammenhang mit der Erdenwirkung: Die Wirkung des Wärme- und Lichtäthers strahlt von allen Seiten ein. (Zeichnung: Pfeile von oben). Die Wirkung des chemischen und Lebensäthers strahlt durch das Stoffwechsel-Gliedmaßensystem heraus, dem einstrahlenden Wärme- und Lichtäther entgegen (Pfeile von unten).

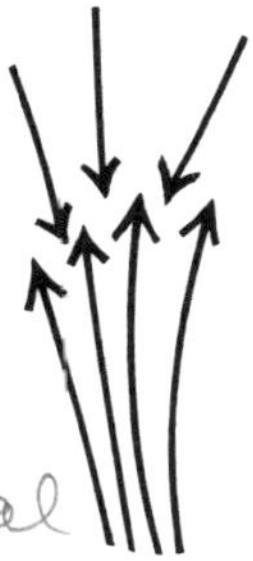

Abb. 21 Zeichnung von R. Steiner.

«Diese beiden Ätherarten begegnen sich im Menschen, und der Mensch ist so organisiert, daß seine Organisation in einem geordneten Auseinanderhalten von diesen beiden Ätherarten gipfelt; Lebensäther, chemischer Äther auf der einen Seite, von unten nach oben strömend, Wärmeäther, Lichtäther auf der anderen Seite, von oben nach unten strömend.» (Steiner[43]). Welcher organische Prozeß ist dieses «geordnete Auseinanderhalten»?

«Musikalisch» nannten wir den von unten nach oben gerichteten Strom, weil er sich zuletzt im Gesang offenbart. Der chemische Äther heißt auch «Klangäther» und bildet sich im Ätherleib durch die Eingliederung des Astralleibes während der dritten Evolutionsetappe, während des Mondenzustandes der Erde. Er ist also das eigentliche «Verbindungsgelenk» zwischen Ätherleib und Astralleib, durch ihn verwirklichen sich die musikalischen Impulse des Astralleibes im ätherischen Prozeß. Der «musikalische Strom» ist also der Astralleib mit dem Klangäther. Diese Strömung tritt besonders deutlich für den Geistesforscher in Erscheinung, wenn das Kind sprechen[43] lernt. Während der vierten gegenwärtigen Stufe der Erdenentwicklung hat sich unter der Einwirkung des Ich im Ätherleib der chemische Äther zum Lebensäther gesteigert. Dem entspricht die Steigerung des Singens zur Bildung der Sprache.[44] Die Wirkung des Lebensäthers in der Sprache wird uns noch ausführlich beschäftigen.

61

Günther Wachsmuth schildert die Ätherarten in seinem mit Rudolf Steiners Unterstützung entstandenen ersten Buch folgendermaßen:

«Die ersten beiden, der Wärmeäther und Lichtäther, haben die Tendenz der Ausdehnung, das Bestreben, von einem gegebenen Mittelpunkt aus zu strahlen, sie wirken zentrifugal; die anderen beiden, der chemische Äther und der Lebensäther, haben die Tendenz zur Zusammenziehung, das Bestreben, alles in einem gegebenen Mittelpunkt zu konzentrieren, sie wirken saugend, zentripetal.»[45] Das zentripetal strömende Blut setzt sich deshalb in die Ausatmung fort, bei der sich der Brustkorb zusammenzieht. Das zentrifugal strömende Blut ist deshalb die Fortsetzung der Einatmung, bei der sich der Brustkorb erweitert. Das «geordnete Auseinanderhalten» der beiden Äther-Polaritäten, von denen Steiner spricht (s. o.), ist der Atemrhythmus.

Die Organentwicklungen im Bereich des mittleren Menschen auf dem Wege zur Pubertät sind also von diesem Gesichtspunkt aus zu charakterisieren: beim Knaben dominieren Klang- und Lebensäther, beim Mädchen dagegen Licht- und Wärmeäther.

Schließlich wird so verständlich, daß der Weg, den das *Sehen* im Ätherleib durchmacht, in der «Meditativ erarbeiteten Menschenkunde» vom Kopf («Sehen») in die Atmung («Verstehen») und in die Glieder («Erinnern») verläuft; während das *Hören* den umgekehrten Weg durchmacht, eben auf den Bahnen des Klangäthers und des Astralleibes: «Hören» in den Gliedern; «Verstehen» in der Atmung; «Erinnern» im Kopf.

Die plastischen Bewegungen der Ätherarten

Schon zu Beginn zeigte uns die embryologisch betrachtete Ontogenese im Einklang mit den geisteswissenschaftlichen Ergebnissen der Phylogenese, daß die «Etappen» (Rudolf Steiner) der plastischen Übung bestimmten Schritten der Evolution entsprechen. In der *Geheimwissenschaft im Umriß* ist dargestellt, wie sich das Ätherische im Lauf der Gesamtevolution entwickelt. In dem Urzustand der Erde und der Menschheit, dem «alten Saturn», gab es nur Wärmeäther, der mit der damals entstehenden physischen Wärme noch eine Einheit bildete. Mit der Eingliederung eines eigenen Ätherleibes in die Menschenvorfahren auf der «alten Sonne», der nächsten Evolutionsetappe, machte das Ätherische die Fortentwicklung zum Licht-

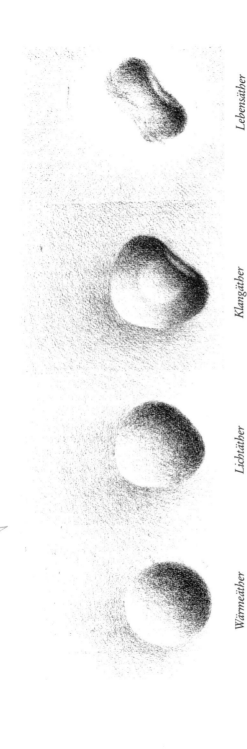

Wärmeäther	Lichtäther	Klangäther	Lebensäther
Physischer Leib	Ätherleib	Astralleib	Ich
Saturn	Sonne	Mond	Erde

Zeichnung: Daniel Moreau

Abb. 22

Einatmung → Ausdehnung
vom Mittelpunkt aus Strahlen
Winter Seelenhügel

Ausatmung → Zusammenziehung
alles in Mittelpunkt zentrieren
Sommer
Winter Seelentipfel → Ausdehnung

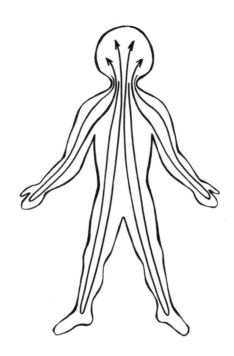

Abb. 23

äther durch. Die Erde und ihre Wesen begannen zu leuchten. Im dritten Schritt der Gesamtevolution wurde dem belebten physischen Leib der Astralleib eingegliedert. Dadurch entstand im Ätherischen der Chemische oder Klangäther. Im vierten Schritt erhielt der Mensch das Ich eingepflanzt. Gleichzeitig verdichtete sich der physische Stoff zum Mineralischen. Die Eingliederung des Ich in den Ätherleib bedeutet für diesen die Weiterentwicklung zum Lebensäther. Diese höchste der Ätherarten ist in der Lage, Mineralisches in einen Lebenszusammenhang einzugliedern und im Lebendigen mineralisch feste Formen zu gestalten.

Damit ergibt sich aber die Zuordnung der Ätherarten zu den plastischen Urbildern der Evolution (Abb. 22):

Dies sei hier zunächst in einer zum Teil hypothetischen Form hingestellt; es ist damit etwas vorweggenommen, was Gegenstand des II. Kapitels sein wird. Der Klangäther zeigt seine Natur als *Zahlenäther* in der besprochenen Gliedmaßenübung: Er gliedert die *Einheit* der Kugel in zählbare Vielheiten. Seine Natur als *chemischer* Äther wird sich uns als seine innere Stoffwechselseite zeigen, wenn die musikalische Physiologie innerer Organe behandelt wird.

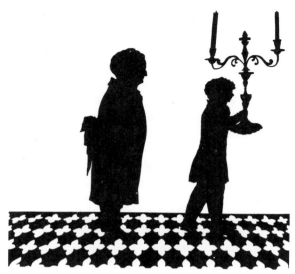

Abb. 24   Goethe zu Besuch in Stuttgart (1797)

Ein plastisches Urbild der Erziehungskunst

Abb. 6 zeigt, wie sich die plastischen Bewegungen des Ätherleibes im physischen Wachstum niederschlagen. Der plastische Strom, der vom Kopf in die Glieder geht, läßt den Kopf proportional immer kleiner werden. Im *Heilpädagogischen Kurs* macht Rudolf Steiner darauf aufmerksam, daß er die Frage, ob ein «großköpfiges Kind» vorliegt oder nicht, an der *Proportion* bestimmt wissen wollte und nicht an absoluten Zahlen.⁴⁶

Anhand der dargestellten plastischen Übung können wir uns vom Ätherleib des großköpfigen Kindes folgendes Bild machen:

Der plastische Strom, vom Kopf in die Glieder, geht in den Gliedmaßen nicht genügend über in die physische Gestaltbildung, das Kind wächst langsam. Die ätherischen Kräfte, anstatt sich in physisches Wachstum der Gliedmaßen zu verwandeln, verkörpern sich nicht, sondern «schlüpfen» wieder in den Kopf zurück (Abb. 23). Dort treten sie als lebendige Phantasie im Denken in Erscheinung. Diese Metamorphose der Bildekräfte wird in physiologischen Einzelheiten auf S. 99 ff. zur Sprache kommen. Als Beispiel einer solchen Konstitution kann Goethes Körperbau gelten, der sich durch einen großen Kopf im Verhältnis zu kurzen Beinen auszeichnete (Abb. 24).

Das kleinköpfige Kind bindet die Ätherkräfte überwiegend an das Wachstum der Glieder. Der Kopf «trocknet stark aus». Um die Fähigkeit, die bei solcher Konstitution veranlagt ist, zu begreifen, stellen wir uns die plastische Formenreihe noch einmal vor Augen (Abb. 4). Der obere Teil dieser Formen wird mit jedem Schritt verwandelt. Der untere Kugelpol dagegen bleibt seiner Form nach erhalten. Die Kugel schrumpft zwar, hält aber an ihrer Form fest. Die Kopfform ist die stehengebliebene *Erinnerung* an den kosmischen Urzustand des Keimes, an die Kugel der Eizelle. Wie wir sahen, ist in der Eizelle die Anlage des ganzen Menschen als sein Kopf enthalten. Durch die Befruchtung wird der übrige Leib «herausgezogen». Der Kopf hält also an seiner Urform fest und steht dem lebendigen *Wandel* des Rumpf- und Gliedermenschen polar gegenüber. Im Laufe des Wachstums reift gleichzeitig das Gehirn, das heißt aber: Es wird immer ausgeformter, starrer, immer physischer. Der Kopf, an seiner Form festhaltend, wird vom Leben der Glieder verlassen. So erscheint bildhaft die Fähigkeit, die im «kleinköpfig» gewachsenen Menschen besonders hervortritt: Das Festhalten an der einmal gebildeten Form, die *Gedächtniskraft*.

Im Hinblick auf die Grundpolarität physisch-ätherischer Kräfte können wir sagen:

– In der Phantasie erscheinen die peripherisch, noch aus dem Kosmos stammenden plastischen Kräfte. Sie tragen das Denken von Bild zu Bild.

– Im Gedächtnis erscheinen die vom Zentrum ausstrahlenden Kräfte des Physisch-Mineralischen im Denken als die Kraft des Festhaltens an dem einmal Geformten, d. h. Begriffenen.

Gibt man einem älteren Kind, bei dem im Zusammenhang mit seiner Großköpfigkeit die Phantasie überwuchert, Gedächtnisaufgaben, z. B. das Auswendiglernen von Gedichten: dann bringt man im Kopf die physisch-mineralischen Zentralkräfte zur Wirksamkeit, die also das Nervensystem etwas mehr in Richtung des Alterns zur Reife bringen. Die Ätherkräfte, die von der Peripherie der Glieder auf ihrem bisherigen Weg zurück in den Kopf streben, finden im Kopf während dieser Gedächtnis-Übungen keinen Einlaß. Das Kind muß diese Phantasieimpulse abwehren, wenn es die Gedächtniskraft übt. Dadurch werden diese plastischen Kräfte aber am «Zurückschlüpfen» in den Kopf gehindert und in das physische Wachstum der Glieder getrieben. Die Gedächtnisbildung hält die Wachstumskräfte in den Gliedern fest. «Muten wir nämlich dem Gedächtnis zu viel zu, dann machen wir den Menschen innerhalb gewisser Grenzen zum schmal aufschießenden Wesen. Und muten wir der Phantasie zu viel zu, dann halten wir den Menschen in seinem Wachstum zurück. Gedächtnis und Phantasie stehen mit den Lebensentfaltungskräften des Menschen in einem geheimnisvollen Zusammenhang. Und wir müssen uns die Augen dafür aneignen, diesen Zusammenhängen etwas Aufmerksamkeit zuzuwenden.»[47] Je mehr wir beim Plastizieren am Anfang sind, bei Kugel und Ausweitung, bei der ersten Einstülpung, um so mehr direkten Arbeitsenthusiasmus enwickeln wir. Je mehr wir ans Ende kommen, um so mehr entsteht ein Gefühl: die Form wird langsam fertig; wenn ich noch viel verändere, verderbe ich sie. Während wir am Anfang viel im Bewegungs- und Tastsinn der Hände engagiert sind, tritt gegen Ende immer mehr das distanzierte Auge in seine Rechte. Bringen wir die Form wirklich zum Abschluß, dann kann eine regelrechte *Antipathie* gegen das Geschaffene entstehen. Wir stellen die Sache von uns weg. Man kann sagen: je schöpferischer ein Künstler ist, um so stärker empfindet seine Schöpferkraft Antipathie gegen ihre eigenen vollendeten Werke. Imaginativ, also in der Erkenntnisart des Ätherleibes gesprochen, ist der Kosmos selbst der «Künstler», der die Bildebewegungen des Ätherleibes in die Hand nimmt. Und vor der Geburt arbeiten zahlreiche «Künstler»-Wesenheiten an der Bildung des menschlichen Leibes. Diese Arbeit kommt aber einmal zum Abschluß; und da entsteht ein objektives Antipathiegefühl, das sich in jedem Künstler spiegelt: «Der Mensch hat durch die Antipathie des Kosmos seine Hauptesbildung. Wenn dem Kosmos sozusagen gegenüber dem, was der Mensch in sich trägt, so stark ‹ekelt›, daß er es ausstößt, so entsteht dieses Abbild. .... Durch eine Antipathie des Kosmos schafft der Kosmos ein Abbild von sich außerhalb seiner. Das ist unser Haupt.»[48] Diese Antipathie, so können wir ergänzen, nimmt mit der Entwicklung des Kindes immer noch zu und erreicht dem Erwachsenen gegenüber erst ihr volles Ausmaß. Je größer noch der Kopf des Kindes ist, im Verhältnis zu seiner ganzen Gestalt, um so kosmisch-embryonaler, um so plastisch-unfertiger ist das Kind. Der Kosmos hat sozusagen noch Spuren von künstlerischer Sympathie mit ihm, insofern es noch nicht ganz fertig ist. Das lebt im Kind als Phantasie. Umgekehrt entwickelt der Kosmos als Künstler Antipathie gegenüber einem kleinköpfigen Kind, wodurch dieses die Gedächtniskraft entwickelt.

Eine organische Erziehungsmethode, die mit den Lebensvorgängen des kindlichen Wachstums im Einklang ist, kann also dort ansetzen. Der Erziehungskünstler kann im Einklang wirken mit den kosmischen Künstler-Wesen, die am Kind noch so lange wirken, als es wächst. Diese aber sehen wir tätig am Rumpf und an den Gliedmaßen durch Ausweitung und Einstülpung. Der *Kopf* bleibt seiner Form nach *unangetastet!* Das heißt für die Erziehung: Was im Kopf als seine spezifische Leistung der Abstraktion entsteht, entsteht *mittelbar* dadurch, daß die Atmung und die Gliedmaßen durch künstlerische Betätigung entsprechend beansprucht werden. Etwa beim Schreibenlernen. Wird der Buchstabe «F» aus dem Fisch entwickelt, den das Kind zuvor mit Hingabe malen durfte, dann erwacht genausoviel Intellekt an dem Buchstaben, wie das Kind mit seinem Bild-Empfinden verbinden kann. Es kann durch die vorherige künstlerische Betätigung den Abbauvorgang des Intellektes atmend abfangen. Es bleibt seelisch und körperlich gesund. Es *erinnert* sich an die *phantasievoll* gestalteten Bilder bei den Buchstaben.

Damit wird aber die plastische Übung, die uns den Ätherleib begreiflich machte, zur pädagogischen Grundübung: An den Gliedmaßen und am mittleren Menschen einzugreifen; auf den Kopf dagegen nur mittelbar zu wirken. – Woher stammt denn das Haupt des Kindes? Es ist das Ergebnis seines gesamten vorigen Erdenlebens und des daran sich anschließenden Lebens in der geistigen Welt. Es ist das unantastbare Wesen des Kindes selbst. Die Glieder dagegen sind noch nicht fertig, sie sind kleine Sprossen. Hier ist die *Zukunft* des Kindes. Wie er dem Haupt Ehrfurcht entgegenbringt, die auch vor der Vollkommenheit der Kugel beim Plastizieren entstehen kann, so entsteht durch die Empfindung der Kinderarme und -beine, wie sie im Malen, Springen, Tanzen mit Begeisterung nach Form streben, für den Lehrer der Enthusiasmus. In diesem Enthusiasmus leben seine eigenen moralischen Entwicklungsimpulse, die er als sein eigenes Zukünftiges wie Keime in das folgende nach-todliche Leben trägt in einer *musikalischen* Willens-Stimmung. Der Lehrer lernt nach und nach, nicht mehr auf das zu bauen, was aus seinem Haupt in die Glieder geht, sondern auf dasjenige, was er sich als musikalische Befeuerung der geistigen Beweglichkeit im Willen erarbeitet. Musik ist Gestaltung, Formung des Willens.

Das Hauptes-Wesen des Kindes, mit Ehrfurcht erfüllend durch seine hohe Vergangenheit, auf der einen Seite; der Zukunftsenthusiasmus des Lehrers, der die Gliedmaßen-Keime der Kinder hegt, auf der anderen Seite: so erscheint im Unterrichten und Erziehen das Bild eines neuen, umfassenden Menschen, der in der Wesenheit der Kinder sein Haupt, und der im Lehrer seine Gliedmaßen-Willensnatur hat. Zwischen den Kindern und ihrem Lehrer aber *atmet* der Kinder und Lehrer umfassende Menschheits-Mensch. Damit haben wir ein Bild der neuen Erziehungskunst vor uns. «Das wunderbarste plastische Kunstwerk, das uns entgegentritt, ist das Kind. Das, was wir als Erzieher haben sollen, ist die musikalische Stimmung, die als Zukunftsstimmung in uns sein kann. Das aber zu fühlen, zu fühlen so, wie es jetzt angedeutet worden ist, auf dem pädagogischen Felde, das gibt eine gewisse besondere Nuance dem Sich-Gegenüberstellen als Erzieher dem Kinde, denn das ist geeignet, die höchste Pflichtanforderung an sich selber als Erzieher zu stellen und das größtmögliche Maß von Verständnis selbst bei den größten Ungezogenheiten hervorzurufen, die uns von dem Zögling entgegengebracht werden können. In dieser Stimmung liegt wirklich eine Kraft der Erziehung. – Wenn die Welt einmal sehen wird, wie dieses musikalische Gestimmtsein des Erziehers, verbunden mit der Anschauung der Plastik des Zöglings, die pädagogische Stimmung zu geben hat, wenn das durchdringen wird, wenn es sein wird das, was man von der erzieherischen Liebe, von der pädagogischen Liebe verlangen wird, dann wird die Pädagogik von der richtigen Kraft durchtränkt sein, denn dann werden die Dinge so gesprochen, so gedacht, so gefühlt werden, daß Lernen wird das Zukünftige selber das Vergangene lieben im Unterrichte, den der Erzieher erteilt. Dann werden wir finden, daß ein wunderbarer karmischer Ausgleich stattfindet zwischen dem Erzieher und seinem Zögling. Ein wunderbarer karmischer Ausgleich.»[49]

Mit diesen Worten trat die neue Erziehungskunst aus den Bau-Impulsen der Anthroposophie am 2. Januar 1915 ans Licht. Die kleine Schrift *Die Erziehung des Kindes vom Gesichtspunkte der Geisteswissenschaft* war sieben Jahre zuvor erschienen. Die Verwirklichung dieser Erziehungskunst brauchte nach diesen Worten noch weitere fünf Jahre Zeit bis im Jahre 1919 die erste Freie Waldorfschule gegründet wurde.

Musikalische Gesetze des Wachstums

Der Tätigkeit des Astralleibes in den plastischen Bewegungen des Ätherleibes kann man sich musikalisch auf verschiedenen Wegen nähern. Was uns als Dur-Moll-Polarität in der Physiologie des Blutes und der Atemströmungen begegnete, hatten wir aus dem lebendigen Begriff der physiologischen Tätigkeit, den äußeren Bewegungsrichtungen und dem Vergleich mit der innerlichen Bewegungsdynamik der musikalischen Qualitäten erfaßt. Die anatomische Untersuchung der eurythmischen Darstellung von Dur und Moll wird diesen Zusammenhang noch vertiefen. Am wachsenden und embryonal sich bildenden Kind überwiegt aber noch ganz die *äußere* plastische Tätigkeit des Astralleibes. Sie ist noch nicht verinnerlicht, sondern schafft im Einklang mit dem Ätherleib in der Ausbildung der plastischen Proportionen. Sie lebt in sich wandelnden Maß-Verhältnissen. Der Zugang zu dieser Seite der astralischen Tätigkeit ist also *von außen* zu finden. Die räumlichen Maßverhältnisse führen, aufs Monochord übertragen, zu der musikalischen Qualität, die in ihnen wirkt. Da wir den *Wandel* der Proportionen im plastischen Formenwachstum betrachten, wird die *Zeit* als der Lebensfaktor des Musikalischen aus der Sache selbst zum Gegenstand der Untersuchung.

Aus dem kontinuierlichen Wachstumsvorgang des Kindes sind in Abb. 6 diejenigen Stadien herausgegriffen, in denen das Verhältnis von Kopf zu Rumpf ein ganzzahliges ist. Der Mensch durchläuft also während seiner Bildung Stadien von 2, 3, 4, 5, 6, 7 und schließlich 8 «Kopfhöhen». Der Kopf durchläuft dabei Stadien, in denen er ½, ⅓, ¼, ⅕, ⅙, ⅐, ⅛ der Gesamtlänge ausmacht, Rumpf und Glieder entsprechend ½, ⅔, ¾, ⅘, ⁶⁄₇, ⅞. Solche Zahlenverhältnisse kann man als *Intervalle* zum Klingen bringen. Das Intervall ist nicht nur als musikalisches Phänomen das Leben *zwischen* zwei Tönen, also das Verhältnis, das zwei Töne zueinander haben. Es ist auch mathematisch-physikalisch ein Quotient, ein Divisions-*Verhältnis zweier Zahlen*. Greifen wir die ganzzahligen Verhältnisse von Kopf und Rumpf heraus, dann haben wir damit Intervalle, die unserem Musik-Erleben zugänglich sind. Wir können damit innerlich hörend in den Vorgang eintauchen, der sich im Astralleib während des Wachstums abspielt. Rudolf Steiner spricht über die Art, wie der Astralleib im Ätherleib – also z. B. das Wachstum – wirkt, in diesem Sinne: «Der Astralleib zählt, aber zählt differenzierend, zählt den Ätherleib. Er gestaltet ihn zählend. – Zwischen dem Astralleib und Ätherleib liegt die Zahl, und die Zahl ist ein Lebendes, ein in uns Wirksames.»⁵⁰

Diese Eigenschaft der Zahl, «ein Lebendes, ein in uns Wirksames» zu sein, ist uns heute weitgehend abhanden gekommen. Dem musikalischen Erleben ist dieses Leben jedoch vertraut. Es unterscheidet – erlebnisgesättigt – mit mathematischer Exaktheit z. B. zwischen ⅔ und ¾, zwischen Quint und Quart. Weil dies die uns zugängliche Seite des Astralischen ist, erforschen wir es von dieser Seite her.

Wir nehmen dazu ein Monochord und machen das, was der Astralleib mit dem Ätherleib tut: wir «zählen differenzierend» die Verhältnisse von Kopf und Rumpf. Dazu teilen wir die Saite in den Verhältnissen, in denen sich Kopf und Rumpfhöhe zueinander befinden.⁵¹ Wenn wir nun einen Geigenbogen nehmen, können wir den Vorgang zum Klingen bringen. Streichen wir dazu zunächst die *kürzer* werdenden Saitenteile, denen also die Kopf-Anteile entsprechen. Ist die Saite des Monochords auf C gestimmt, dann ergeben sich folgende Töne:

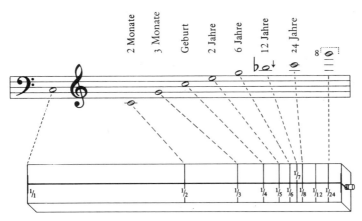

Abb. 25 Das Monochord. Bruchteile der Saitenlänge bzw. des Kopfes an der Gesamtlänge des Körpers während des Wachstums (vgl. Abb. 6).

Was da erklingt, ist die bekannte Naturtonreihe, in die sich alle Vorgänge übersetzen lassen, die sich in einem stetigen Teilungsverhältnis zueinander verändern.

Bis hierin waren wir tätig nicht als Musiker, sondern als Physiker. Wir haben gemessen und die Messungen vom Menschen auf eine klingende Saite übertragen. Dabei sind einzelne Töne entstanden, die den räumlichen Proportionen entsprechen. Wenn wir nun eindringen wollen in den *zeitlichen* Entwicklungsgang, dann müssen wir das Verhältnis der nacheinander erklingenden Töne erfassen. Dann hören wir auf die Intervallqualitäten *in der Zeit* zwischen den räumlichen Stadien. Wir hören damit *musikalisch*. So nötigt uns der Übergang von dem äußeren räumlichen Verhältnis zum zeitlichen *Entwicklungsvorgang* methodisch den Schritt auf vom physikalischen Messen und Töneerzeugen zum künstlerischen, musikalischen Erleben. Denn das Hören, das sich wirklich auf das Tonhöhenverhältnis *in der Zeit* richtet, ist notwendig ein musikalisches. Registriert man nur zwei verschieden hohe Töne, dann hat man nicht wahrgenommen, was sich im *Zeitgeschehen* zwischen den beiden Klangereignissen abgespielt hat, sondern man hat nur zwei Augenblicksereignisse wie zwei räumliche Wahrnehmungen verglichen.

Der Tonumfang unserer «Melodie» beträgt genau drei Oktaven. Hier wirkt schon das Wesen des Menschen in das allgemeine Gesetz der «stetigen Teilung» hinein, welche aus sich selbst heraus keine Begrenzung hat: es könnte «ebensogut» ein kleinerer oder größerer Ausschnitt der Naturtonreihe sein. Aber der Mensch wächst durchschnittlich so lange, bis sein Kopf ⅛ seiner Körperhöhe ausmacht, und dann endet sein Wachstum.

In der Musik sind die Oktaven einschneidende Ereignisse, wenn man sie im Zusammenhang der diatonischen Skala erlebt. Was geschieht im Menschenleben beim Erklingen der Oktaven (½, ¼ und ⅛ in Abb. 6 und 25.)? Die erste Oktave erklingt zwischen der Urkugel und dem ersten ganzzahligen Embryonalstadium (Abb. 6). Wie wir sahen, hängt diese Oktav, mit der die ganze Melodie beginnt, mit der *Zeugung* zusammen, durch die der Rumpf aus dem kosmisch-weiblichen Kopf heraustritt. Die zweite Oktav wird erreicht mit der Geburt des physischen Leibes. Die Embryonalbildung kommt hier zum Abschluß. Wir haben dieses «Abschließende» als eine Seite des Oktav-Erlebnisses, die auch bei der dritten Oktav in Betracht kommt. Sie wird erreicht mit dem Ende des Wachstums. Gewöhnlich verschaffen wir uns keine Empfindung dafür, was es bedeutet, wenn der Mensch im Wachstum stillsteht. Wenn ein rein physisch-ätherisches Wesen, etwa eine mehrjährige Pflanze, im Wachstum stillsteht, dann bedeutet dies, daß sie *abgestorben* ist. Durch die Geisteswissenschaft wissen wir, wie die *Geburt des Ich*, die um diese Zeit herum eintritt, mit dem Eingreifen von Todeskräften verbunden ist.

Wir sehen also zunächst im Überblick drei einschneidende Ereignisse des Menschenlebens mit diesen drei Oktaven verbunden; die *Zeugung* (1. Oktav), *die Geburt des physischen Leibes* (2. Oktav) und die *Geburt des Ich* (3. Oktav). Die Oktav läßt uns mit der für das musikalische Empfinden charakteristischen Genauigkeit in die Doppelnatur dieser Ereignisse eindringen: einerseits bedeuten sie alle drei ein *abschließendes*, sich erfüllendes Ereignis – die Zeugung am allermeisten. Endet mit ihr doch die gegenüber dem Erdenleben viel längere Zeit des vorgeburtlichen Menschenlebens in der geistigen Welt, andererseits wohnt der Oktav aber auch die Qualität des Durchbruchs in eine neue Sphäre, in einen anderen Daseinsplan, inne. Die Qualität des *Neubeginns* liegt ja in der Tatsache, daß jede Oktav gleichzeitig eine neue Prim ist.

Wir erfassen diese drei Oktaven, wenn wir die melodischen Zwischenschritte berücksichtigen, mit denen sie erreicht werden. Man kann die Monochordtöne jetzt auch auf einer Geige spielen, vom wissenschaftlichen auf ein künstlerisches Instrument überwechselnd.

Die *erste Oktave* (zwischen Fig. 1 und Fig. 2 von Abb. 6 wirksam zu denken) ist das erste Intervall überhaupt. Sie erklingt ohne Zwischenschritte, rein, als die vollkommenste Konsonanz, die zwei verschiedene Töne bilden können. Die anderen Oktaven erklingen nicht mehr *unmit-*

telbar als Oktaven, sondern werden durch Zwischenschritte erreicht (s. Abb. 25). Was sich in einem solchen Oktav-Schritt offenbart, läßt erleben, daß sich der Mensch, dessen Leib sich unter dieser Seelenqualität bildet, mit seinem Ursprung in einem Verhältnis vollkommener Harmonie befindet. Dieser Ursprung selbst ist durch eine Kugel repräsentiert.

In der Oktav der Zeugung erleben wir, wie der Mensch aus der geistigen in die irdische Daseinsform übertritt. Der künftige «außerkopfliche» Erdenleib ist noch weit von irdischen Funktionen entfernt, das Haupt ist noch nicht verdichtet, ist noch ebenso voller Leben wie die Rumpf-Gliederorganisation. Im weiteren Wachstum wird aus diesem relativen Gleichgewicht eine zunehmende Spannung entstehen bis zu der Polarität im erwachsenen Menschen.

Die *zweite Oktav*, die mit der Geburt erreicht wird, ist in folgendem Zusammenhang zu hören:

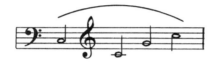

Beispiel 4

Wir erreichen diese Oktav also mit einem *Quart*-Schritt. Die Intervalle werden enger: aus dem «hohen Raum» der ersten Oktav gelangen wir über die schon innerliche Quint in die «stabile» Empfindung der Quart. Wollen wir weiter in die Quart eindringen, dann stellen wir sie in ihren diatonischen Zusmmenhang:

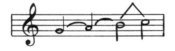

Beispiel 5

Mit der ersten großen Sekund hebt eine fließende Bewegung an, die durch die nächste große Sekund in eine innere Weite strömt. Jetzt erklingt die Quart mit einem Halbton, der uns gänzlich aus dem Strömenden, Unbestimmten in ein verdichtetes, festes, abschließendes Element versetzt. Es liegt geradezu ein Anstoßen und Nichtweiterkönnen in der Empfindung der Quart. So erleben wir musikalisch in der Quart, mit welcher diese «Geburts-Oktav» erreicht wird, wie der Embryo sich allmählich aus dem fließenden Wäßrigen konsolidiert und mit der bewußtseinsweckenden Gewalt des Widerstands «aufs feste Land gesetzt» wird durch den Geburtsvorgang. Mit ihm ist gleichzeitig die Leibbildung, soweit sie im Wäßrigen vor sich zu gehen hat, abgeschlossen; aber doch liegt ein inneres Drängen vor, in anderer Weise fortzufahren, wenn wir das «Abschließende» der Quart mit demjenigen der Oktav vergleichen. In der Quart kommen wir nicht in derselben Weise wie in der Oktav innerlich zur Ruhe.

Auf das Spezifische eines Intervalls führt uns also das in ihm als Zwischenschritt enthaltene Intervall. Die Geburts-Oktav wird uns durch die Quart, diese wiederum durch den in ihr liegenden Halbtonschritt in ihrer Bedeutung verdichtet. Erfassen wir in der Quart *ohne* Zwischenschritt das Bewußtsein-Weckende der Geburt, so im Halbton, der zur Quart führt, die dem Ganzen zugrundeliegenden Verdichtungskräfte.

Wir sind damit im geisteswissenschaftlich erfaßten Wesen dieses Intervalls, wie es Menschen früherer Zeit noch instinktiv erlebten: «Die Quart war noch viel später so, daß der Mensch glaubte, wenn er das Quarterlebnis hatte, er lebe und webe in etwas Ätherischem. Er fühlte gewissermaßen, wenn ich so sagen darf, beim Quarterlebnis den heiligen Wind, der ihn selbst in die physische Welt hineinversetzt hat.»[52] Der erste Atemzug des Menschen ist ein Bild, das mit dem so erfaßten Wesen der Quart im Einklang ist.

Um den Gehalt der *dritten Oktav* zu begreifen, die mit der Geburt des Ich zusammenfällt, können wir nicht mehr von dem bisher eingenommenen Gesichtspunkt ausgehen. Diese Oktav wird im II. Kapitel behandelt.

Fassen wir an dieser Stelle etwas Grundsätzliches zu der Bedeutung der Intervalle in der Wachstumsreihe ins Auge. Nicht «das Neugeborene» entspricht dem Quart-Schritt. Vielmehr liegt die Quart im *Verhältnis* der beiden Stadien von Fig. 3 zu 4 in Abb. 6, also in der *zeitlichen* Entwicklung der Kopfproportion $1/3 : 1/4 = 4/3$. Wir haben es mit der gestaltenden Wirksamkeit der Quart in der Zeit zwischen dem 3. Monat und der Geburt zu tun, und das Ergebnis dieser Wirksamkeit ist dann die räumliche Proportion des Neugeborenen ($3/4$ Rumpf, $1/4$ Kopf) sowie der Geburtsvorgang. Wir erfassen also mit der Quart vor allem den in Abb. 6 nicht zu sehenden Übergang von Fig. 3 in Fig. 4 und den Geburtsvorgang. Mit anderen Worten: Die Figuren in Abb. 6 entsprechen den *Tönen* von Abb. 25. Mit den *Intervallen* von Abb. 25 erfassen wir die Kräfte im musikalischen Bild, die in den nicht sichtbaren (zeitlichen) Prozessen zwischen den «Momentaufnahmen» gestaltend wirksam sind.

Dies ist ein Beispiel für die Erkenntniskraft der Kunst im Sinne Goethes und R. Steiners. Der Übergang vom räumlichen Messen zur Beobachtung des zeitlichen Entwicklungsgeschehens nötigt uns methodisch zum musikalischen Hören. In den Intervallqualitäten, die damit erfaßt werden, haben wir zwar einfache, aber konkrete Beispiele dessen, was wir einleitend «das

Schöne» nannten. In ihnen erscheinen diejenigen ideellen Kräfte, die im leiblichen Entwicklungsgeschehen Proportionen bildend wirken. Es sind musikalische Bilder des Astralleibes, dessen Wirksamkeit in den gegenseitigen Verhältnissen der Organbildungen einleitend dargestellt wurden.

An dieser Stelle soll auf das Verhältnis der hier geübten Methode, insofern sie von Proportionen und Zahlen ausgeht, zu den Arbeiten von *Hans Kayser* und seiner Schule kurz hingewiesen werden. Kayser geht den Schritt von der gemessenen Proportion zum musikalischen Intervall. Er bleibt aber dabei stehen. Er unterläßt es, einen lebendigen Begriff des untersuchten organischen Zusammenhangs zu bilden; er verbietet es sich, das gefundene Intervall *musikalisch* auf den räumlich untersuchten Vorgang zu beziehen. Das bloße Feststellen einer ganzzahligen Proportion und ihres Intervalls schafft die *Voraussetzungen* zu einer vertieften Erkenntnis, aber noch nicht diese selbst. Die Forschungen von Kayser sind deshalb eine Fülle von empirischem Material, das für die plastisch-musikalische Arbeit aufzuarbeiten wäre.

Nur andeutungsweise kann hier auf die übrigen Stadien eingegangen werden. Die *Quint*-Wirksamkeit führt zum Stadium von Fig. 3 (zeitliche Kopfhöhenproportion ½ : ⅓ = ³⁄₂). Qualitativ nimmt die Quint eine Mittelstellung ein, eine Art Hypomochlion, im Kräftegleichgewicht zwischen den zur Prim ziehenden Kräften, die bis zur Quart wirken, und den zur Oktav drängenden Kräften; von diesen letzteren ist die Quint zwar berührt, aber noch nicht ergriffen. Sie klingt wie von der Prim her «nicht mehr» und von der Oktav her «noch nicht» innerlich erfüllt. Die Quint kann ein Bild für den Zustand nach Abschluß aller Organanlagen am Ende des dritten Monats der Embryonalentwicklung sein. Einerseits hat sich der Mensch so weit aus der geistigen Welt heraus verdichtet, wie es seine relativ abgeschlossene leibliche Entwicklung zeigt, andererseits ist das innerlich-irdische Seelenleben noch weit entfernt, das sich mit der Oktav der Geburt erschließt.

In den ersten Lebensjahren wirkt dann vor allem die Dur-Terz (Fig. 4–5; c'–e'). Dann etwa bis zum 7. Lebensjahr die erste, weitere Moll-Terz und bis zum 12. Lebensjahr die zweite, engere Moll-Terz. Wir erleben in diesem Zusammenziehen der Terz ins Moll die gestaltende Tätigkeit des Astralischen so, daß dieses allmählich auf seine *eigene* Gestaltwerdung, auf seine Leibwerdung sich zurückzieht. In der Terz und besonders in der Moll-Terz haben wir den innerlichsten, zusammengezogensten Bereich des Musikalischen. Diese Kräfte führen zur Leibbildung des Astralischen in der Pubertät, wie sie von der Geisteswissenschaft beschrieben wird (Geburt des

Astralleibes). Auch hier zeigt sich daher der Halbtonschritt verborgen, der uns bei der Geburt des physischen Leibes in der Quart als eigentlicher «Verdichter» begegnete:

Beispiel 6

                    moll   dur

Wenn der Halbtonschritt, welcher in Dur zur Quart führt, in den Terzbereich vorverlegt wird, dann bildet sich Moll (Beispiel 6). Man empfindet in der Dur-Terz die Seele frei schwingend. Im Moll dagegen empfindet man sie anstoßend an den Leib, in dem sie sich als Eigenwesen zum Bewußtsein bringt. Das Tier bleibt immer in dieser Moll-Verfassung. Seine Empfindungen sind unmittelbar am Leib entstehend und durch leibliche Befriedigung wieder vergehend. Erst der sich selbst im Ich bewußte Mensch hat an diesem Astralleib Seelenempfindungen, die von ihrer leiblichen Entstehung unabhängig werden, insofern sie auch später aus der Erinnerung wieder erzeugt werden können, also ohne äußeren Reiz. Durch die Ich-Tätigkeit im Astralleib entsteht die Seele des Menschen. In ihr können Empfindungen frei schwingen wie in der Dur-Terz. Derjenige Teil der Seele, durch den sie mit dem Astralleib verbunden ist, wird in der Anthroposophie «Empfindungsseele» genannt. In Dur- und Moll-Terz können wir nun beobachten, wie sich im Moll überwiegend der Seelen*leib* (Astralleib) geltend macht, im Dur dagegen «siegt» die (Empfindungs-)*Seele* über den Seelenleib.[53] So verstehen wir das Auftauchen der Moll-Terzen in dem Entwicklungszeitraum, in dem der Geistesforscher die Ausbildung und «Geburt» des Astralleibes beobachtet. Warum aber die Dur-Terz dieser Phase *voran*geht, wird erst aus später zu erörternden Tatsachen verständlich werden.

Die Töne, die wir unserer Betrachtung bisher zugrunde gelegt haben (Abb. 25), erklangen durch Anstreichen der kürzer werdenden Saite, also des Saitenteils, welcher dem *Kopf* entspricht. Welche Töne erhalten wir, wenn wir den anderen, länger werdenden Teil anstreichen? Während die «Kopfsaite» die Naturtonreihe als *melodische Reihe* erklingen läßt, liefert die länger werdende, die dem Rumpf-Glieder-System in seinem Wachstum entspricht, dieselbe Naturtonreihe, aber als *harmonische Reihe*.[54] Dieselben Intervalle erscheinen also jetzt als *Klang*, nicht mehr als Intervallschritt. Diese Klangreihe erscheint durch das Liegenlassen des ersten Tones, der, musikalisch gesprochen, dann als Orgelpunkt wirkt (s. Beispiel 7). Die eigentümliche Wirkung dieser in Beispiel 7 notierten Musik, die also gleichzeitig die Entwicklung von Kopf und Rumpf in ihren Proportionen erklingen läßt, kann wohl nur dadurch erfahren werden, daß man sie mit Instrumenten erklingen läßt.[55]

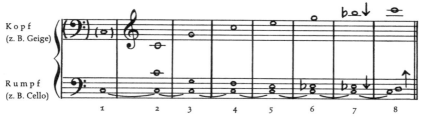

Beispiel 7

Das Geschehen wird, allgemein beschrieben, davon bestimmt, daß sich aus harmonischen Oktav- und Quintklängen eine immer stärker werdende Spannung und Verdichtung entwickelt. Andererseits wird der Raum zwischen beiden Abläufen immer weitgespannter. Das Ganze endet in einem unbestimmten, aber drängenden, fragenden Klang. Beachtenswert ist auch, daß Rumpf und Kopf die *Zeugungs-Oktav* gemeinsam haben: Der Klang 2 enthält im Oktavton noch einen Prim-Einklang von Rumpf und Kopf.

Der plastisch-musikalische Weg bei Platon

Plastiziert man die Übung, die Rudolf Steiner im Jahr 1924 für den ätherischen Ursprung der äußeren Menschengestalt angab, dann wird der Kopf ein Rest der Ursprungskugel. Die Kugel wird immer kleiner, «die Kalotte (des Schädels) verkümmert» (Rudolf Steiner). In den Abschnitten dieses Kapitels haben wir die musikalischen Bewegungen gesucht, die der äußeren Bildnatur des Menschen zugrunde liegen. Zuletzt war gerade dieses Kleinerwerden der Kugel in seiner musikalischen Gesetzlichkeit erschienen. Zum Abschluß dieses Kapitels kommen wir wieder zu der plastischen Übung, von der wir ausgegangen waren, zurück. Wir sahen, daß Rudolf Steiner mit dieser Übung an den von ihm selbst vierzig Jahre zuvor edierten Aufsatz des Goetheanisten und Arztes C. G. Carus bis in die Wortwahl anknüpfte. – Der erste abendländische Denker, der über die Form der Kugel so dachte, daß wir die Sprache wiedererkennen, die bei Carus und in der Übungsangabe Rudolf Steiners weiterklingt, war *Platon* im Dialog des Timaios. Für die anthroposophische Heilkunst ist es bedeutsam, wie bei Platon die Kugel als das Urbild der *Gesundheit* erscheint.

Er spricht von dem Weltschöpfer, der alle später getrennten Weltelemente zu einer lebendigen Einheit schmolz. «Aus diesem Grunde und durch solche Schlüsse bestimmt, gestaltete er es (das Weltganze) aus lauter Ganzen als ein vollkommenes, *nie alterndes noch erkrankendes Ganzes* und verlieh ihm die ihm angemessene und verwandte Gestalt. Dem Lebenden aber, das bestimmt war, alles Lebende in sich zu umfassen, dürfte wohl die Gestalt angemessen sein, welche alle irgend vorhandenen Gestalten in sich schließt; darum verlieh er ihm die kugelige, vom Mittelpunkte aus nach allen Endpunkten gleichweit abstehende kreisförmige Gestalt, die vollkommenste und sich selbst ähnlichste aller Gestalten, indem er das Gleichartige für unendlich schöner ansah als das Ungleichartige. Die Außenseite gestaltete er aber aus vielen Gründen ringsum vollkommen glatt. Bedurfte es doch nicht der Augen, denn außerhalb war nichts Sichtbares, nicht der Ohren, denn auch nichts Hörbares war geblieben. ... ebensowenig war es eines Werkzeuges bedürftig, die Nahrung in sich aufzunehmen und, nachdem es dieselbe zuvor verarbeitete, sie wieder fortzuschaffen. Denn nirgendwärts her fand ein Zugang oder Abgang statt. War doch nichts vorhanden, sondern ein Sichselbstverzehren gewährt der Welt ihre Nahrung. ... Auch Hände, deren sie weder um etwas zu fassen, noch zur Abwehr bedurfte, ihr ... anzufügen, hielt er für unnötig, desgleichen auch Füße ... Unter den sieben Bewegungen teilte er ihr die ihrer Gestalt angemessene, dem Nachdenken und dem Verstande am meisten eigentümliche zu.»[56] Es läßt sich leicht erkennen, daß Platon hier über den kosmischen Ursprung der Kugel so spricht, wie wir sie in ihrer Hauptes-Natur erfaßt haben. Er vollzieht in diesem Gedankengang das Zurückschieben der Embryonal-Entwicklung (Abb. 6), bis sie in der vor-konzeptionellen Sphäre der ideellen Kugelform endet. Im daran anschließenden Abschnitt des Timaios folgt dann aber auch die *musikalische* Analyse der Weltseele durch *Teilung* des Ganzen. So folgt bei Platon der plastischen Darstellung des Weltenleibes die musikalische der Weltenseele.

2

Die musikalische Physiologie innerer Organe

Die künstlerische Übung im Erkenntnisleben von Goethe und Haeckel

Drei Jahre vor der plastischen Übung, die im ersten Kapitel zugrunde gelegt wurde, hielt Rudolf Steiner eine Vortragsreihe mit dem Titel: *Anthroposophie, ihre Erkenntniswurzeln und Lebensfrüchte* (acht öffentliche Vorträge vom 29. August bis 6. September 1921). In der Mitte des Kurses, im 5. Vortrag, steht eine andere plastische Übung, die auch hier im Zusammenhang mit der Weiterbildung des Denkens für die Lebenserscheinungen der Organismen dargestellt wird. Vorbereitend geht Rudolf Steiner im vierten Vortrag auf die «verhaltene Künstlerschaft» ein, die in Goethes und in Haeckels Anschauungen wirksam war. Schon im ersten Band seiner Ausgabe der naturwissenschaftlichen Schriften Goethes hatte er dargestellt, daß für Goethe, auf seinem Weg zum Metamorphose-Gedanken, die vielen von ihm ausgeführten *Zeichnungen der Pflanzen* von methodisch genau begründeter Bedeutung waren. Die Idee der Metamorphose lebt in der wechselnden räumlichen Ausdehnung der Pflanzenorgane in ihrer Entwicklung. «Da der Inhalt des Gedankens die durch die bildenden Kräfte bedingte größere oder geringere räumliche Entfaltung ist, also in dem liegt, was sich an der Pflanze dem Auge unmittelbar darbietet, *so wird er wohl dann am leichtesten entstehen, wenn man den Gesetzen der natürlichen Bildung gemäß die Pflanze zu zeichnen unternimmt.* Nun fand Goethe in Rom einen Nelkenstock, welcher ihm die Metamorphose besonders klar zeigte. Darüber schreibt er nun: ‹Zur Aufbewahrung dieser Wundergestalt kein Mittel vor mir sehend, unternahm ich es, sie genau zu zeichnen, wobei ich zu immer mehrerer Einsicht in den Grundbegriff der Metamorphose gelangte.› Solche Zeichnungen sind vielleicht noch öfters gemacht worden, und dies konnte dann zu dem in Rede stehenden Begriff führen.»[57] Heute sind die Zeichnungen Goethes im *Corpus der Goethezeichnungen* zugänglich, und man findet dort eine Fülle von Zeichnungen, die seine Metamorphose-Beobachtungen an einzelnen Pflanzen wiedergeben (vgl. S. 43).

Man kann in seiner *Italienischen Reise* miterleben, wie sich in Goethe das

Anschauen architektonischer und plastischer Kunst ständig zu einem Auffassungsorgan für die Lebensgesetze der Natur umbildete und umgekehrt: wie er in den Kunstwerken die Entschleierung der in der Natur schaffenden Kräfte empfand.

Auch Haeckel hätte der Naturwissenschaft das nicht geben können, was er ihr gab, wenn er nicht aus einer ursprünglichen Künstlerschaft, aus seiner malerischen und zeichnerischen Begabung heraus die Organismen erforscht hätte.[58] Er malte und zeichnete Tausende von Tieren, in allen Entwicklungsstadien mit einer doppelten Begeisterung für die Schönheit ihrer Farben und Formen und für die zusammenfassende Idee, aus der heraus er sie anschaute. Goethe und Haeckel machten durch ihre künstlerische Betätigung an den Objekten ihrer Forschung eine Schulung ihrer Anschauungskraft durch. Dadurch wurden dem anschauenden Denken beider Forscher auf eine mehr oder weniger instinktive Art Imaginationen zugänglich. Wie Meffert gezeigt hat, war auch für C. G. Carus die Landschaftsmalerei eine Art künstlerische Forschung.[59]

Die plastisch-musikalisch-sprachliche Methode will bewußt in die Hand nehmen und auf alle menschlichen Wesensglieder ausdehnen, was schon Goethe und Haeckel zu ihren Fortschritten in der Organik verhalf.

Die Art, wie das wache wissenschaftliche Denken diese «zusammenfassenden großartigen Ideen» (Rudolf Steiner über Haeckel) dann *verarbeitete* und darstellte, war bei beiden Denkern ganz verschieden. Es entsprach jeweils dem Grade, mit dem sie in der Lage waren, ihre Erkenntnisbildung bei sich selbst bewußt zu beobachten. Dies war bei Goethe anlagemäßig in viel höherem Grade der Fall als bei Haeckel. Man denke daran, wie Goethe auf die Hilfe Schillers eingehen konnte. In Haeckel lebte gespalten: seine Künstler-Natur, deren malende und zeichnende Hingabe an die Formen der Organismen in ihm die durchgreifenden Ideen zur Evolution erzeugte; und der dogmatische, zum Fanatismus neigende Evolutionstheoretiker, der seine Ideen in den Denkgewohnheiten des Materialismus ausformte und darstellte. «Haeckel arbeitete mit lebendigen Anschauungen, aber mit toten Begriffen.»[60] Dadurch, daß Rudolf Steiner Goethes Methode in ihrem Verhältnis zu Haeckels Arbeiten erkenntnistheoretisch dargestellt hat, können wir heute Haeckels Leistungen von seiner eigenen Art, sie zu vertreten, trennen.

Die zweite plastische Übung, die in dem eingangs erwähnten Vortrag angegeben wird, benutzt Rudolf Steiner, um die umfassende Bedeutung von Haeckels Idee der *Gasträa* begreiflich zu machen. Diese Idee soll deshalb zunächst dargestellt werden.

Die Gastrulation und Haeckels Idee der Gasträa

Die erste Innenraum-Bildung der einfachen, wirbellosen Tiere ist die Gastrulation. Sie zeigt die Einstülpung im urbildhaften Sinne als Bildebewegung des Astralleibes, wie oben dargestellt. In verschiedenen Metamorphosen läßt sich die Gastrulation auch bei den Wirbeltieren bis hin zum Menschen nachweisen.[61] Ernst Haeckel entwickelte an diesem Phänomen die Idee eines Urtieres, das er «Gasträa» nannte. Von der Gasträa sollten durch Vererbung und Anpassung alle übrigen Tiere abstammen.[62] Aus seiner *Anthropogenie* stammt die Keimesentwicklung einer Koralle, Abb. 26. Sie führt zunächst zur Keimblase, die mit Flüssigkeit gefüllt ist. Den Vorgang der Einstülpung beschreibt Haeckel so, daß die plastische Anschauungskraft seines Denkens deutlich aus seinen Worten hervorgeht: «Jetzt tritt ein sehr wichtiger und merkwürdiger Vorgang ein, nämlich die Einstülpung der Keimblase. Aus der Kugel mit einschichtiger Zellenwand wird ein Becher mit zweischichtiger Zellenwand. An einer bestimmten Stelle der Kugeloberfläche bildet sich eine Abplattung, die sich zu einer Grube vertieft. Diese Grube wird tiefer und tiefer; sie wächst auf Kosten der inneren Keimhöhle oder Furchungshöhle. Die letztere nimmt immer mehr ab, je mehr sich die erstere ausdehnt. Endlich verschwindet die innere Keimhöhle ganz, indem sich der innere, eingestülpte Theil der Keimhaut (oder die Wand der Grube) an den äußeren, nicht eingestülpten Theil derselben innig anlegt. Zugleich nehmen die Zellen der beiden Theile verschiedene Gestalt und Größe an; die inneren Zellen werden mehr rundlich, die äußeren mehr länglich. So bekommt der Keim die Gestalt eines becherförmigen oder krugförmigen Körpers, dessen Wand aus zwei verschiedenen Zellenschichten besteht und dessen innere Höhlung sich an einem Ende (an der ursprünglichen Einstülpungsstelle) nach außen öffnet. Diese höchst wichtige und interessante Keimform nennen wir Becherkeim oder Becherlarve, ‹Gastrula›.»[63]

Ausgehend von dem «biogenetischen Grundgesetz», wonach jeder Organismus in seiner Keimesentwicklung den Gang der Gesamtevolution seiner Vorfahren wiederholt, bildet Haeckel an der Gastrula folgenden Gedanken: «Der Mensch und alle anderen Thiere, welche in ihrer ersten individuellen Entwickelungs-Periode eine zweiblättrige Bildungsstufe oder eine Gastrula-Form durchlaufen, müssen von einer uralten einfachen Stammform abstammen, deren ganzer Körper zeitlebens (wie bei den niedersten Pflanzenthieren noch heute) nur aus zwei verschiedenen Zellenschichten oder Keimblät-

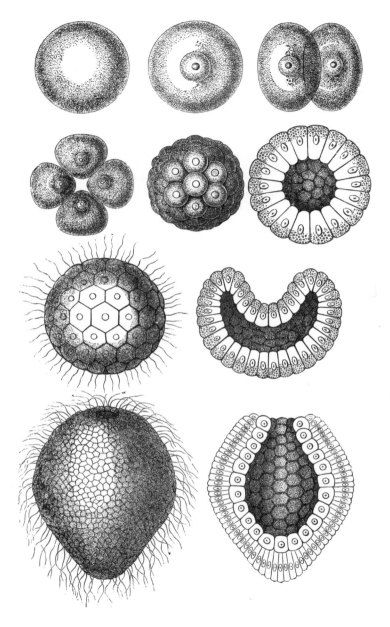

Abb. 26   Gastrulation einer Koralle, aus: E. Haeckel, Anthropogenie, Bd. I, [4]1891, S. 158.

tern bestanden hat. Wir wollen diese bedeutungsvolle uralte Stammform Gasträa (d. h. Urdarmthier) nennen.»⁶⁴

Der Gedanke der Gasträa ist von Haeckel hypothetisch konstruiert. Er wollte damit eine monophyletische Abstammung aller Tiere begründen. In dieser Form ist der Gedanke von der Naturwissenschaft (zu Recht) so gut wie vergessen. Goetheanistisch durchschaut ist die Gasträa dagegen *das plastische Bild des ideellen Typus der Tierwesenheit,* der physisch die histologische Differenzierung von Entoderm und Ektoderm *bewirkt.* Die Gasträa kann als *Urtier* im Sinne Goethes der Urpflanze an die Seite gestellt werden. Beiden ist gemeinsam der Gestaltungsrhythmus von Ausdehnung und Zusammenziehung bzw. Ausweitung und Einstülpung.⁶⁵

Die Umstülpungsübung

Mit der «Gasträa» tauchte in Haeckel eine Idee auf, die Rudolf Steiner in ihrer Erkenntniskraft für die Organismenwelt rettete. Haeckel hatte sie unbrauchbar gemacht, indem er sie physisch vorstellte und an den Anfang einer Vererbungsmechanik setzte, aus der sich das Tierreich entwickeln sollte. Rudolf Steiner erfaßte die Gasträa als das, was sie ist: als *Idee;* und er gliedert sie in ihren Zusammenhang innerhalb der Ideenwelt ein. Eine der Schriften, in denen er die Gasträa-Idee ins rechte Licht rückte, widmete er dann Ernst Haeckel, seine *Welt- und Lebensanschauungen des 19. Jahrhunderts* (später [1914] als *Die Rätsel der Philosophie* erweitert). Zwischen Haeckel und Rudolf Steiner vollzog sich damit etwas ähnliches wie zwischen Goethe und Schiller, als Schiller Goethe zum Bewußtsein brachte, daß die Urpflanze keine Sinnes-Erfahrung, sondern eine Idee sei; mit dem Unterschied, daß Haeckel mit Rudolf Steiners Aufklärungen nichts anfangen konnte.

«Wenn Sie Haeckels Schriften aufschlagen und wenn Sie die Zeichnungen betrachten – andere haben sie ja auch gemacht, aber Haeckel hat sie eben, ich möchte sagen, zum Grundkern seines ganzen Denkens gemacht –, die Haeckel über die ersten Stadien des Embryonallebens gemacht hat, über diejenigen Stadien, durch die er zeigen wollte, wie die Ontogenie eines Wesens ein verkürztes Werden gegenüber der Phylogenie ist, dann werden Sie Zeichnungen finden, die, wenn Sie kennen würden dasjenige, was als instinktive Imaginationen alte Weise aufgezeichnet haben, an diese Imagina-

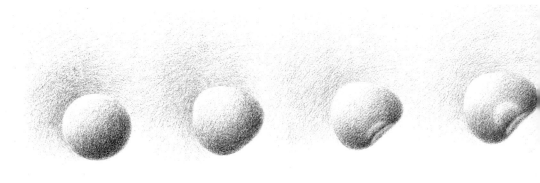

Abb. 27 Die Umstülpungs-Übung (R. Steiner, 2. 9. 1921) Zeichnung: Daniel Moreau

tionen erinnern. Haeckel hat den Anfangsvorgang der Embryonalentwickelung studiert, den man die Gastrulation nennt, das Herausbilden des Keimbechers, wo tatsächlich die Zellenanordnung so geschieht, wie wenn man eben eine Kugel einstülpte; und er hat in der Phantasie konstruiert die Gasträa, ein hypothetisches Wesen, welches einmal eine solche Gestaltung gehabt hat in der Stammesentwickelung, die sich in diesem Frühstadium der Embryonalentwickelung, im Gastrulastadium wiederholt» (Steiner [67]).

Zum Verständnis bringt Rudolf Steiner diese Bildvorstellung, indem er sie in eine *Reihe plastischer Formen* stellt, die in bestimmten nicht näher genannten esoterischen Schulen geübt wurden. Durch solche Übung sollte das imaginative Schauen angeregt werden für einen Vorgang, der auf den ersten Blick mit der Fragestellung Haeckels nichts zu tun zu haben scheint. Man lernte durch diese Übung nämlich erfassen, wie aus der menschlichen Leibesorganisation *Erkenntniskräfte* hervorgehen. Dieser zunächst rätselhaft erscheinende Zusammenhang zwischen Keimesentwicklung und Gedankenbildung soll uns später beschäftigen. Zunächst die Übung selbst:

«Man denke, man habe eine elastische Kugel und man bohrte oben an einer Stelle hinein, so daß man die Kugel so in sich stülpt, daß dann dasjenige, was zuerst nach oben geragt hat, nun nach unten hin gepreßt ist, so daß man also eine Art Schüsselchen oder Teller aus der Kugel bekommt, und man denke jetzt daran, daß man nun nicht nur bis zum unteren Boden der Kugel umstülpt, sondern noch über diesen hinaus, gleichsam ihn durchdringend, daß aber auf der anderen Seite die Kugelsubstanz in einer anderen

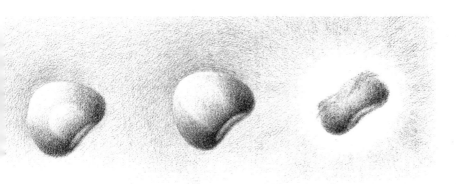

Konsistenz herauskommt, so daß sich die Kugel nun, nachdem man sie durchstoßen hat, von außen wie mit einem Lichte umsäumt, das aber aus dem umgestülpten Teil selber entstanden ist. Das ist eine Figur, die man nicht so einfach hinmalen kann, welche aber auf eine einfache Weise das wiedergibt, was symbolisch angedeutet werden sollte mit dem, was in solchen Geheimgesellschaften für den Erkenntnisvorgang hingemalt worden ist, um die Anschauung dieses Erkenntnisvorganges anzuregen bei denjenigen, die durch diese Anschauung lernen sollten» (Steiner[68]). Während bei der «Gliedmaßenübung», wie wir die plastische Übung von 1924 von nun an nennen wollen, das Zentrum der Kugel unangetastet bleibt, wendet sich hier der Vorgang auf die *Durchdringung des Zentrums*. (Vgl. Abb. 27.)

Auch diese Einstülpung ist wieder von den physischen Zentralkräften aus bewirkt, in deren ablähmendem devitalisierendem Einfluß der Astralleib sich verkörpern kann. Wenn die Einstülpung das Zentrum erreicht, dann hat sie ihr eigenes Kraftzentrum ergriffen. Von nun an bekommt die Einstülpung eine neue Qualität; sie bewegt sich zentrifugal nach außen. Damit vergrößert sich der eingestülpte Innenraum in der gleichen Richtung wie die *Ausweitung* der Gliedmaßenübung. Wir müssen deshalb jetzt von einer *inneren Ausweitung* sprechen. Erreicht diese die entgegengesetzte Wand der Kugel, dann entsteht wieder eine neue Qualität: Die Einstülpung hat den ganzen Innenraum durchlaufen und ist nur noch durch einen Punkt vom Außenraum getrennt. Innere und äußere Oberfläche haben sich in diesem Punkt vereinigt. Wird diese «Haut» durchbrochen, dann strömt die Kraft, deren Bewegung sich aus einer einstülpenden zentripetalen in eine innere Ausweitung verwandelt hat, frei mit den vom Kosmos einstrahlenden

Ätherkräften zusammen. Es hat sich eine *Umstülpung* aus dem physischen Raum der Schwere in den Äther-Gegenraum des Lichtes vollzogen.[68a]

Die Bildebewegung dieser Übung verschwindet aus dem äußeren, plastischen Raum. Um zu erfassen, was sich in ihr vollzieht, sind z. B. geometrische Vorstellungen nötig; das innere Leben des ganzen Vorganges erschließt sich erst dem musikalischen Hören. Wo der Astralleib so stark das Leben zurückdrängt, um sich selbst zum Empfinden zu bringen, da endet auch das rein plastische Verständnis. Erst das musikalische Hören kann diesen aus dem plastischen Raum in den Seelenraum hineinstrebenden Vorgängen folgen.

Auf der anderen Seite kann der Inhalt einer solchen Imaginations-Übung aber auch von den Formen der physischen Organe her erarbeitet werden; insofern sie aus den imaginativen Bildebewegungen des Ätherleibes hervorgegangen sind, denn «durch das Physische wird die ätherische Form sichtbar; aber die ätherische Form ist das, was wir eigentlich sehen, das Physische nur das Mittel, damit wir das Ätherische sehen» (Steiner[69]). Die plastisch-musikalische Methode will das bewegliche flutende Leben der ätherischen Bilderwelt, die selbst keinen Anhalt für ihren Wahrheitsgehalt liefert, vom physischen Leib her anatomisch und vom Astralleib her musikalisch in lebenden Ideen begreifen. So werden wir die Umstülpungsübung anatomisch anwenden, dann zu Haeckel zurückkehren und sie schließlich vom Musikalischen aus zu durchdringen versuchen.

Die Hervorbringung von Gedanken, die mit dieser Übung erfaßt werden soll, findet im Kopf statt. Deshalb soll der Übergang des Rumpfes in den Kopf daraufhin angeschaut werden, inwiefern er anatomisch und physiologisch das Phänomen der Umstülpung zeigt.

Die Anatomie der Umstülpung

1. Im Skelett

Das Skelett ist am Schädel äußere Umhüllung, «Organ-Kapsel». Im übrigen Körper ist es die innen gelegene Stütze. Das Gehirn lebt also in einem umgestülpten Skelett. (Wie und wann diese Umstülpung sich vollzieht, wird uns noch beschäftigen.) Die Gedankenbildung lebt also schon vom Skelett her im Verhältnis zum übrigen Skelett in einem umgestülpten Raum.

2. Im Sinnessystem

Die Entwicklung des Auges zeigt die Umstülpung im Kopfbereich besonders urbildhaft. Zunächst stülpt sich das Gehirnbläschen so ein, wie wir es vom Neuralrohr her schon kennen. Diese Einstülpung überschreitet das Bläschen-Zentrum und berührt die Gegenseite des «Bechers». Wie als Antwort auf diese Berührung beginnt sich das eingestülpte Gewebe zur Netzhaut weiter zu differenzieren. Als Gegenbewegung kommt dieser inneren Einstülpung nun eine Einstülpung von außen entgegen, mit der ein Stück Haut (Ektoderm) nach innen genommen wird, aus dem sich die Linse bildet. Indem diese Linse durchsichtig wird, ist der ganze Prozeß in die Phase der Durchstülpung gelangt; was sich als Augenbläschen nach innen absonderte, ist auf der gegenüberliegenden Seite zum Licht durchgebrochen.

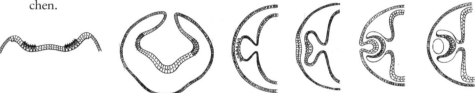

Abb. 28 Die Entwicklung des Wirbeltierauges: (Aus Duke Elder, System of Ophthalmology, Vol. III S. 30)

3. Im Nervensystem

Was wir als plastische Metamorphosen schon kennengelernt haben, wird in der Anatomie des Nervensystems organisch sichtbar. Der Ursprungs-*Kugel*, die beim Embryo das große Haupt bildet, entspricht vom Organ her gesehen die voraneilende Entwicklung des Gehirns. Die *Ausweitung* der Nervensubstanz in die Gebiete des Rumpfes und der Glieder spiegelt sich feingeweblich im Bau der Nervenzellen. Vor anderen Körpergeweben ist das Nervengewebe dadurch einzigartig ausgezeichnet, daß Zell-*Kern* und Zell-*Leib* räumlich oft weit auseinanderliegen. Die sog. Nervenfaser ist nämlich der stark ausgeweitete, in die Länge gezogene Zell-Leib der Nervenzelle. So kann sich der Zell-Leib einer Nervenzelle, deren Zell-Kern in einem Rückenmarksganglion des Lendenbereiches liegt, bis in die Zehenspitze erstrecken.

So entstehen im Nervensystem zwei polar gebaute Gewebegebiete. Die *Kerngebiete*, die im wesentlichen zentral im Rückenmark und im Gehirn liegen; diese Ansammlungen von Zell-Kernen der Nervenzellen bilden,

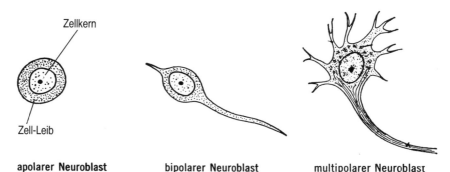

Abb. 29 *Die Entwicklung der Nervenzelle. (Aus: Langman, Medizinische Embryologie, 3. Auflage.)*

ihrem Aussehen nach beschrieben, die sogenannte «graue Substanz». Die *Fasergebiete*, die als Leitungsbahnen zwischen der Peripherie der Sinnes- und Muskeltätigkeit und den Zentren in Rückenmark und Gehirn vermitteln, bilden, ihrer Farbe nach benannt, die «weiße Substanz». Die Kerngebiete («graue Substanz») sind im Rückenmark zentral angeordnet, von den Fasermassen der «weißen Substanz» ummantelt. Verfolgt man die Fortsetzung ins Großhirn, dann ändert sich diese Anordnung vollständig. Im Großhirn liegt die graue Substanz am Außenrand als sog. «Hirnrinde». Sie umgibt die weiße Substanz, die nach innen zu gelegen ist.

Beim Übertritt des Rückenmarks in den umgestülpten Skelett-Raum des Schädels wird auch das Nervengewebe in allen anderen Raumesrichtungen umstrukturiert: rechts kreuzt nach links, bisher links verlaufende Bahnen kreuzen nach rechts (worauf beruht, daß die rechte Körperhälfte mit dem linken Großhirn verbunden ist und umgekehrt). Vorn gelegene Bahnen treten nach hinten, hinten gelegene nach vorn. – Dieses Übergangsgebiet nennt man den «Hirnstamm». «Beim Übergang vom Rückenmark zum Gehirn erfolgt in einem kurzen Übergangsgebiet ein völliger Strukturwandel ... Das einigermaßen einförmige Bild, welches der Querschnitt der grauen und weißen Substanz des Rückenmarks in allen Höhen zeigt, ändert sich im Hirnstamm von Grund aus und wechselt von Querschnitt zu Querschnitt. Die graue Substanz erscheint nicht mehr in der geschlossenen Form der zentral gelegenen H-Figur, sondern ist über den ganzen Querschnitt versprengt in einzelne Nervenzellen oder Nervenzellgruppen, und die Fasern der weißen Substanz verlaufen größtenteils schräg und quer» (Elze [70]). Das Nervensystem stülpt sich also auf dem Weg vom Rückenmark zum Gehirn um. Was im Skelett nur als fertiges *Ergebnis* erscheint, lebt im

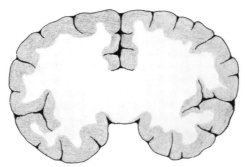

Abb. 30   Großhirn, Frontalschnitt

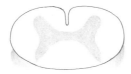

Abb. 31   Rückenmark, Horizontalschnitt

Nervensystem auch als funktioneller *Prozeß*, insofern jeder aus der Peripherie zum Gehirn und umgekehrt fortgeleitete Impuls diese Umstülpung durchläuft. Dabei zeigt das Nervensystem morphologisch die gleiche Polarität, die im Skelett zwischen den runden Gliedmaßenknochen und den platten, flächenhaften Schädelknochen waltet: «Die Fasern des Großhirnmarkes zeigen eine sehr charkteristische Anordnung. Während sie im ganzen übrigen Zentralnervensystem mit Ausnahme des Kleinhirns zu *runden Fäden und Bündeln* zusammengeschlossen sind, sind sie im Großhirn zu *dünnen schmalen Platten* geordnet» (Elze[71]).

Nun sind nicht alle Teile des Gehirns von der Umstülpung betroffen. Zahlreiche Kerngebiete im Bereich der «alten» Gehirnteile (Zwischenhirn, Mittelhirn) liegen auch hier innen, wie im Rückenmark, von ihren Bahnen umgeben. Umgestülpt im Hinblick auf die Lage von grauer und weißer Substanz wird im wesentlichen das Großhirn, das sich beim Menschen gegenüber den Tieren am stärksten entwickelt hat, indem es die alten Gehirnteile überlagert. Damit ist nun ein *funktioneller* Gesichtspunkt gewonnen: dem *umgestülpten* Großhirn verdanken wir – selbstverständlich nur im Zusammenhang mit allen anderen menschlichen Eigenarten des Organismus – das *wache, selbstbewußte Denken*. Die älteren, nicht umgestülpten Gehirnteile des Stammhirns können die Lebensvorgänge der mit ihnen verbundenen Organe nicht voll bewußt machen. Sie treten deshalb nur gefühls- und willenhaft als Triebregungen auf. Von einem ganz anderen Ausgangspunkt aus gelangte A. Portmann zu diesem Vergleich von Großhirn und Stammhirn: «Wir vergleichen die Masse eines Hirnteiles, der vor allem den elementaren Lebensfunktionen dient, des sogenannten Hirnstamms, mit der Masse jener Hirnteile, welche die Beziehungen zur Umgebung vermitteln (wie das Großhirn), die das feinste Zusammenspiel der Glieder regeln (wie das Kleinhirn). Der Vergleich ergibt einen Quotienten, der angibt, wieviel Male die Masse des höheren Nervenzentrums die des niedrigeren übertrifft.»[71a] Die so gebildeten Indices haben sich als ein geeignetes Maß der Evolutionshöhe des Gehirns erwiesen:

$$\text{Quotient} \frac{\text{Großhirngewicht}}{\text{Stammhirngewicht}}$$

	Igel	Murmeltier	Katze	Schimpanse	Mensch
	0,77	4,3	12,3	49,0	170,0

Der umgestülpte Großhirnteil (Großhirn) wiegt beim Igel noch weniger als das Stammhirn, um dann aber von der vierfachen (Murmeltier) bis zur 170fachen Masse des Stammhirns beim Menschen anzuwachsen.

4. Im Muskelsystem

Auch das Muskelsystem ist in der Halsregion von dieser Umstülpung der Ordnung betroffen. «Die Muskelflächen am Zungenbein geben einen guten Einblick in die hochgradigen Verwerfungen zwischen Rumpf- und Kopfmuskeln in diesem Gebiet...» (Durch die Zuordnung zu Kopf und Rumpf) wird «das scheinbare Chaos der Innervation dieser Muskeln verständlich» (Braus[72]). Wie im Umstülpungsbereich des Nervensystems von «versprengten Nervenzellgruppen» gesprochen werden muß, so finden wir auch hier die Auflösung der im «außerkopflichen Menschen» (R. Steiner) gültigen Ordnung. Dieses Phänomen der Chaotisierung im Umstülpungsbereich wird uns noch besonders in der musikalischen Behandlung dieser Vorgänge beschäftigen. Es entspricht aber auch der plastischen Übung, da der Boden des Bechers mit dem Einsetzen der Umstülpung *zerstört* wird.

5. Im Blutsystem

Die Umstülpung des Blutgefäßsystems und des Blutes selbst vollzieht sich in den Adergeflechten der Gehirnkammern. Deren embryonale Bildebewegung spricht nach dem Vorangegangenen für sich: Das Gehirn stülpt sich ein und nimmt die Blutgefäße mit. Im Innern angekommen, beginnen die

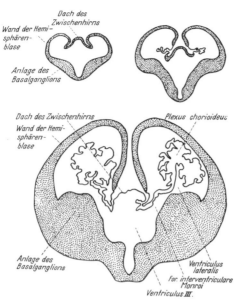

Abb. 32 Die embryonale Bildung der Gehirnkammern und ihrer Adergeflechte (Plexus choreoidei). (Aus: H. Braus, Lehrbuch der Anatomie, Band III, S. 396).

dort sprossenden Adergeflechte («Plexus choreoidei»), das Gehirnwasser abzusondern. Es erfüllt zunächst die inneren Gehirnkammern («Gehirnventrikel»). Von dort fließt es abwärts bis in die Höhe des Hinterhauptloches. Hier, in der Umstülpungsregion, sind drei kleine Öffnungen, aus denen das Gehirnwasser austritt und nun das Gehirn von außen umfließt. Aus dem *inneren* ist das *äußere* Gehirnwasser geworden, das das Gehirn unter Auftrieb setzt. Diese drei Öffnungen (Foramen Magendi und Foramina Luschkae) sind das anatomische Korrelat des Umstülpungsrandes der Kugel, die durchstoßen wird.

Diese Austrittslöcher des Gehirnwassers entstehen embryonal tatsächlich durch Einreißen der bis dahin dünn vorgewölbten Wand des Nervenrohres (Starck[73], Moore[73a]).

Das Blut versorgt das Stoffwechselleben des Gehirns und erhält damit dessen irdische Leiblichkeit. Das Gehirnwasser nimmt dem Gehirn das Gewicht, indem es dieses nach dem archimedischen Prinzip unter Auftrieb setzt. Dieselbe Kraft des Ätherleibes, die durch die Muskeln den Leib aus den Schwerekräften heraushebt, wirkt im Liquor des Gehirns und ermög-

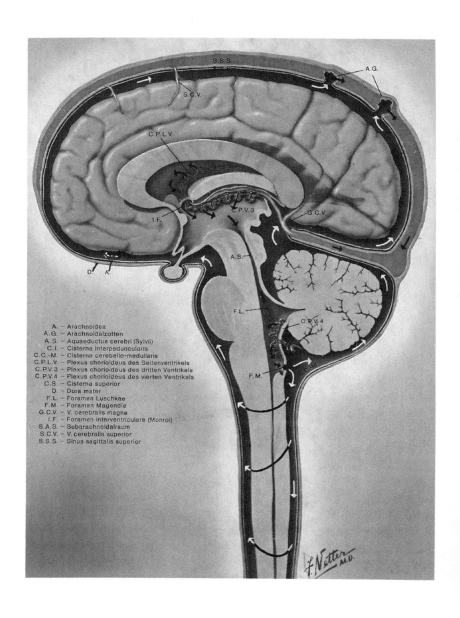

Abb. 33 Sagittal-Schnitt durch Gehirn und Rückenmark. Schwarze Pfeile: inneres, weiße Pfeile: äußeres Gehirnwasser.

licht das Wachbewußtsein und die Anteilnahme der Atmung am Gedankenleben (G. Husemann[74]).

So finden wir die Umstülpung hier in folgender Art:

        das Blut   wird   Gehirnwasser
        die Schwere wird   Auftrieb

Die musikalische Untersuchung der Umstülpung wird auf die genaue Physiologie des Gehirnwassers eingehen.

Die Umstülpungs-Natur des Kopfes zeigt sich schließlich auch an der Beatmung der Nasen-Nebenhöhlen, die mit dem Ausatmen Luft in sich aufnehmen und mit dem Einatmen Luft abgeben. Durch die Umstülpung des Kopfes versteht man auch, warum sich die Strömungsrichtungen des arteriellen und des venösen Blutes vom Gesichtspunkt der Gließmaßenübung aus in den hirnversorgenden Gefäßen umkehren (s. S. 46).

Mit diesem übergeordneten einheitlichen Prinzip der Umstülpung erfassen wir die Bildebewegung des Ätherleibes in ideeller Gestalt dort, wo der Mensch seine Bildekräfte dem *physischen* Leben entzieht und sie in die Begriffs- oder Phantasiebildungen seines Geisteslebens metamorphosiert. Die Selbstbeobachtung zeigt, daß hierin der Ätherleib in die Vorherrschaft der *Ich-Organisation* gelangt. Das physische Organgewebe wird vom Ätherleib *ausgeweitet*, vom Astralleib *eingestülpt* und von der Ich-Organisation *umgestülpt*.

Wenn wir diese Übung mit der drei Jahre später gegebenen vergleichen, so fällt auf: jene Übung für die Außenform des Menschen führte zur Gliedmaßen-Gestalt. Diese Übung dringt nach innen und lehrt, durch welche Lebensbewegung im Tier das Fühlen, im Menschen die Erkenntnisbildung zustande kommt. So führt die Gliedmaßen-Übung zum Erfassen des Ätherleibes in seiner äußeren *Willensnatur*. Die Umstülpungs-Übung führt zur inneren Metamorphose der Bildekräfte in *Gedankenkräfte*. (Rudolf Steiner spricht zwar von einer «elastischen Kugel». Daß die Übung aber auch plastisch gemeint ist, geht aus der Angabe der Gliedmaßen-Übung hervor, die im vorigen Kapitel dargestellt wurde. Da wird anschließend ebenfalls auf die Gastrulation als plastische Einstülpung im Organismus hingewiesen (Steiner[75]).

6. *In der Hervorbringung des Wortes*

Im Zusammenhang mit der Physiologie der Atmung wurde der Übergang in die Sprache schon berührt (s. S. 44). – Das venöse Blut trägt in sich den aufgelösten, abgestorbenen Leichnam, der ständig im Menschen im Entstehen begriffen ist. Die Ausatmung ist die Ausscheidung dieses Giftes. Kurz vor dieser Ausscheidung kann der Kehlkopf mit seinen Muskeln die Ausatmung stauen und in Klang verwandeln. Der Klang wird durch die darüberliegenden Organe des Kopfes geformt zu den Lauten des Wortes. Hier greift durch das Ich in das tote Endprodukt des Stoffwechsels ein neues geistiges Leben ein, das die Gestalt des Wortes hervorbringt. Diese Umstülpung des Stoffwechsels aus dem Leibesleben in das Leben des Geistes findet in derselben Region statt, wo sich weiter nach hinten gelegen Skelett-, Blut- und Nervensystem umstülpen. «Der Kehlkopf des Menschen ist ganz und gar ein verkümmertes Haupt des Menschen, ein Kopf, der nicht ganz Kopf werden kann und der daher seine Kopfesnatur auslebt in der menschlichen Sprache. Die menschliche Sprache ist der fortwährend vom Kehlkopf in der Luft unternommene Versuch, Kopf zu werden.»[76] In der Sprache lebt das Ich in seiner ureigensten Tätigkeit, indem es den Klang des Astralleibes, den auch das Tier erzeugt, sinnvoll gestaltet. – Mit der Umstülpung des Hauptes und des Wortes ist der physiologisch-anatomische Inhalt der Umstülpungs-Übung dargestellt. Sie lehrt, wie die Erkenntnisbildung in Wort und Gedanken auf diesen Umstülpungsprozessen beruht. Der erstorbene Leib nimmt eine tönende Gestalt an, die vom Licht des Bewußtseins durchleuchtet ist. Diese Wandlung des Leibes lebt im Bild der *Schlange,* die ihren Schwanz verzehrt. Aus dem Verzehren der lebendigen Form durch Umstülpung wird das Geisteslicht frei, das in dem Leben der Organe gebunden war. Rudolf Steiner schildert diese Imagination als die Essenz der plastischen Umstülpungsübung:

«Da trat immer wiederum ein Bild auf, das gebraucht wurde für die imaginative Erkenntnis des Erkenntnisvorgangs beim Menschen selber. Man schilderte den Erkenntnisvorgang nicht so wie heute die Erkenntnistheoretiker. Man schaute ihn in einer Art instinktiven Hellsehens an, und das, was man da anschaute, charakterisierte man dadurch, daß man das Bild der Schlange, die sich in den Schwanz beißt, zeichnete. Ein wesentliches Charakteristikon des Erkennens war in diesem Bilde zu sehen. Aber dieses Bild, wie ich es Ihnen jetzt geschildert habe, ist eigentlich nur dasjenige, was dann mehr oder weniger in populäre Darstellungen übergegangen ist. Die eigentlichen symbolischen Bilder haben sie, die Erkennenden, aus einem gewissen Machtdrang heraus, damit sie allein die Wissenden sein konnten, die andern die Unwissenden sein sollten, in den Gruppen sorgfältig geheimgehalten. Das Bild, das eigentlich gemeint ist mit dem Exoterischen der Schlange, die sich in den Schwanz beißt, ist ein solches, in dem die Schlange

Abb. 34 Titel-Vignette des Mysteriendramas «Der Seelen Erwachen» von Rudolf Steiner.

so gemalt wird, daß sie sich nicht nur in den Schwanz beißt, sondern gewissermaßen den eigenen Schwanz verschlingt. Immer soweit dieses Schwanzende in den Mund hineingeht, vergeistigt es sich. Und es erscheint dann etwas, das man, wenn man die Schlange mit einer dichteren Farbe aufzeichnet, mit einer dünneren Farbe wie eine Art Aura der Schlange hinzuzumalen hätte. Man bekommt dadurch ein kompliziertes Gebilde, das aber, wenn man es mit einfachen Worten charakterisieren will, mit den Worten charakterisiert werden muß, die heute morgen Dr. Unger in seinem Vortrage gebraucht hat, indem er sich fortwährend für dieses Wort eigentlich entschuldigte. Man muß sich schon für vieles, was im höchsten Grade heute berechtigt ist, wenn man es aus der Geisteswissenschaft heraus sagt, gewissermaßen entschuldigen. Unger gebraucht mehrmals das Wort ‹umstülpen›.»[77] Im Fortgang wird nun die Umstülpungsübung geschildert, die wir schon kennen. Es kommt Rudolf Steiner darauf an, die von Haeckel konstruierte Gasträa in den Zusammenhang dieser Übung zu stellen. Aus der Naturwissenschaft entwickelt Haeckel eine Urform der Tierwesenheit, die er aber sinnlich-materiell vorstellte. Diese Form ist in Wirklichkeit eine Stufe der imaginativen Bildfolge, mit der die Verwandlung des Stoffes durch Astralleib (Einstülpung) und Ich (Umstülpung) seit alten Zeiten angeschaut wurde.

Haeckel hatte als Naturwissenschaftler unbewußt eine Imagination gefunden. Der Weg, der in der *Natur* den Geist sucht, hatte den Weg gekreuzt, der zum Geist *im Inneren der eigenen Seele* führt. «Ich deute Ihnen damit etwas an, was vielleicht manchen Menschen der Gegenwart höchst gleichgültig ist, was aber derjenige, der ehrlich im Erkenntnisleben drinnensteht, als ein im allereminentesten Sinne hervorragendes Kulturfaktum ansehen muß. Haeckel zeichnet die Außenwelt ab und kommt zu den Anfängen jener symbolischen Figuren, die in einer gewissen Vorzeit als die esoterischsten galten, die heute zwar da und dort bewahrt werden, aber sehr verborgen gehalten werden. Man betrachtet es geradezu als Verrat innerhalb

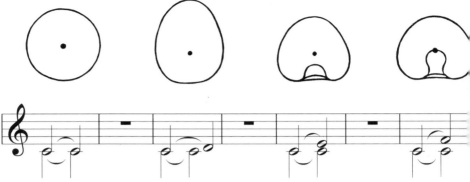

Abb. 35 Die musikalische Struktur der Umstülpungs-Übung (siehe Text)
Beispiel 8

gewisser machtdürstiger Gruppen, wenn davon gesprochen wird. Diese Figuren waren ehedem hervorgeholt aus inneren Erlebnissen; sie waren die aufgezeichneten instinktiven Imaginationen. Das heißt nichts Geringeres als: wir sind mit der Naturforschung auf einem Punkt angekommen – indem sie heraufrückt in das Erkennen der Vorgänge in der tierischen Organisation –, wo die Naturforschung zeichnen muß als Wiedergabe äußerer Vorgänge so, wie man einstmals gezeichnet hat aus dem in der Seele frei aufsteigenden imaginativen Leben, das durch eine Intensivierung des Inneren sich kosmische Erkenntnisse verschaffte. Inneres Erleben wurde in Symbole gegossen, die – und es werden noch ganz andere im Verlaufe der weiteren Naturforschung gefunden werden – ganz und gar ähneln denjenigen, die nunmehr im Abzeichnen der äußeren Welt gewonnen werden. Ein kulturhistorisches Faktum allerersten Ranges!»[77]

Warum kam Haeckel aber durch die Frühstadien der *Keimesentwicklung* zu einer Urform, die, imaginativ fortgesetzt, zur Anschauung des Prozesses der *Erkenntnisbildung* führt? Hier liegt das Geheimnis der Umwandlung der Bildekräfte aus ihrer Fortpflanzungsfunktion in die Tätigkeit der Begriffsbildung, die Rudolf Steiner erforscht hat.[78]

Um diese «Verseelung» und Vergeistigung der Bildekräfte zu durchschauen, müssen wir uns zunächst die musikalische Struktur der Umstülpungsübung zu eigen machen.

Die musikalische Struktur der Umstülpungsübung

Wenn sich die Umstülpungsbewegung im Ätherleib des Menschen durch die Tätigkeit des Ich im Astralleib vollzieht, dann entsteht für die musikali-

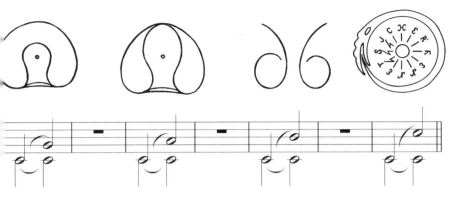

sche Beobachtung die Frage: Gibt es Phänomene, die im Musikalischen diese Bewegung widerspiegeln? Gibt es in der musikalischen Bewegung des Astralleibes eine Entwicklungsreihe, in deren Mitte ein Qualitätsumschlag stattfindet und an deren Ende das Empfinden in einen anderen Plan durchbricht? Untersuchen wir daraufhin die unserem gegenwärtigen Bewußtsein besonders gut zugängliche Skala des diatonischen Systems, zum Beispiel in Dur:

Die in sich ruhende Ganzheit der Kugel, die den keimhaften Ursprung und die höchste Vollendung in sich vereint, finden wir musikalisch wieder in der Empfindungsgestalt der *Prim:* die Ruhe des Einklangs mit sich selbst. Das verborgene Wesen der Prim wird erst im Licht der Oktav offenbar werden, die als Keim eine neue Prim in sich trägt. – Die nun auftretende Zweiheit der Eiform bringt die Ruhe der Kugel in eine Bewegung, in der aber noch nichts Innerliches schwingt. Mit der Sekund erwacht das Leben, die Urbewegung. Alle weiteren Schritte sind Sekunden mit sich wandelndem Seeleninhalt. Die Ursekund selbst hat noch keine Innerlichkeit. Es ist ein *äußerliches*, rein plastisches Leben, wie wir es in glitzernden Läufen und Trillern staunend bewundern – «staunend», weil wir in diese Geschwindigkeit, in der die Sekund strömt, innerlich gar nicht eintauchen können. Ein schönes Beispiel für den Gegensatz des innerlichen Lebens der Terz und des äußerlichen Lebens der Sekund ist der Beginn von Beethovens Klaviersonate op. 27 Nr. 1 (s. Beispiel 34, S. 239).

Mit der dritten Form verinnerlicht sich das plastische Leben so, wie in der Terz sich der Empfindungsraum öffnet. Kugel, Eiform und Einstülpung erscheinen wie die plastisch geronnenen Intervalle. Mit dem vierten Schritt ergreift sich die Empfindung in ihrem Zentrum; die Kraft der Einstülpung ergreift sich selbst. Diesen Schritt erleben wir deutlich in der Quart – es ist wie ein Erwachen aus dem Traum der Terz im eigenen Zentrum, im Ich.

Indem wir zur fünften Form kommen, müssen wir uns die Skala der Intervalle als Ganzes vergegenwärtigen. Bis zur Quart empfinden wir einen starken Bezug zur Prim. Das entspricht der Tatsache, daß bis zu diesem Formzustand das Zentrum der Kugel stofflich erhalten ist. Ab der Quint beginnen die Intervallqualitäten einen innerlichen Strom zu entwickeln – die Oktav wirkt geheimnisvoll hinein, obwohl sie noch gar nicht erklungen ist; die Sext wird von ihrem Licht erfüllt; die Septim verschmilzt mit ihr. So erleben wir die innere Ausweitung als den ersten Schritt ohne physisches Formzentrum, die vom Grundton gelöste Quint, der aber noch die Erfüllung fehlt. Im sechsten Formzustand ist die Innenfläche mit der Außenfläche in einem Punkt verschmolzen. Innen und außen sind in einem Raumpunkt vereint. Musikalisch erlebt man in der Sext die Erfüllung mit dem Licht der Oktav so, daß man noch bei sich bleibt; man wird noch nicht hineingerissen in dieses Licht wie in der Septim. In ihr zerreißt dann der Boden des Bechers, und die Welt der Oktav erscheint.[79]

Welche Form kann durch die Oktav gebildet werden? Durch den Eintritt in die Oktav wird zweifellos die in Licht verwandelte Substanz neu gestaltet, zur Ruhe gebracht. In der Oktav erklingt die Enthüllung des Geheimnisses, das sich in der Prim verbirgt – in der Oktav formt sich aus dem Licht der Umstülpung eine neue Kugel.

Das sind die plastisch-imaginativen Manifestationen des siebengliedrigen Astralleibes, in dem sich sieben Intervalle als seine Willensbewegungen entfalten. Er hat ein Glied, mit dem er in den physischen Gesetzen lebt, die Prim; ein ätherisches Glied, die Sekund; ein Glied, in dem er in sich selbst lebt, die Terz (deren Durvariante mehr der Empfindungsseele und deren Moll-Variante mehr dem Astralleib entspricht). In der Quart erklingt das Leben der Verstandesseele im Astralleib; in der Quint berührt er mit der Bewußtseinsseele den Geist der Oktav, den er in der Sext ergreift. Damit erleben wir heute schon das Zukunftsglied als Geistselbst in der großen Sext. Den Lebensgeist im Astralleib erfassen wir in der Septim, den Geistesmenschen in der Oktav. Zu Walter Blumes Arbeit, mit der er dies aus Angaben Rudolf Steiners erarbeitet hat, schrieb Rudolf Steiner: «Diese Anwendung der geisteswissenschaftlichen Erkenntnisse auf die Musik ist einwandfrei; allein, es muß gewarnt werden davor, dieselbe Art der Betrachtung auf eine *andere* Kunst in genau derselben Weise anzuwenden. Bei der Musik ist sie gerade deshalb möglich, weil die inneren Maßverhältnisse des Ich sich im Astralen als unbewußte Maßverhältnisse *restlos* spiegeln.»[80]

Bildung und Strömung des Gehirnwassers

Wir suchen im schwankenden Leben der ätherischen Bilderwelt von zwei Seiten her Sicherheit im Wirklichkeitsbezug dieser Bilder zu erlangen: Von seiten des physischen Leibes einerseits und von seiten der musikalischen Ordnung der Tonwelt im Astralleib andererseits. Deshalb soll durch diese plastisch-musikalisch entwickelte Bilder-Reihe wieder hingeblickt werden auf die embryologische und funktionelle Anatomie des Gehirnwasser-Systems (vgl. S. 90 ff.).

Zu Beginn der Gehirnentwicklung, im Stadium des Gehirnbläschens, befindet sich das Gehirn im Stadium der Kugelbildung und der Ausweitung. Die Einstülpung der dritten Phase nimmt die einsprossenden Blutgefäße nach innen. Der vierte Schritt, das Ergreifen des Zentrums, vollzieht sich physiologisch in der Verdichtung der Blutgefäße zu Aderhautgeflechten im Zentrum des Gehirns. Im Blut ist der Ätherleib an den physischen Leib durch Eiweiß und durch das Schwermetall Eisen gebunden. Die Adergeflechte (Plexus choreoidei) verdichten sich im Quartprozeß im Inneren des Gehirns. Das Blut, das von außen in die Einstülpung bis hierher geströmt ist, sondert nun im fünften Schritt das Gehirnwasser ab. Im Schritt zur Quint verwandelt sich das Blut in Wasser. Die Zellen, das Eisen, Eiweiß, Fibrin – kurz: die körperlichen Bestandteile, durch die der Ätherleib an den physischen Leib gebunden wird, sind vom Weiterströmen in die Gehirnkammern ausgeschlossen. Das erleben wir musikalisch in der Quint als *Lösung* von den Prim-Kräften. Wir verfolgen in den Adergeflechten plastisch-musikalisch im Schritt von der Quart zur Quint, wie aus dem Blut die Teile des Flüssigkeitsmenschen *herausgedrängt* werden, die den Ätherleib an die Gestaltung und Erhaltung des physischen Leibes binden. Es ist wieder die in der Philosophie der Freiheit dargestellte Tätigkeit des Denkens, das sein Erscheinen vorbereitet: Es drängt die leibliche Organisation zurück und setzt sich an deren Stelle. Die Tätigkeit des Denkens, mit der es sein Erscheinen vorbereitet, ist die Tätigkeit des Ätherleibes, der erst den physischen Leib bildet, an dem er sich dann sein Gedankenleben spiegelt.[81]

Dem Lebensleib, der mit dem Blut strömt, wird mit der Verwandlung des Blutes in Wasser plötzlich das Werkzeug entzogen, mit dem er im physischen Leib gestaltet. Seine Bewegungen greifen in dem reinen, leicht salzigen Wasser ins Leere – sie werden aber vom Astralleib ergriffen, der dieses Wasser mit der Atmung bewegt. Die Bildetätigkeit des Ätherleibes, vom physischen Leib befreit, wird durch die Atmung im Astralleib bewußt. Aus

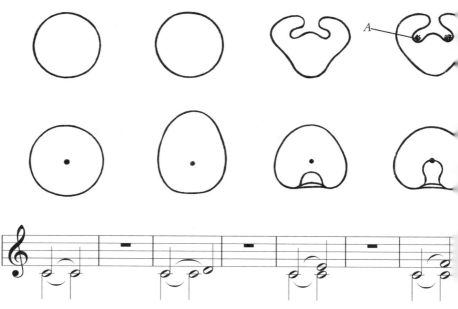

Abb. 36 Die Bildung der Gehirnkammern (Phase 1–4) und Weg der Gehirnwasserströmung (Phase 5–7). (Siehe Text.) Nicht gezeichnet sind die von oben einwachsenden Blutgefäße, die sich zu den Adergeflechten (A) verdichten. Das Stadium zwei ist hier nicht sichtbar, da das Längenwachstum des Gehirns außerhalb der Bildebene in die Tiefe verläuft. Die Abbildung als Ganzes veranschaulicht die Umstülpung im physischen, ätherischen und astralischen Leib.

Leben wird «Erleben». Jedes künstlerische und jedes Ideen-Erlebnis entsteht dadurch, daß die Atmung im Gehirnwasser diejenigen Bewegungen des Ätherleibes abfängt, die durch die Sinneswahrnehmung oder durch die Ideen-Bewegung in diesem erregt werden.

Das innere Wasser strömt im sechsten Schritt an die Grenze der inneren Gehirnwasser-Räume im sogenannten *Aquaeductus cerebri*. Im Umstülpungsbereich am Kleinhirn erreicht es diese Grenze und tritt im siebenten Schritt durch die drei kleinen Öffnungen nach außen. – Nach der Einstülpung wird das Zentrum durch die Adergeflechtbildung ergriffen. Dann streben die inneren Ausweitungskräfte danach, als Gehirnwasser die inneren Kammern zu verlassen. Mit dem Septim-Schritt nach außen gelangt, umströmt es als äußeres Gehirnwasser im Oktav-Prozeß das Gehirn und setzt es unter Auftrieb. – Die sechste plastische Stufe, in der die gegenüberliegende Wand zwar dünn wird, aber nicht reißt, bleibt bei einigen Tieren

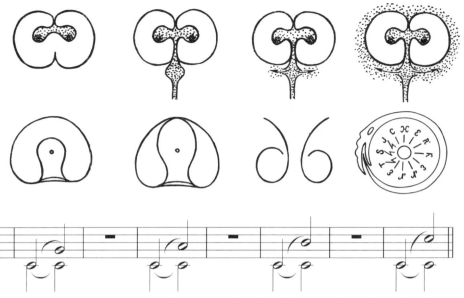

bestehen. Hier tritt dann das Wasser durch Diffusion nach außen. «Häufig bilden diese (Wandbereiche) eine blasenartige Ausstülpung, ... deren Epithel sehr dünn wird und bei der Mehrzahl der Säugetiere bereits in der Embryonalzeit einreißt.»[82]

Durch diese Umstülpung *trennt* sich also der Ätherleib im Flüssigkeitsmenschen vom physischen Leib. Dafür *verbindet* er sich mit dem Astralleib, der in das Gehirnwasser über die Atmung eindringt. Darin zeigt sich die in der Vergangenheit des embryonalen Lebens festgehaltene Natur des Hauptes, daß der Ätherleib im Gehirnwasser mit dem Astralleib im *Einklang* schwingt. Dadurch können eben die Bildekräfte hier als lebendige ins Bewußtsein treten. Im Stoffwechsel-Gliedmaßenbereich sind die ätherischen Kräfte der Belebung und Erhaltung des physischen Leibes zugewandt. Der Astralleib ist da der Auflöser der Gestalt. Im Kopf wird der Ätherleib aus dem physischen Leib herausgedrängt und in Einklang mit der Atmung des Astralleibes gebracht. Dadurch wird die Tätigkeit des Ätherleibes im Kopf bewußt. Den Astralleib mit diesem Teil des Ätherleibes nannte Rudolf Steiner für die Weltenzeit des alten Mondes «ein wunderbares Musikinstrument, auf dem die Harmonien des Weltalls erklangen».[83] Damals strömten aus diesem Prozeß, den wir heute von innen durch Umstülpung als Bewußtseinsprozeß erfahren, die den Leib musikalisch plastizierenden Kräfte aus dem Kosmos ein. Mit anderen Worten: Wir erleben heute *von innen* als Erfahrung der Erdenzeit, was wir zu Beginn des Buches als den plastischen Strom, der vom Kopf in die Glieder zieht, erfaßt hatten. Dieser von den Sphärenharmonien der «Abel-Musik» durchzogene plastische Strom ist in der Embryonalzeit vorwaltend, die die irdische Rekapitulation der alten Mondepoche ist. Wir beginnen zu ahnen, wie im Sext-Septim-Oktaverlebnis eine künftige Menschheit zum vollen Bewußtsein der den Leib durchklingenden Sphärenharmonien erwachen wird.

Das an die Sinne gebundene Denken, das die mechanischen, materiellen Gesetze durchschaut, ist an die innere Fortsetzung der Sinne, an das Gehirn gebunden. Das lebendige Denken, das in der Handhabung des Typus und seiner Ausgestaltung in Metamorphosen lebt, kommt durch das *Gehirnwasser* zu Bewußtsein. Deshalb spricht Rudolf Steiner mehrfach geradezu von der «flüssigen Natur» des Typus.[84] Es ist das Erwachen der eigenen embryonalen Bildekräfte im Bewußtsein.

Es ist mühsam, sich solche Vorgänge in einem Buch lesend vorzustellen. Hier verlangen wir nach der musikalischen Erfahrung, aus der das Dargestellte hervorgegangen ist. In jedem *Finalsatz* gelangt die *Gesamtform* eines klassischen mehrsätzigen Werkes *in die Situation der Septime*. Nicht nur, daß die Finalentwicklung gegen den Abschluß des Stückes zu harmonisch vom Dominantseptakkord getrieben wird. Die ganze Satzweise der klassischen Finalsätze unterliegt diesen Beschleunigungskräften. Das folgende Beispiel ist die Schluß-Stetta des Finalsatzes der Sonate op. 28 (D-Dur) von Beethoven. – Wenn es wahr ist, daß die Umstülpung musikalisch einem Sept-Oktav-Geschehen entspricht, dann erleben wir in den Schlußtakten dieses Finales die sich stauenden und die sich überschlagenden Wellen des befreiten Äthers.

Da der eigentliche Oktavraum, in den dieser Prozeß drängt, dem heutigen Bewußtsein noch verschlossen ist, endet die Schlußkadenz in zwei wie provisorisch hingesetzten schlanken Akkorden, die aber so durchlässig sind, daß die angefachte Bewegung nicht darin aufgenommen wird, sondern durch sie hindurchschießt ins Unhörbare.

So beginnen wir musikalisch, die imaginative Physiologie des Hauptes zu verstehen: «... in diesem Haupt des Menschen, da geschieht etwas höchst Merkwürdiges: indem da sich alles staut im Menschen von dem Geistig-Seelischen, spritzt es zurück wie das Wasser, wenn es an ein Wehr kommt. Das heißt, es spritzt dasjenige, was das Geistig-Seelische von der Materie mitträgt, so wie der Mississippi den Sand, auch im Innern des Gehirns zurück, so daß da sich überschlagende Strömungen im Gehirn sind, wo das Geistig-Seelische sich staut» (Steiner[85]).

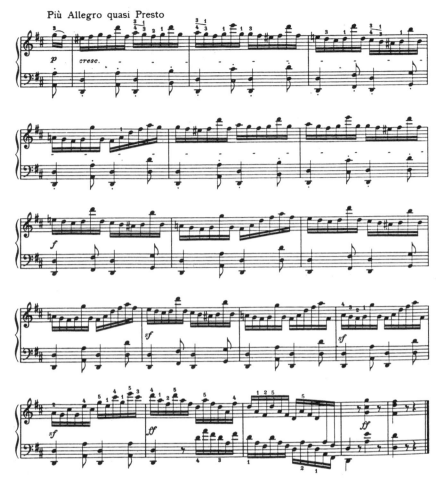

Beispiel 9: Beethoven Op. 28, Schluß des letzten Satzes.

Nun sind wir innerlich vorbereitet, die plastische Form zu empfinden, die sich unsichtbar als Hohlform des Wassers im Gehirn befindet. Macht man einen Ausguß der Gehirnkammern und entfernt die Gehirnsubstanz darum herum, dann entsteht als positive Form das plastische Bild jenes *negativen Gegenraumes*, an dem sich unser Ätherleib umstülpend befreit.

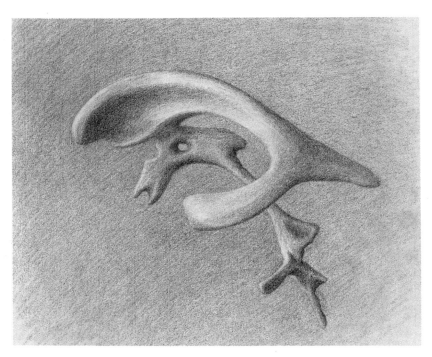

Abb. 37 Ausguß der Gehirnwasser-Kammern von der Seite gesehen (links = vorne). Zeichnung (nach einem Modell) von Daniel Moreau.

Die Fortpflanzungskraft und das Denken

Es gilt nun, folgende Frage zu beantworten: wie ist es zu verstehen, daß Haeckel aus den Beobachtungen der *Keimesentwicklung* ein Urtier konstruiert; daß dieselbe Ideenform sich aber andererseits als Etappe einer imaginativen Formenreihe erweist, welche die Umwandlung der leiblichen Bildekräfte in *Gedankenbildekräfte* veranschaulicht?

Wir erinnern uns an die Vorstellungen, die wir bisher vom Vorgang der Befruchtung entwickelt haben.

Die Mutter exponiert durch ihre stärker im plastischen Strom stehende Organisation die Keimzelle den ausweitenden Umkreiskräften. Das mütterliche Ei weitet sich zur größten aller Körperzellen aus. Die väterliche

Samenzelle wird von den physisch-mineralischen Kräften verdichtet. So empfängt die Mutter den Geistkeim der Individualität, die sich schon bis in die ätherische Welt hinab begeben hat als die imaginative Urkugel des Hauptes, in dem noch alles aufgehoben ist, was dann durch die Befruchtung aus ihr austritt. Vom Vater empfängt der Keim, wie wir sahen, die Kraft, das «Außerkopfliche», Rumpf und Glieder, aus dem Kugelwesen herauszutreiben (s. S. 37).

Was geschieht nun, wenn wir einer Sinnestatsache erkennend gegenübertreten? Wir verbinden die von außen aufgenommene Wahrnehmung mit dem im eigenen Innern erfaßten Begriff. Es ist nur eine Frage der Intensität, die man im Denken entfalten will, ob man dabei beobachten kann, daß die Ideenzusammenhänge, in welche man die Wahrnehmungen eingliedert, *lebendige Kräfte* sind. Am wirklich tätigen, nicht am automatenhaft passiven Denken zeigt sich diese Beobachtung. Die Ideenwelt, aus der wir die Idee ergreifen, die wir mit der Sinneswahrnehmung vereinigen wollen, sie ist, wie aus den Einleitungskapiteln hervorgeht, die ideelle Anschauungsform der *Ätherwelt*, weshalb Rudolf Steiner die ätherische Welt als durchflutet von *Weltgedanken* beschreibt (siehe z. B. dessen *Theosophie*).

Beim Erkennen empfangen wir – oder besser: ergreifen wir das kosmische Leben einer konkreten Idee und vereinigen diese mit der Sinneswahrnehmung. Wir sind also in jedem produktiven, das heißt: wahrhaft von uns *selbst* erzeugten Erkenntnisakt «Mutter», insofern wir aus der Ätherwelt das Leben der Ideenform auffassen und die Sinneswahrnehmung als das physisch-väterliche Element empfangen. Beide vereinigen sich zur Erkenntnisfrucht; und jede lebendig-aktiv erzeugte Erkenntnisfrucht entwickelt sich auch weiter im Fortgang des Lebens, mag uns das auch oft gar nicht bewußt werden.

«Wie beim physischen Befruchtungsakt sich zwei Prinzipien vereinigen, ein männliches und ein weibliches, so auch bei der Hervorbringung, die durch den genialen Menschen bewirkt wird. Der Künstler, der Philosoph: sie nehmen ihren Stoff von außen auf und bringen aus sich die künstlerische, die philosophische Gestaltung, die Form, hinzu. Ich glaube, mit diesem Satz nicht bloß ein Bild ausgesprochen zu haben, sondern etwas, was im Zusammenhang der Naturerscheinungen seine gute Begründung hat» (Steiner[86]).

Wie ist aber die Fähigkeit des Denkens innerhalb der Menschheits-Entwicklung überhaupt entstanden? Nach den geisteswissenschaftlichen Forschungsergebnissen gab es in sehr weit zurückliegenden Zeiten den doppelt-geschlechtlichen (androgynen) Menschen. Auf S. 51 war schon die Rede von diesem Menschenvorfahr, der sich selbst den Leib atmend gestaltete. Die Befruchtung des Keimes bestand damals darin, daß der Seelengeist den Keim berührte. Dadurch entwickelte sich der Keim gemäß den einsetzenden Atembewegungen der Seele. Nun ist die menschliche *Seele* auch heute noch männlich und weiblich zugleich, insofern sich das Fühlen in Willens- und Vorstellungskräfte polarisiert.

«(Denn) die Seele ist männlich und weiblich zugleich. Sie trägt in sich diese beiden Naturen. Ihr männliches Element ist dem verwandt, was man *Willen* nennt, ihr weibliches dem, was als *Vorstellung* bezeichnet wird. – Die äußere Erdenbildung hat dazu geführt, daß der Leib eine einseitige Bildung angenommen hat. Der männliche Leib hat eine Gestalt angenommen, die aus dem Element des Willens bestimmt ist, der weibliche hingegen trägt mehr das Gepräge der Vorstellung» (Steiner[87]). Wir verstehen dies, weil wir den weiblichen Charakter der Ideen-Auffassung schon erfaßt haben. Im Zuge der ständig sich steigernden Verdichtung der Erdenstoffe wurde es für die Menschenseelen allmählich unmöglich, alle ihre Bildekräfte physisch zu verkörpern. Die Leiber konnten nur noch einen Teil der Seelenkräfte aufnehmen, entweder den weiblichen oder den männlichen. Derjenige Teil der Seelen- und Bildekräfte, der sich nicht physisch verkörpern konnte, wurde deshalb für eine rein innerliche seelische Betätigung frei, zur Bildung von Vorstellungen und Gedanken. So verdankt die Menschheit das Denken der Trennung des Leibes in zwei Geschlechter.

Der weibliche Leib gibt also die Möglichkeit, die nicht physisch verkörperten Willenskräfte seelisch im Bewußtsein zu gebrauchen. Der männliche Leib enthält die Möglichkeit, die nicht verkörperten Vorstellungskräfte seelisch bewußt zu gebrauchen. So entsteht im Mann eine weibliche Seele und in der Frau eine männliche Seele, wobei mit «Seele» nun auch der leibbefreite Teil der Bildekräfte gemeint ist, der, vom physischen Leib zurückgewiesen, im Astralleib zum Bewußtsein kommt. Beide Seelenarten werden durch diese überschüssigen Bildekräfte auf verschieden nuancierte Art empfänglich für eine Befruchtung mit dem Geist, die als Erkenntnis aufleuchtet. Zu Zeiten des doppelt-geschlechtlichen androgynen Menschen führte die Befruchtung mit dem Geist zur Selbstfortpflanzung. Nun bedarf es zur physischen Fortpflanzung des äußeren Zusammenwirkens der beiden Geschlechter. Dafür tritt im Seelenleben die Befruchtung mit dem Geist als selbständiges Erkenntnisleben in Erscheinung. Beim heute neu geborenen Menschen wirkt die im Denken tätige Bildekraft noch in einem letzten Nachklang an der plastischen Formung des Leibes mit, nämlich an der Ausgestaltung des Gehirns. Das unreife Gehirn des Neugeborenen erhält seine endgültige Struktur durch die Lernprozesse des Aufrichtens, Sprechens, Denkens während der ersten Lebensjahre. Das Resultat der Lern- und Erziehungsvorgänge findet seinen Niederschlag in der Mikroarchitektur des Gehirns. Das ist der letzte Rest jenes Menschheitszustandes, in dem die Kraft der Geistseele durch Selbstbefruchtung die Fortpflanzung des androgynen Menschen besorgte. «Die Kraft, durch die sich die Menschheit ein denkendes Gehirn formt, ist dieselbe, durch welche sich in alten Zeiten der Mensch befruchtet hat» (Steiner[88]). Wir verstehen jetzt, weshalb Haeckel aus der Anschauung der Keimesentwicklung zu einer imaginativen Form kam, die mit der Erkenntnisbildung zu tun hat. Es handelt sich um dieselbe Substanz in zwei Erscheinungsformen.

Diese Metamorphose der Bildekräfte erscheint in dem Symbol der Schlange, die ihren Leib verzehrt und in Licht verwandelt. Das Bild kommt in dem Wort «Ich erkennet sich» zum Ausdruck (S. 95). Mit diesem Mysterienwort ist nicht nur Selbsterkenntnis im gewöhnlichen Sinne gemeint. «Der Begriff ‹Erkenntnis› hatte in den Zeiten, als man die geistigen Dinge noch realer auffaßte, einen viel tieferen, realeren Sinn als heute. Lesen Sie in der Bibel, was es heißt: ‹Abraham erkannte sein Weib› (I. Mose 4,1) oder dieser oder jener der Patriarchen ‹erkannte sein Weib›. Sie brauchen nicht weit zu gehen, um es dahin zu verstehen, daß damit gemeint ist die Befruchtung; und wenn man den Spruch ‹Erkenne dich selbst› im Griechischen betrachtet, heißt es nicht: Gaffe in dein Inneres hinein, sondern: Befruchte dein Selbst mit dem, was aus der geistigen Welt dir zuströmt. *Erkenne dich selbst!* heißt: *Befruchte dich selbst mit dem Inhalte der geistigen Welt!* ... Das, was wirklich eintritt, ist eben, daß der Astralleib seine Organe abdrückt im Ätherleibe, wodurch dann bewirkt wird, daß der Mensch um sich herum eine geistige Welt wahrnimmt, daß also sein Inneres, der astralische Leib, empfängt, was ihm der Ätherleib zu bieten vermag, was ihm der Ätherleib heraussaugt aus dem ganzen Kosmos, aus dem kosmischen Ich» (Steiner [89]). Damit sind wir durch die geisteswissenschaftliche Anschauung wieder im Atemprozeß des Gehirnwassers angelangt, wo wir die Atmung des Astralleibes als Wahrnehmungsorgan für die vom physischen Leib freien Lebensbewegungen des Ätherleibes erfaßten (S. 99 ff.).

Dieselbe Ursache, die zur Trennung der Geschlechter führte – die Verhärtung der Erdenstoffe –, hatte schon früher zur Folge, daß sich die Sonne von der Erde trennte, mit der sie ursprünglich vereint gewesen war. Mit ihr verließ damals das höchste Sonnenwesen, der Christus, die Erde. Er verband sich erst wieder mit der Erde, als durch immer weiter fortschreitende Verhärtung der Leiber die Verkörperung des Menschen auch in *ein*geschlechtlicher Form gefährdet war. Diese Erneuerung des ganzen Erdenlebens durch die Vereinigung mit dem Christus-Wesen der Sonne setzte mit der Taufe des Jesus im Wasser des Jordan ein. Johannes der Täufer taucht den ganzen Leib des Jesus unter. Über dem wieder auftauchenden Jesus schwebt die Taube als das Luft-Symbol des Heiligen Geistes, und den Äther-Umkreis durchströmend spricht das Weltenwort: «Du bist mein lieber Sohn! Heute habe ich dich gezeuget» (Lukas, 3,22; Ps. 2,7). Der Leib der Menschheit und sein Leben mit der Erde erhielt eine geistige Befruchtung. – Was im Welten-Maßstab durch die Jordan-Taufe geschah, hat sein physiologisches Abbild im Menschen-Haupt. Das im Salzwasser untertauchende Gehirn gibt dem Ich die leibliche Grundlage, aus dem Äther-Umkreis den Geist als lebendiges Ideen-Licht zu empfangen.

«Das Gewahrwerden der Idee in der Wirklichkeit ist die wahre Kommunion des Menschen» (Steiner[90]). Wer das Gewahrwerden der Ideen durch die Erkenntnislehre Rudolf Steiners lernt, der kann das willenshaft-lebendig Strömende der Ideen-Substanz beobachten. Und er findet diese Substanz beim Blick in die Organismenwelt wieder, wo sie als Typus ihre Verwandlungsfähigkeit in der physischen Welt zeigt. Durch diese flüssige Bewegung des Ideen-Lebens wird aber der vorher dunkle Zusammenhang von Sinnestatsachen so *erleuchtet*, daß von diesem Licht zugleich die Wärme der Begeisterung ausgeht.

Wir empfangen das Ideenleben als «lichtdurchwobene, warm in die Welterscheinungen untertauchende Wirklichkeit. Dieses Untertauchen geschieht mit einer in der Denkbetätigung selbst dahinfließenden Kraft, welche Kraft der Liebe in geistiger Art ist» (Steiner[91]). Damit ist die Sonnen-Substanz des Denkens beschrieben. Ihre Empfängnis durch die Atmung im Gehirnwasser erscheint als imaginativer Kultus im Tempel des Leibes. Im lebendigen Erkenntnisakt wird die befruchtende Taufe durch den Sonnengeist im Äther der Erde vollzogen.

Die Entwicklungsgeschichte der Organik

Das Leben, das Begriffsformen hervorbringt, ist der vom Ich umgestülpte Ätherleib im Haupt. In seiner *Philosophie der Freiheit* hat Rudolf Steiner dieses Leben erstmals unabhängig von den Formen, die es durch Sinnes-Inhalte annimmt, beschrieben. Die Art, wie er im Anschluß daran die

Entwicklung des Denkens erforscht und dargestellt hat in seinen *Welt- und Lebensanschauungen des 19. Jahrhunderts* (die 1900/1901 und als erweiterte neue Ausgabe unter dem Titel *Die Rätsel der Philosophie in ihrer Geschichte als Umriß dargestellt* 1914 erschienen) ist nicht die der üblichen Philosophie-Geschichte. Diese betrachtet Gedankeninhalte und Begriffsformen im historischen Vergleich. Steiner lebt sich in die Gedankenbetätigung ein und verfolgt das Gedankenleben, das in den einzelnen Philosophen tätig war, vom einen zum anderen in seiner Verwandlung. Was so entsteht, verhält sich zur üblichen Philosophiegeschichte wie goetheanistische Organik zur beschreibenden Naturwissenschaft. Er nennt denn auch dies Werk eine «vergleichende Entwicklungsgeschichte der Weltanschauungen»[92]. Diese widmet er – Ernst Haeckel! Steiner zeigte damit Haeckel und der gesamten wissenschaftlichen Welt, was er unter «Monismus» verstand. Er verfolgte die Bildekräfte mit naturwissenschaftlicher Methode auch dort, wo sie sich im denkenden Bewußtsein entwickeln. Auch dieses Werk stand unter dem Motto «Seelische Beobachtungsresultate nach naturwissenschaftlicher Methode». Über die *Gasträa-Idee* heißt es dort: «Eine Idee von ungeheurer Tragweite war damit gewonnen.» In diesem Werk vollzieht Rudolf Steiner die Umstülpung der naturwissenschaftlichen in die geisteswissenschaftliche Evolutionslehre. «Die wirkliche Entwicklung des Organischen von den Urzeiten bis zur Gegenwart stand vor meiner Imagination erst nach der Ausarbeitung der *Welt- und Lebensanschauungen*», schreibt Steiner in seiner Autobiographie, und fährt fort: «Während dieser hatte ich noch die naturwissenschaftliche Anschauung vor dem Seelenauge, die aus der Darwinschen Denkart hervorgegangen ist. Aber diese galt mir nur als eine in der Natur vorhandene sinnenfällige Tatsachenreihe. Innerhalb dieser Tatsachenreihe waren für mich *geistige Impulse* tätig, wie sie Goethe in seiner Metamorphosenidee vorschwebten» (Steiner[93]).

In der geisteswissenschaftlichen Evolutionslehre, die 1910 mit der *Geheimwissenschaft im Umriß* vorlag, erscheint dann das «biogenetische Grundgesetz» der gesamten Evolution: Jeder neuen Planetenverkörperung geht eine verkürzte Wiederholung der bisherigen Evolution voraus, damit sich die Wesen den veränderten Bedingungen anpassen können. «Der Menschenkeim erscheint aber zuerst auf der neu gebildeten Sonne als das, wozu er auf dem Saturn geworden ist. Er muß zunächst die verschiedenen Entwicklungsstadien, die er auf dem Saturn angenommen hat, so umwandeln, daß sie zu den Verhältnissen auf der Sonne passen. Die Sonnenepoche beginnt deshalb mit einer Wiederholung der Saturntatsachen, aber unter Anpassung an die veränderten Verhältnisse des Sonnenlebens.»[94] Haeckel hat dadurch, daß er den Entwicklungsgedanken zur *Weltanschauung* weiter Kreise machte, für die spätere Wirksamkeit der Anthroposophie eine entscheidende, zu wenig gewürdigte Vorarbeit geleistet. Man kann heute erkennen, daß das Verkehrte der Haeckelschen Denkart, das sie zeitnotwendig an sich tragen mußte, nur die Schlacke eines starken Geistesfeuers war, welches Rudolf Steiner voranleuchtete. Er hat es selbst von diesen Schlacken befreit und schrieb später an Eduard Schuré: «Nun ist trotz aller deutschen Philosophie... Haeckels phylogenetischer Gedanke *die bedeutendste Tat des deutschen Geisteslebens in der zweiten Hälfte des neunzehnten Jahrhunderts*. Und es gibt keine bessere wissenschaftliche Grundlegung des Okkultismus als Haeckels Lehre. Haeckels Lehre ist groß und Haeckel der schlechteste Kommentator seiner Lehre.»[95] Bis in die Bilder, die er gebraucht, bezieht sich Steiner in seiner *Geheimwissenschaft* auf Haeckel. Dieser hatte für den Keimzustand der kugelartigen Zellanhäufung den Begriff «Morula» oder «Maulbeerkeim» geprägt. Steiner benutzt für den vierten Saturnzustand das Bild «der Maulbeere» oder «Brombeere» für die Konfiguration der physischen Menschenleiber zum Saturn-Zustand der Erde.

1924 beschreibt dann Rudolf Steiner diesen Umstülpungsvorgang, aus dem seine Evolutionsdarstellung der Geheimwissenschaft hervorgegangen war: «Studieren Sie heute, indem Sie von dem hier gemeinten rosenkreuzerischen Initiationsprinzip berührt worden sind, den Haeckelismus mit all seinem Materialismus, studieren Sie ihn und lassen Sie sich durchdringen von dem, was Erkenntnismethoden sind nach *Wie erlangt man Erkenntnisse der höheren Welten?*: Was Sie in Haeckels *Anthropogenie* über die menschlichen Vorfahren in einer Sie vielleicht abstoßenden Weise lernen, lernen Sie es in dieser abstoßenden Weise, lernen Sie alles dasjenige darüber, was man durch äußere Naturwissenschaft lernen kann, und tragen Sie das dann den Göttern entgegen, und Sie bekommen dasjenige, was in meinem Buche *Geheimwissenschaft* über die Evolution erzählt ist.»[96] Dieses «den Göttern entgegentragen» vollzog Steiner, wie wir sahen, in der Ausarbeitung der *Welt- und Lebensanschauungen des 19. Jahrhunderts*. Goethe und Haeckel hatten den Entwicklungsgedanken aus der Naturbeobachtung zur Weltanschauungskraft ausgebildet. Steiner beobachtete in der eigenen Denkbetätigung das im Bewußtsein erscheinende Leben der Natur und fügte dann folgerichtig die «vergleichende Entwicklungsgeschichte der Weltanschauung» zu Goethes und Haeckels Naturrevolution hinzu. Damit aber war in wahrem Monismus Natur- und Menschenentwicklung ein Ganzes geworden. Und diese Ganzheit erscheint in seiner *Geheimwissenschaft* im Kapitel

«Die Weltentwicklung und der Mensch». So erscheint es nicht phantastisch, sondern konsequent, wenn er später die Weltanschauungen der Menschheit als zwölffach gegliedert darstellt im Zusammenhang mit dem Tierkreis, auf der anderen Seite dem Tierkreis aber auch zwölf Tierstämme zuordnet. Es sind zwei Metamorphose-Reihen derselben Bildesubstanz.[97]

Die Wissenschaft vom Organischen zeigt deshalb die gleichen Entwicklungsschritte wie die Natur selbst. Mit der Neuzeit einsetzend wird zunächst die Erde als *Kugel* begriffen. Martin Behaim baute z. B. 1491 den ersten Globus in Nürnberg. Die physische Natur wird ergriffen, die Entwicklung der Physik setzt ein. Drei Jahrhunderte vergehen, bis der entscheidende Schritt zu einer Erkenntnis des Lebendigen durch *Goethe* getan wird. Der «Kopernikus und Kepler der Organik» entdeckt die Urpflanze 1787. Nach den vorherigen Darstellungen darf hier die *ausgeweitete Kugel* als zweiter imaginativer Schritt hinzugefügt werden. *Haeckel* findet knapp 100 Jahre später die Gasträa, das Urtier. *Steiner* durchschaut die Erkenntnisart dieser drei Schritte und beleuchtet sie mit dem Licht des sich selbst begreifenden Denkens in seinen erkenntnistheoretischen Grundschriften. Er bildet zwischen Goethe und Haeckel den inneren Zusammenhang: «In Goethes Begriffen erhalten wir ... eine ideelle Erklärung für die durch Darwin und Haeckel gefundene Tatsache, daß die Entwicklungsgeschichte des Individuums eine Repetition der Stammgeschichte repräsentiert.»[98] Darwin und Haeckel fanden das «Wie» der Evolution, ihnen fehlte aber das «Was» – dieses ist eben Goethes Typus. Da Haeckel den Typus nicht aufgriff, konnte er seine Entwicklungslehre nicht zum Menschen fortführen. Steiner verbindet die zwei ersten Schritte der Organik und führt dann die Umstülpung ein, durch die das Haupt des Menschen erklärt wird. Die Reinkarnation wird als Evolutionsprinzip eingeführt – es wird dies weiter unten ausführlich erörtert werden: Was wir am Haupt physiologisch als Umstülpungsprozeß erfaßt haben, ist Spiegelung des Vorgangs, der sich mit dem ganzen Leib zwischen dem Tod und einer neuen Geburt geistig abgespielt hatte. Die Umstülpung als Reinkarnationsprozeß wird im Haupt physiologischer Prozeß des Denkens. Unter Erdbedingungen ist echtes Denken ein freier, von kosmischen *Wesenheiten*, die die «große» Umstülpung vollbrachten, unabhängiger schöpferischer Umgang mit Leib-befreiten Bildekräften. Befruchtet der Mensch die Leib-gebundenen Lebensprozesse, die seinem *Wollen* zugrunde liegen, mit diesen frei gefaßten Intuitionen, dann handelt er auch frei. Das heißt: er setzt die Evolution der Erde mit dem ihm verfügbaren Potential an freien Ätherkräften fort. Diesen in seiner *Philosophie der Freiheit* begründeten *ethischen Individualismus* nennt

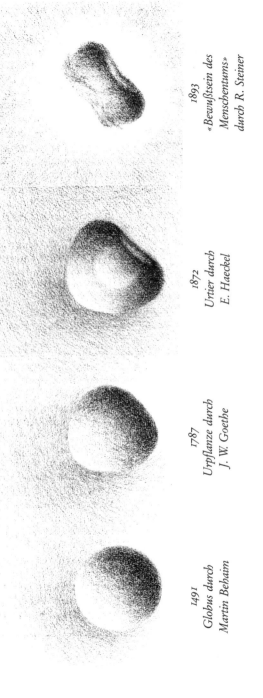

*Abb. 38 Die Entwicklung der Organik
Zeichnung: Daniel Moreau*

1491
Globus durch
Martin Behaim

1787
Urpflanze durch
J. W. Goethe

1872
Urtier durch
E. Haeckel

1893
«Bewußtsein des
Menschentums»
durch R. Steiner

Rudolf Steiner deshalb «die Krönung des Gebäudes, das Darwin und Haeckel für die Naturwissenschaft erstrebt haben. Er ist vergeistigte Entwicklungslehre, auf das sittliche Leben übertragen.»[99] Damit erscheint die Entwicklungsgestalt der organischen Wissenschaft durch Goethe, Haeckel und Steiner.

Die Abstände zwischen den einzelnen Schritten werden zunehmend kürzer (296 Jahre; 85 Jahre; 21 Jahre). Wenn wir uns an die musikalische Struktur der Umstülpungsübung erinnern, dann erfassen wir diese Beschleunigung in ihrer Dynamik.

Damit die Metamorphose der Bildekräfte im Sinne *Steiners* nicht mit der Sublimationstheorie *Freuds* verwechselt werde, sei daran erinnert, daß diese Metamorphose eine Funktion der Ichorganisation ist. Das bedeutet, wie oben (S. 104) dargelegt, daß gerade die höchste Verlebendigung des Denkens, welche die Fortpflanzungskräfte im Bewußtsein ergreift, die *leibfrei* gewordenen Bildekräfte handhabt. Während bei Freud nur die *Bindung* des Bewußtseins an das leibliche Unterbewußtsein erscheint, wird durch Steiner die freie Tat des aus sich selbst handelnden Geistes erkannt, der diese Bindung stufenweise überwindet.

Die Aufrichtung

In der Embryonal- und Wachstumszeit gliedert der musikalische Prozeß des Seelenleibes den plastischen Strom von *außen*. Dies erfordert den musikalischen Zugang über die Proportionen, die man durch äußerliches Messen findet (s. S. 69). Seine *innerliche* Tätigkeit in den Organen erfordert hingegen, daß wir eine Organfunktion in plastisch-lebendigen Begriffen erfassen und sie dann zu einer anderen Organtätigkeit ins Verhältnis setzen. Wie der Astralleib musikalisch als Intervall zwischen zwei Tönen lebt, so lebt er physiologisch in der Wechselwirkung zweier (und mehrerer) Organprozesse.

So vergegenwärtigen wir uns die eigene aufrechte Gestalt mit innerlich lebendigen Begriffen. – Fühlen wir, was es heißt, mit den Füßen auf der Erde zu stehen. Die Füße tragen uns; sie stehen in unmittelbarem Sinneskontakt mit der Erde selbst durch den Tastsinn; der Tastsinn der Fußsohlen vermittelt uns die Druck-Wahrnehmung, die von unserem Gewicht herrührt. Vergleichen wir mit diesem «Sockel» unserer «Gestalt-Säule» ihr

«Kapitell», das Haupt. Blicken wir geradeaus, dann ist im Kopf von dem Gewicht, das der Kopf zweifellos hat, nichts wahrzunehmen. Die Gliedmaßen-Konstruktion, mit der der Kopf in die Schwerelinie balanciert wird, schaltet für die Selbstwahrnehmung das Gewicht aus. Erst, wenn wir den Kopf aus der Traglinie kippen, nach vorn oder hinten, links oder rechts, bemerken wir ein wenig, daß auch der Kopf physisches Gewicht hat. Innerlich entspricht diesem Ausschalten der Gewichtswirkung, wie wir sahen, der Auftrieb des Gehirnwassers. Die Muskulatur, die sich in den Füßen, Beinen und Hüftgelenken mit den Gesetzen der Schwerkraft auseinandersetzt, ist auch sonst am Kopf in einer besonderen Lage. Die äußeren Augenmuskeln, mit denen wir die Blickbewegungen führen, drehen mit den Augäpfeln zwei Kugeln. Dabei fallen Schwerpunkt und Drehpunkt in einem Punkt zusammen, wodurch die Schwerkraft keine Wirkung auf die Bewegung der Augen ausüben kann (Hollwich[100]). Die Augenmuskeln arbeiten *schwerelos*.

Innen plastizieren die Ciliar-Muskeln die Linsenform und ändern so deren Brechkraft bei der Akkomodation. Statt in die Schwerkraft, die durch die Anordnung der Teile ausgeschaltet ist, ist die Muskulatur hier also in die optischen Gesetze des *Lichtes* eingegliedert. Muskulatur ist Bild-gestaltend tätig, insofern ihre Bewegungen das Bild auf der Netzhaut und damit das Bild der Welt, das wir sehen, bestimmt. Wir erfassen hier wieder funktionell die Umstülpung, die wir am Auge schon embryologisch gefunden hatten: Die Muskulatur befreit sich aus der physischen Willensfunktion und gliedert sich ein in eine rein seelisch-geistige *Wahrnehmungs*funktion.

Von der inneren psychologischen Seite aus gesehen lebt in den Füßen der Wille in hohem Grade unbewußt, dunkel. Die Fußtätigkeit verläuft im gewöhnlichen Leben unbewußt und unbeobachtet, während der Wille in dem, was wir mit den Händen ergreifen und den Augen erblicken, wacher und heller ist. Im Kopf selbst bringt der Wille im Denken den Sinneswahrnehmungen die Begriffe entgegen. Der vom hellen Bewußtseinslicht durchleuchtete Wille – dessen imaginative Physiologie wir kennen – ist dem *dunklen* Willen der Glieder so unähnlich, daß wir gewöhnlich gar nicht bemerken, wie im Denken der Wille lebt. Wille, ganz vom Ich durchleuchtet, erscheint als Kraft der Gedankenbewegung und Gedankenbildung. Im mathematischen Denken spricht man von Beweis-*Schritten*. Das sind Willens-Schritte, deren Inhalt wir voll überschauen. So zeigt sich der inneren psychologischen Beobachtung dieselbe Polarität wie der äußeren Beobachtung, und wir können beide zusammenfügen: In den Füßen lebt der Wille im Dunkel des Unbewußten in der Schwere. Die Füße haben keine Sinnesorgane für das

Licht. Inneres Dunkel des Willens lebt in äußerem Dunkel der Schwere. Im Haupt durchdringen sich inneres Bewußtseinslicht und äußeres Sinnes-Licht. Wir haben hier, von der inneren plastischen Übung her gesehen, die Polarität der physischen Kugel und der Lichtkugel, die durch Umstülpung entstanden ist, imaginativ vor uns.

Funktionell ist das Licht des Denkens, das in der Hauptesorganisation leuchtet, die Bedingung für die Aufrichtung der Gestalt. Sehen wir einen senkrecht stehenden Menschen, dann wissen wir durch diese Wahrnehmung unmittelbar, daß er wach, und das heißt: denkend tätig ist. Sobald sich das Ichbewußtsein trübt, ist dies mit der Aufrichtung nicht mehr zu vereinbaren, was am krassesten in der Ohnmacht deutlich wird; weniger deutlich aber bei allen jenen Menschen, denen die volle Entfaltung des Bewußtseinslichtes im Kopf durch Erkrankung unmöglich ist. Da entsteht der tappende, gebeugte Gang, weil die Kraft, die den Leib in der Balance hält, vom ganz wachen Ichbewußtsein, von der Denktätigkeit, ausgeht. In der Aufrichtung werden wir des Willens-Anteils *äußerlich* ansichtig, der im Denken lebt. Das Denken tritt beim Menschen an die Stelle der Vordergliedmaßen des Tieres. Die Bewegung, die sein Erscheinen vorbereitet, drängt die leibliche Organisation aus der Schwere heraus – in die Aufrichtung – und setzt sich selbst funktionell an die Stelle[101] der Organe, die beim nicht denkenden Tier die Gestalt stützen. Wir sehen den im vorigen Kapitel von innen betrachteten Tatbestand hier von außen.

So können wir den Vergleich der Fußtätigkeit mit der Kopftätigkeit zusammenfassen: Die Füße sind die *physische* Grundlage, das Haupt ist die *geistige* Grundlage der aufrechten Gestalt. Im vorigen Kapitel hatten wir die Umstülpungen, die als physiologischer Prozeß im Kopf wirksam sind, musikalisch als Oktavgeschehen begriffen. All diese Vorarbeiten waren nötig, um eine *Grundtatsache der musikalischen Physiologie* begreifen zu können, mit der Rudolf Steiner auf dieses medizinische Forschungsfeld hingewiesen hat: «Der Mensch weiß, daß er oben den Kopf und unten die Füße hat und daß sich das unterscheidet voneinander, und wer den Menschen wirklich studiert, der wird das ebenso wichtig finden, wie man, sagen wir, in der Anatomie beschreibt ziemlich äußerlich: Am Fuß sind die Fersenknochen, am Fuß sind die Zehenknochen, die Mittelfußknochen und so weiter, am Haupte ist das Scheitelbein, das Stirnbein, das Hinterhauptbein und so weiter. Dann beschreibt man, indem man weiter nach innen geht, das Gehirn. Man beschreibt die Muskeln des Fußes. Das alles beschreibt man so, wie wenn es irgend jemand beliebig zusammengelegt hätte und da die zufällige Menschengestalt entstanden wäre. In Wirklichkeit ist

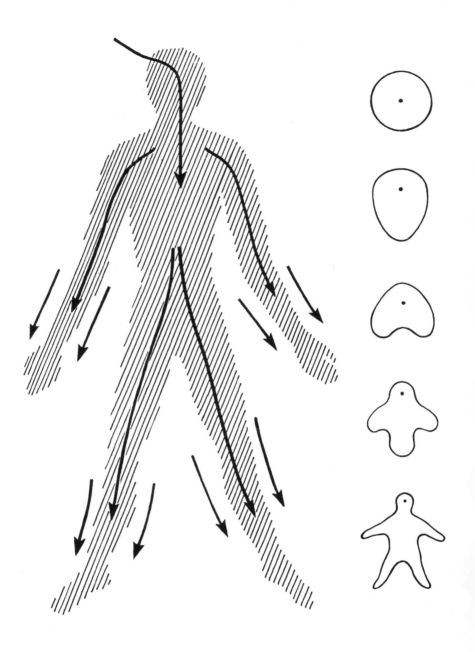

Abb. 39a

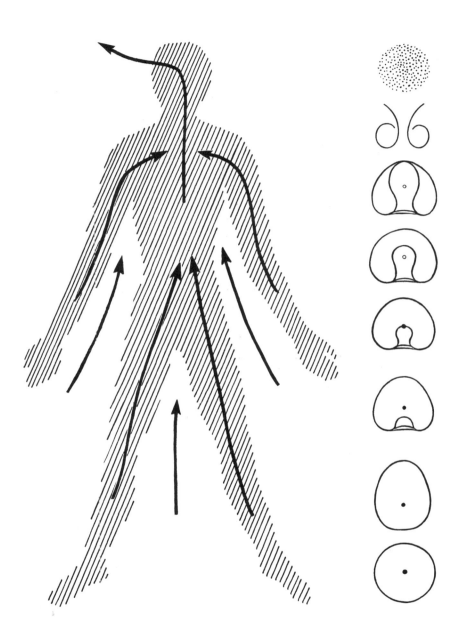

Abb. 39b

der Kopf die Oktave des Fußes. Und das ist eine ebensolche Wahrheit, daß der Kopf die Oktave des Fußes ist, wie das andere, das sonst in den Anatomiebüchern steht. Denn, wenn Sie die Fußtätigkeit nehmen, von ihr ausgehen und dasjenige nehmen, was der Kopf dazu getan hat – der Kopf hat nämlich etwas dazu zu tun, daß Sie mit den Füßen gehen können –, und Sie können wirklich auffassen die Kopftätigkeit und die Fußtätigkeit, dann bekommen Sie die Kopftätigkeit im Verhältnis zur Fußtätigkeit ganz genau in der Empfindung der Oktav zur Prim. Es ist nicht anders. So kann man den ganzen Menschen durchgehen. Er ist eine musikalische Skala.»[102]

Die übrigen Intervalle außer der Oktav enthalten alle ein Vibrierendes oder Sich-Stauendes, ein Strebendes, bis zur Sehnsucht sich Steigerndes – allgemein ausgedrückt: irgendeine Metamorphose des Begehrens. Einzig die Oktav ist davon ganz frei, und in ihrer Reinheit strahlt sie die reichste musikalische Fülle. Der Überwindung des Stoffgewichts für das Leben des Denkens im Ätherischen liegt astralisch die Überwindung der Begierdennatur zugrunde, wie wir sie im Weg zur Oktav und in dieser selbst erleben können. Wann und in welchem Lebenszustand diese Überwindung stattfindet, wird später zur Sprache kommen, wenn wir der Frage nachgehen, wann und wodurch überhaupt die Umstülpung des Hauptes bewirkt wird.

Durch die innere plastische Übung erschließt sich eine imaginative Physiologie des Denkens. Sie machte uns die Entwicklung der Organik und die Physiologie des Liquorsystems begreiflich. – In die entgegengesetzte Richtung der menschlichen Organisation führt uns die äußere Gliedmaßen-Übung. Mit dieser Seite des Ätherleibes betritt und ergreift der Mensch die physische Außenwelt. Diese Übung hat uns den Wachstumsvorgang des Menschen begreiflich gemacht. Die acht Kopfhöhen, die von außen gemessen werden können, sind nun aber im Einklang mit acht *inneren, organischen Funktionsbereichen*, die sich als Bewegungsglieder und Körperhöhen gegeneinander abgrenzen: 1. der Fuß; 2. der Unterschenkel; 3. der Oberschenkel; 4. das Becken; 5. der Bauchraum; 6. der Brustraum; 7. der Hals; 8. der Kopf.

Wie in der Gliedmaßen-Übung der plastische, inkarnierende Strom erfaßt wird, so ist die Umstülpungsübung die Anschauung des exkarnierenden, musikalischen Stromes. Wir stellen ihre acht Phasen hier zunächst hypothetisch neben die acht inneren Funktionsbereiche. Fußtätigkeit und Kopftätigkeit haben wir als Prim und Oktav des musikalischen Stromes bereits erfaßt. Nun sind die übrigen Organfunktionen auf ihre musikalische Qualität hin zu untersuchen.

Keimzellbildung, Befruchtung und Schwangerschaft

Vom Grundton der Fußtätigkeit aus gelangen wir in den Bereich des Beckens mit dem vierten Schritt der Quart, wenn wir uns hypothetisch an Abb. 39b orientieren. Darüber läge der Bauchraum als *Quint-Region.* Das Becken selbst hat einen unteren engen Teil (das sogenannte «kleine Becken») und einen oberen Teil, mit dem es sich schalenförmig nach dem Bauchraum hin öffnet. Es wäre also zu prüfen, inwiefern sich die männlichen Keimzellen in den Kräften der Quart und die weiblichen Keimzellen in den Kräften der Quint bilden. Wie müßte dies plastisch-anatomisch zum Ausdruck kommen?

Die Prim der Füße ruht auf dem Erdboden im Flächenkontakt mit den Kräften, die vom Erdenmittelpunkt ausstrahlen. Das Haupt lebt im Umstülpungsraum der Oktav, wo das Ätherische des Kosmos mittels des äußeren Gehirnwassers von überall her angreift. Von diesem Sograum ist die Quint berührt; unter seinem Einfluß *weitet* sich die Keimzelle der Frau in der Quint-Region während ihrer Reifung *zu einer Kugel von solcher Größe aus,* daß sie als einzige Zelle des menschlichen Körpers mit bloßem Auge gerade sichtbar wird. Dagegen verliert die männliche Samenzelle auf ihrem Weg zur Reife alles Umhüllende des Plasmas. Der Repräsentant der Punktkräfte in der Zelle, der Zellkern, bleibt übrig, und auch er wird noch weiter verdichtet, bis er im Mikroskop immer lichtundurchlässiger erscheint (Benninghoff[103]). Wir sehen die verdichtende Kraft der Quart im histologischen Bild der Samenreifung. Die Gebärmutter empfängt tatsächlich die Eizelle aus der Quint-Region und die Samenzelle aus der Quart-Region. Wie wir bei Betrachtung des wachsenden Embryo (vgl. S. 37) sahen, empfängt die Mutter den neuen Menschen aus zwei Richtungen her:
– das Menschenwesen mit seiner aus der Vergangenheit her gebildeten Konfiguration, die ganz im Haupt aufgehoben ist, *aus dem Kosmos;*
– diejenigen Kräfte, die diesen Menschen für die weitere Zukunft auf die Erde stellen können, die den übrigen Körper aus dem Kopf «herausplastizieren», *vom Vater.*

Wenn die Arme, der Schwerkraft folgend, herabhängen, dann liegen die Handgelenke auf derselben Höhe der Gestalt, wo wir von der inneren Organfunktion her die Quart finden: auf der Höhe der männlichen Keimdrüsen. Die Handgelenke sind aber auch die geisteswissenschaftlich erforschte Quart-Region für die Darstellung der Intervalle durch Eurythmie (s. S. 244). Suchantke und Pracht fanden die Quart in den Handwurzelknochen wirksam, und zwar durch den morphologischen Eindruck der Unterbrechung und Stauung des Armskelettes in den Handwurzelknochen; darüber hinaus aber in der Tatsache, daß diese Knochen erst *nach* der Geburt zu verknöchern beginnen. Sie brauchen also zur Gestaltbildung irdische Bedingungen. Weiter wiesen sie auf das Quart-Phänomen hin, daß das Ende der Verknöcherungsperiode der Handwurzelknochen in die Zeit der Erdenreife fällt, daher in die Zeit der physischen Reproduktionsfähigkeit.[104]

Es beleuchtet die Gesamtnatur der Quart als einer vierten Stufe, daß sich Prozesse, die von den verschiedensten Gesichtspunkten aus musikalisch angeschaut werden, in der Quart-Stufe überkreuzen und treffen. Der Gesichtspunkt, der im Neugeborenen das Wirken der Quart zeigte (zeitliche Proportion 1/3:1/4), ist ein ganz anderer als derjenige, welcher an der Gestalt zur Quart im Reproduktionsorgan führt, und wieder ein anderer Gesichtspunkt ist die Angabe der Intervalle in den Armen für die Eurythmie. Bei keinem anderen Intervall fanden wir bisher dies Phänomen der Überkreuzung verschiedener Gesichtspunkte.

So erscheint die zu Beginn durch äußerliches Messen gefundene «Oktav der Zeugung» hier erneut, aber sie bildet sich in den Quart-Kräften des Vaters und den Quint-Kräften der Mutter.

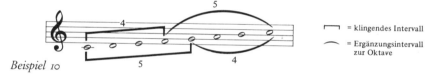

Beispiel 10

Dies ist die Physiologie der von der Oktav berührten inneren Leere und Offenheit. Da erleben wir musikalisch das Negativ der Quart, ihre Hohlform. Deshalb kehren sich auch Quart und Quint in bezug auf die Oktav wechselseitig ineinander um, wie Positiv und Negativ. Die Quart hat als Ergänzungsintervall die Quint; gehen wir von der Quart in die Quint, dann ist das Ergänzungsintervall zur Oktave die Quart. Die Quart geht beim Schritt in die Quint in ihr eigenes Ergänzungsintervall hinein, was sonst bei benachbarten Intervallen nicht möglich ist. Das Verdichtungsgeschehen der Quart hat im nächsten Schritt die Leere der Quint zur Folge, als ob man in die Hohlform einträte, welche die Quart als Gestaltabdruck hinterlassen hat.

Die Seelenverfassung der werdenden Mutter ist diese Lockerung, in der sie in gesteigerter Empfindung wie in einer umhüllenden Sphäre außerhalb ihres Leibes lebt. Es ist eine Quinten-Verfassung der Seele. Die Schwangere

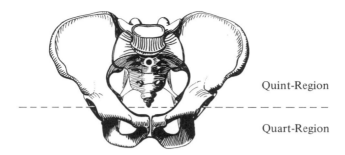

Abb. 40 Die Lage des Körperschwerpunktes (●) über der Unterstützungsachse der Hüftgelenke beim aufrechtstehenden Menschen (unter Verwendung einer Abbildung aus Benninghoff-Goerttler, Lehrbuch der Anatomie[106]).

wird in einen Zustand zurückversetzt, wie er der früheren Menschheit eigen war. Denn die Menschen empfanden sich in dieser Art beim Erklingen von Quinten, bevor man so in der Terz zu Hause war wie heute: «Man fühlte sich als aus sich herausgehoben in der Quinten-Musik, als aus sich herausgehoben fühlte man sich» (R. Steiner[105]).

Die Quint hat eine labile Lage zwischen den Grundkräften der Prim und den Lichtkräften der Oktav. Den Wirkungsbereich der Prim hat sie verlassen, vom Bereich der Oktav ist sie berührt.

Im Gliedmaßensystem finden wir diese labile Mittelstellung der Quint weiter darin, daß der Schwerpunkt des Körpers im Stehen und Gehen *über* der für die aufrechte Haltung entscheidenden Unterstützungsachse liegt. Diese Achse durchläuft in der Quart-Region die beiden Hüftgelenke. Der Körperschwerpunkt liegt in der Mittelachse etwa drei bis fünf Zentimeter *über* der Ebene der Hüftgelenke, etwa in Höhe des dritten Kreuzwirbels.[106] Damit befindet sich der Körperschwerpunkt beim aufrechten Menschen in einer labilen Lage, das heißt: Er hat, insofern er den Gesetzmäßigkeiten der Mechanik unterliegt, das Bestreben, unter die Unterstützungslinie zu gelangen. Mit anderen Worten: Um in aufrechter Haltung zu bleiben, braucht der Mensch eine andere, die Mechanik der Schwere überwindende Kraft. Wie wir sahen, ist die Aufrichtung keine in der Mechanik begründete Haltung, sondern sie lebt aus der Willenskraft des Denkens. Diese Willenskraft bleibt aber nur wach und tätig, solange sie durch eine Wahrnehmung geweckt wird. Diese Wahrnehmung besteht in der labilen Lage des Schwerpunktes bzw. in der Eigentendenz des mechanischen Systems, den Schwerpunkt unter die Unterstützungslinie zu bringen. Der Muskelwille erlebt diese Labilität als Quint.

So dem Kosmos exponiert, enthält die weibliche Organisation die Tendenz, sich den Quart-Kräften zu entziehen. Die Mißbildung der Hüftgelenke, dergestalt, daß die Pfanne im Becken zu flach ist und der Gelenkkopf des Oberschenkels aus der Quart-Region in die Quint-Region hinaufrutscht, ist bei Mädchen vier- bis achtmal häufiger als bei Knaben (angeborene Hüftluxation).

In der Oktav (des Hauptes) kommt das Gesamt-Willenserlebnis, das in der Aufrichtung lebt, musikalisch zum Bewußtsein. Die Quint ist das Willenserlebnis der Aufrichtekraft an dem Punkt des Leibes, wo sie physisch ansetzt. Das Gehirnwasser des Oktav-Geschehens reicht nun mit seinem letzten untersten Ausläufer gerade bis in die Quint-Region, wo der Rückenmarkskanal in Höhe des dritten Kreuzbeinwirbels endet. Dies ist die innere anatomische Ausgestaltung der Lebensbeziehungen zwischen der Oktav-Kraft und ihrem physischen Ansatz im Quint-Bereich. Für die Aufrichtung empfängt der Mensch die Willenskräfte seines *eigenen* höheren Ich aus der Oktav seines Hauptes. Sie wenden den Leib in Richtung seines kosmischen Ursprungs um. In der Quint-Region, wo der Schwerpunkt balanciert wird, empfängt aber die Mutter auch die Willenskräfte des *höheren Ich des Kindes* aus der Oktav *seiner* Hauptes-Natur, die als Geistkeim aus dem Kosmos in die Quinten-Sphäre hineinstrahlt.

Der dreigliedrige Äther-Mensch steht vor uns, atmend zwischen der Quint im Wasser der Fortpflanzung und der Wasserströmung des Ideen-Lichtes im Oktav-Bereich. Die Quinten-Region des Leibes ist also *doppelter Empfängnis-Ort:* In sie strahlt aus der Oktav der Urkugel des Geistkeimes der Erden-Bindungswille durch Fremdbefruchtung; in sie strahlt aus der Oktav des eigenen Hauptes der Erdbefreiungswille, den sie empfängt durch Selbstbefruchtung aus dem Leben der Idee.

Die Bildung des Wortes

Vergleichen wir nun die Quart-Region mit der Septim-Region genauer. Die große Septim verdankt ihre Eigenart der Tatsache, daß sie einerseits aus dem Wirkungsbereich des Grundtones sehr weit herausgetreten ist. Auf der anderen Seite wirkt der Kraftbereich der Oktav stark in sie hinein, saugt sie förmlich nach oben. Die Halbtonnähe eines Tones, der selbst unhörbar bleibt (Oktav), wirkt in die Septim mächtig hinein, so daß sich die Septim ständig «auf dem Fluge in die Oktav» befindet.

Erinnern wir uns an die Anschauung des Oktav-Planes. Jede Beziehung zur Schwere, zur Stofflichkeit, zum Gewicht – oder seelisch zum irgendwie Begehrlichen – verschwindet beim Durchtritt in die Oktav. In dem gesuchten Organ müßte also die Funktion, welche das Organ im Dienste des physisch-mineralischen Leibes hat, im Nach-oben-Strömen umschlagen in eine geistige Funktion. Dies geschieht, wie schon erwähnt, im Kehlkopf und seinem Zusammenspiel mit der Lunge. Dabei wird die aus dem Stoffwechsel ausgeschiedene Luft durch die Septim-Kraft des Kehlkopfes klingend umgestülpt in die Oktav des *Wortes*. Die äußerste Bewegtheit, in der die Septim flimmert, finden wir im Kehlkopf, wo sich die rascheste und lebendigste Muskeltätigkeit des Körpers abspielt. Dem Halbton zwischen Septim und Oktav entsprechend müßte diese Funktion mit einer Verdichtung vonstatten gehen. Sie erscheint physisch in den die Luft verdichtenden Muskeln der Stimmritze.

Diese klingende Ausatmungsluft wird durch Muskeln, die am Kopf ansetzen, zum Vokal geformt. Aus der Region der Oktav im Haupt empfängt diese Septim des Kehlkopfklanges die von außen einstrahlenden plastischen Formen der Konsonanten, die aus Nachbildungen der Sinneswahrnehmungen entstehen. So geht das Wort aus der musikalischen Organisation des Menschen als ein Septim-Oktav-Schritt hervor. Neben die Oktave des *Hauptes* stellt sich die Oktave des *Wortes*. In der Anatomie der Umstülpung (s. S. 93) hatten wir schon das Wort als den «in der Luft unternommenen Versuch, einen Kopf zu bilden», erfaßt. In der Lungen-Kehlkopftätigkeit wird der Stoffwechselprozeß der Luft in seiner physischen Funktion *überwunden* und eine Erscheinungsform des Geistes gebildet, das Wort. Der männliche Teil der Reproduktionsorgane, der die Keimzellen in der Quart-Wirkung verdichtet, bildet in seiner Funktion dasselbe, was er seiner eigenen Natur nach ist: den physischen Leib. Polar zum Kehlkopf hält das Reproduktionsorgan an seiner eigenen physischen Natur fest. Die Quart ist das Intervall der Vererbungsfunktion. Der Septim-Oktav-Schritt ist das Intervall der Sprachfunktion.

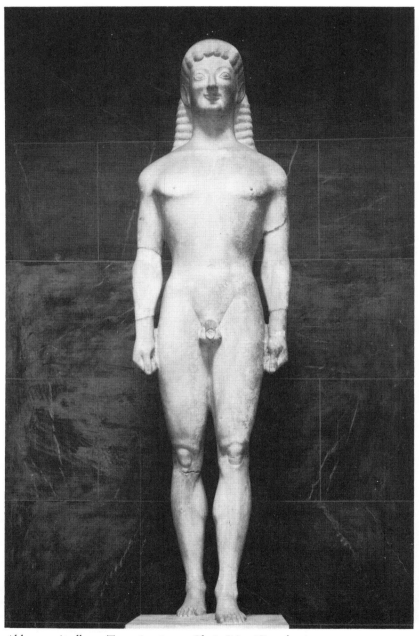

Abb. 41   Apoll von Tenea (ca. 600 v. Chr.): Prim (Grundton)

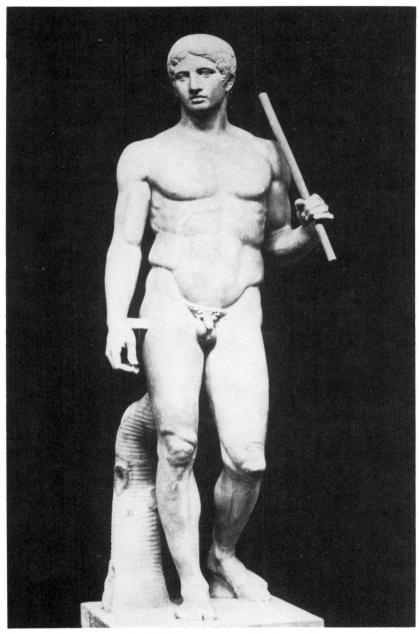

Abb. 42   Doryphoros nach Polyklet (ca. 450 v. Chr.): Sekund (zweite Stufe)

Stehen und Gehen

Vergegenwärtigen wir uns wieder den Grundton als Prim im ruhig aufrechten Stehen. Er wirkt in der ruhigen Stützkraft der beiden gleichmäßig belasteten Füße.

Beispiel 11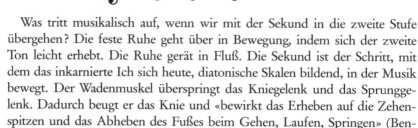

Was tritt musikalisch auf, wenn wir mit der Sekund in die zweite Stufe übergehen? Die feste Ruhe geht über in Bewegung, indem sich der zweite Ton leicht erhebt. Die Ruhe gerät in Fluß. Die Sekund ist der Schritt, mit dem das inkarnierte Ich sich heute, diatonische Skalen bildend, in der Musik bewegt. Der Wadenmuskel überspringt das Kniegelenk und das Sprunggelenk. Dadurch beugt er das Knie und «bewirkt das Erheben auf die Zehenspitzen und das Abheben des Fußes beim Gehen, Laufen, Springen» (Benninghoff-Goerttler[107]). Das Gefühl in dem sich anhebenden Fuß besteht im Verschwinden des Körpergewichtes, welches der Unterschenkel als Beinsäule in der Primstellung getragen hatte. Es wandelt sich um in die Empfindung desjenigen Gewichtes, welches Unterschenkel und Fuß selbst haben und das man jetzt trägt.

Grundton-Prim-Empfindung: «Ich ruhe lastend auf meinen Füßen».

Sekund-Empfindung: «Ich *trage* das Gewicht meines Unterschenkels und meines Fußes». Der Schritt von der Prim zur Sekund ist der Schritt aus einem Eins-Sein mit den Schwerekräften zur Empfindung des eigenen Gewichtes als eines äußeren, das man bewegen kann. Wir emanzipieren uns von den Schwerekräften in der Sekund.

Plastisch-künstlerisch finden wir diesen Schritt in der Entwicklung der griechischen Plastik. In der archaischen Zeit ruhen die Beine der Statuen zuerst primhaft, säulenartig. Dann kommt der Moment, wo in der klassischen Zeit das «Spielbein» angehoben wird und die ganze Plastik zum Leben erwacht. Dies ist physiologisch darin begründet, daß das Anheben des Beines eine Fülle von Folgebewegungen im gesamten übrigen Körper auslöst: Es beginnt ein Spiel von Ausgleichsbewegungen in Hüften, Wirbelsäule, Hals, Schultergürtel und Armen (vgl. Abb. 41 und 42).

Von der inneren Übung aus, die wir mit den acht Kopfhöhen und den acht Funktionsbereichen vergleichen, wäre nun die Terz im Oberschenkel zu prüfen. An seiner Bewegung sind Muskeln beteiligt, die nicht mehr rein äußerlich verlaufen. Die Bewegungskraft im Hüftgelenk stammt wesentlich von einem Muskel, der *aus dem Inneren des Leibes* nach außen greift (M.

iliopsoas). An den Querfortsätzen der Lendenwirbelsäule entspringend zieht er an der Rückwand des Bauchraumes ins Becken, tritt in der Leistenbeuge heraus und erfaßt den Oberschenkelknochen. Die Beugung des Oberschenkels ist damit eine Bewegung, die sich in die Innerlichkeit des Leibes hinein fortsetzt, dem Übergang der Sekund in die Terz vergleichbar. (Das Verhältnis dieser Intervallzuordnungen zu denjenigen, die in der Toneurythmie für die Beine angegeben sind, wird in Kap. 4 erörtert.)

Die hypothetische Zuordnung der Umstülpungsübung zu dem musikalischen Strom aus den Füßen in den Kopf (s. Abb. 39b) hat sich uns nun bereits für Prim, Quart, Quint, Septim und Oktav bestätigt. Für die Terz nur in Andeutung. Die Sext mußte vom rein plastischen Vorgang her in besonderem Maße eine theoretische Annahme bleiben, weil das Verdünnen einer Plastik bis zu einer «durchsichtigen Haut» vom plastischen Empfinden selber nicht mehr mitgemacht werden kann. Man verläßt hier das Beobachtungsfeld des Ätherischen, weil der Vorgang in die Wirksamkeit des Astralischen übergeht. Physisch ist der musikalische Strom aus den Füßen in die Kopfregion von den Strömungen des venösen Blutes begleitet. Es strömt erst in den von den äußeren Kräften beherrschten Beinen im unteren Tetrachord (= Intervallraum vom Grundton bis zur Quart). Dann verbindet sich das Venenblut mit dem reichen inneren Leben der Bauchorgane. Nun tritt die untere Hohlvene, die das gesamte weitverzweigte Venenblut des Bauchraumes in sich gesammelt hat, durch eine Lücke im Zwerchfell. Das Blut gelangt ins rechte Herz und von dort aus in die Lunge. Im ersten Kapitel war uns dieser Vorgang musikalisch als die Umwendung des Moll-Stromes in den Dur-Strom durch das Herz erschienen. Das Blut gelangt mit diesem Schritt aus dem Herzen in die dünne Haut der Lungenbläschen. Es strömt damit in eine Fläche von umgerechnet ca. 70 m^2 (!), durch die hindurch es mit dem Luftumkreis der Erde atmet. Vom Grundton der Fußtätigkeit her das Venenblut bis in diese Entäußerung hinaus verfolgend, finden wir darin die große Sext in ihrer eigentlichen lebendigen Tätigkeit. Davon war das plastische Grenz-Erlebnis nur ein schwacher Schatten («der Innenraum vereinigt sich in einem Punkt mit dem Außenraum»). Dieser großen Dur-Sext geht die innerlichere kleine Moll-Sext dadurch voran, daß sich das Blut zuvor im rechten Herzen sammelt.

Wir werden später in der Physiologie der Lungenoberfläche noch die Prozesse der Quint und der Dur-Terz finden. Die Zuordnungen zu bestimmten Intervallen sind immer nur von einem ganz bestimmten Bezugspunkt aus möglich, ihr Prozeß liegt in diesem *Verhältnis*. Das tiefere Wesen des Musikalischen besteht ja gerade darin, daß ein und derselbe Ton *gleich-*

zeitig, z. B. Terz (in bezug auf den Grundton der Tonart), Sext, Quint und Septim (in seinen Verhältnissen zu anderen gleichzeitig erklingenden Tönen) sein kann. Wird er durch einen *Sekund*-Schritt erreicht, leben in *einem* Ton sich durchdringend die Qualitäten von Sekund, Terz, Quart, Sext und Septim. So haben wir uns in jedem Organ eine symphonische Totalität musikalischer Kräfte vorzustellen. Unser Erkennen kann aber nur Schritt für Schritt in Schichten arbeiten.

Wenn die Intervallkräfte so im Menschen schaffen, dann ist zu fordern, daß wir die beschriebenen Gestaltungs-Impulse auch dort wiederfinden, wo diese Bildekräfte vom Leib befreit als musikalische Gestaltungskraft eines Komponisten wirksam werden. Ein schönes Beispiel dafür ist das Thema der A-Dur-Sonate von Mozart KV 331:

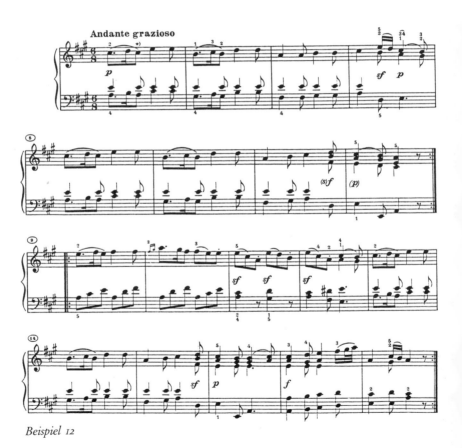

Beispiel 12

Die Melodie bewegt sich zunächst über acht Takte hinweg im wesentlichen im unteren Tetrachord, also im Tonraum bis zur Quart. Dann erhebt sie sich (ab Takt 9) von der Quint aus in die Sext, schwingt sich beschleunigt in die Septim-Oktav-Region, um kadenzierend wieder in den unteren Tetrachord zurückzukehren. Indem die Melodie in die Quinten-Sphäre eintritt und im Bereich des oberen Tetrachords sich bewegt, ändert sich die Satzweise auffallend; aus den akkordisch gesetzten Begleitharmonien wird ein fließender Legatostrom; aus einem statisch in sich gebundenen Gestus sind wir mit einem Mal in ein strömendes Kräftefeld versetzt, das durch die Begleitung melodisch in Fluß kommt. So metamorphosiert sich in die plastische Gestaltung des Musikalischen, was wir in seiner physiologischen Wirksamkeit am Menschen beobachtet haben. Das Beispiel von Beethoven auf S. 103 zeigte die Strömung in einer einseitigen Gestaltung auf die Septim-Situation zugespitzt, da es sich um ein Finale handelt.

Nach dieser Arbeit an der musikalischen Physiologie können wir eine im ersten Kapitel (s. S. 46) übriggebliebene Frage beantworten: Warum begleitet der «musikalische Strom» von unten nach oben zunächst das venöse Blut, dann aber, indem er mit der Ausatmung weiter nach oben zieht, das *arterielle* Blut, das in den Halsschlagadern strömt? Das venöse Blut kommt ihm aus dem Kopf in den Halsvenen *entgegen!* Der Umschlag vollzieht sich oberhalb des Herzens, wo die obere Hohlvene ins Herz mündet. Rein musikalisch gesehen kommt dem Empfinden des Astralleibes ab der Sext ein Strom aus der Oktav *entgegen*. (Mit der Quint wird zwar schon die Tatsache dieser Strömung als solche wahrgenommen, wie wir sahen. Diese Wahrnehmung bleibt aber noch qualitätslos, offen.) Das spiegelt sich physisch im *venösen Gegenstrom*, in der Umwandlung des Verhältnisses von musikalischer Bewegung und Blutbewegung. Es kündigt sich darin schon an, daß im Kopf das Blut selbst umgestülpt wird in Gehirnwasser.

In der Abb. 43 sind Wachstumsgestalt und Ich-Gestalt in ihren musikalischen Strukturen zusammengefaßt. Die achtfache Gliederung der menschlichen Ich-Gestalt ergibt sich also von drei *völlig voneinander unabhängigen* Gesichtspunkten aus:

1. Durch Messen der Proportionen (s. S. 36)
2. Durch die Funktionsbereiche des Körpers (s. S. 117)
3. Durch die Phasen der Umstülpungsübung (s. S. 96, 97)

So tragen sich diese Verfahren gegenseitig und sichern den Erkenntniswert der künstlerisch erfaßten Qualitäten.

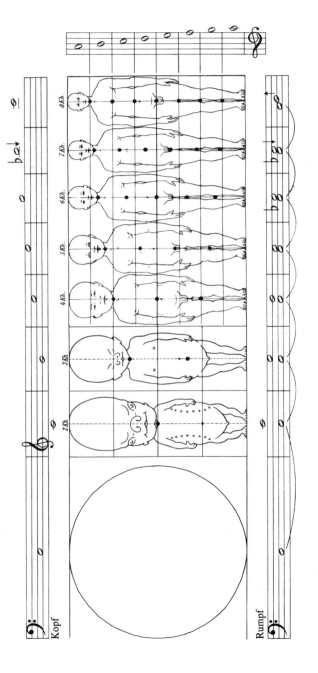

Abb. 43 Die Wachstums- und die Ich-Gestalt des Menschen, plastisch-musikalisch.

Die Oktav des Hauptes und die Oktav des Wortes

Vergegenwärtigen wir uns abschließend noch einmal die Bildung der Sprache, um das Verhältnis der Oktav des Wortes zur Oktav des Hauptes zu begreifen. Das Abgestorbene unseres Leibes wird durch die Ausatmung ausgeschieden, die den Überschuß an Kohlensäure hinausschafft, durch den wir sonst vergiftet würden. Als flüchtiges Gas trennt sich die Kohlensäure in der Lunge aus dem Blut und steigt hinauf in Bronchien und Luftröhre. Kurz bevor sie den Leib verläßt, kann der Kehlkopf eingreifen. Er schließt die Luftröhre dicht ab; die Ausatmungsluft wird gestaut und erwärmt sich im erhöhten Druck. Dann springt die Stimmritze auf, und die Luft streicht an den schwingenden Stimmbändern vorbei, wie der Bogen die Saiten einer Geige streicht. Die Trägerin der Leibesasche wird in Klang verwandelt. Die klingende Luft strömt in die «Konsonantenwerkstatt» des Kopfes und wird in der Flüssigkeit des Speichels plastisch geformt zum Wort. – Das Ich verwandelt den abgestorbenen Leib in die sinntragenden Klanggestalten der Sprache; es führt das Leibesleben durch den Tod und gestaltet aus dem Geistesleben der Gedanken heraus den neuen Leib des Wortes. – Was vom physischen Leib als Asche im venösen Blut der Ausscheidung durch die Lunge zustrebt und umgestülpt wird in das musikalische Leben des Wortes, das ist *das Resultat unseres Wollens und Tuns* im Leibe; denn es ist Endprodukt des Stoffwechsels.

Welches Urbild spiegelt die Bild-Natur des Menschen, wenn er spricht? Wir finden es, wenn wir uns das partielle Absterben des Leibes radikal gesteigert denken zu seinem vollständigen Tod. Wenn die Seele auch den Ätherleib abgelegt hat, steigt sie durch die Läuterungszeit hindurch in das musikalische Leben der kosmischen Sphärenklänge auf. Sie gelangt schließlich in die Sphäre des Weltenwortes zur Weltenmitternachtsstunde. Da werden die Ergebnisse des zurückliegenden Taten-Lebens im Götterschaffen umgeschmolzen in den Schicksalsplan des nächsten Lebens. Die Gliedmaßen und der Rumpf des vorigen Leibes – was ihnen in der Geistwelt als seelisch-geistige Organisation entspricht – wird umgestülpt in dasjengie, was am Leib des nächsten Lebens Haupt wird.

Das Haupt des Menschen ist das Wort, mit dem sein höheres Ich, im Rhythmus der Inkarnationen atmend, sich aus dem Weltenwort des Kosmos heraus ausspricht. Das Erdenwort ist als Bild dieses Weltenvorgangs der Ansatz, aus dem, was im Erdenleib verwest, einen neuen Kopf zu bilden; der Versuch, was zukünftig nachtodlich makrokosmisch geschieht, in der Gegenwart mikrokosmisch zu verwirklichen. Wir erinnern uns: «Die menschliche Sprache ist der fortwährend vom Kehlkopf in der Luft unternommene Versuch, Kopf zu werden.»

Im *Wort* schafft das Ich ein musikalisches Bild seiner künftigen Wiederverkörperung. Im *Haupt* lebt das Ich im plastischen Bild seines vergangenen Erdenlebens. Zwischen diesen beiden Formen atmet sein Wesen in der Gegenwart. Damit stehen die beiden Bilder des ersten Kapitels erneut vor uns (Abb. 10 und 39).

So ist ein neuer Ausgangspunkt gewonnen, um uns auf einem höheren Felde auf die Oktav zu besinnen. Bisher haben wir die Aufmerksamkeit vor allem darauf gelenkt, was in der Oktav an *Neuem* gegenüber der Prim auftritt. Wenn wir aber darauf achten, daß wir in der Oktav den *gleichen* Ton wiedererleben wie in der Prim, dann können wir empfinden: Ich höre in meinem Kopf wieder den Ton meiner Fußtätigkeit. Erlebe ich nicht den Grundton meiner Fußtätigkeit auf einem höheren Boden? Die Spannung zwischen dem inneren, schweren, dunklen Ruhepunkt des Grundtones und dem Oktav-Licht des Hauptes, in dem wir die geistige Grundlage der Aufrichtung erfaßten, führt uns zu dem Bild einer vergeistigten Fußtätigkeit im Haupt. Ihr liegt die erwähnte Umstülpung der Glieder in den Kopf zu Grunde. – Ein volles Oktav-Erlebnis, das die Menschheit erst in Zukunft erreichen wird, wird ihr das Wort der Oktav eröffnen, das etwa lautet: «Ich bin zum zweiten Mal da.» Die Oktav wird zur musikalischen Erfahrung der eigenen Wiederverkörperung werden, indem der Mensch empfinden wird: Ich habe, vereint mit den Wesen der geistigen Welt, mir mein Haupt selbst als Wort gebildet aus den Schritten, die meine Füße im vergangenen Erdenleben getan haben. Jene Schritte wurden meine Sprachbewegungen, als ich vereint war mit den Wesen des schaffenden Weltenwortes. Wenn meine jetzigen Erdenschritte im Erkenntnislicht meines Hauptes aufgehen, wie die Prim in ihrer Oktav aufgeht, dann bringe ich meine Erdenschritte mit dem Schicksalswort meines höheren Ich, das ist: mit dem Willen der Götter in Einklang. «Dann wird nämlich das musikalische Erlebnis für den Menschen der Beweis von dem Dasein Gottes sein, weil er das Ich zweimal erlebt, einmal als physisches Innen-Ich, das zweite Mal als geistiges Außen-Ich. Und indem man ebenso allgemein, wie man eine Septime, eine Quinte, Terzen verwendet, dann Oktaven mitverwendet – die heutige Verwendung ist noch nicht diese –, wird das auftreten als eine neue Art, das Dasein Gottes zu beweisen. Denn das wird das Oktav-Erlebnis sein. Man wird sich sagen: Wenn ich mein Ich einmal so erlebe, wie es auf der Erde ist, in der Prim, und es dann noch einmal erlebe, wie es im Geiste ist, dann ist das der innere Beweis vom Dasein Gottes. ... und das wird dazu führen, daß der Mensch einfach die Tonleiter als sich selber empfindet, aber sich selber als befindlich in beiden Welten» (Steiner[108]).

Die folgenden Abschnitte dieses Kapitels untersuchen die verschiedenen Organprozesse in der Hals- und Kopfregion des Menschen daraufhin, wie sich die Kräfte der Septim und Oktav hier manifestieren.

Eine Sprachform der Hauptesorganisation

«Der Schädel ist aufzufassen als die *höchste* Ausbildung des tierischen Typus, als dasjenige Organ, in welchem die Idee, welche im Tier zur Erscheinung kommt, ihre ihr angemessenste Entfaltung erlangt; dieselbe Idee manifestiert sich auch schon in den untergeordneten Organen; aber hier ist ihre Verkörperung dem, wonach sie strebt, noch nicht völlig angemessen, ihre Äußerung und ihr Wesen, ihre innere Möglichkeit, noch nicht gleich, sie könnte mehr sein, etwas Höheres sein, als sie ist, und dieses Höhere, was sie auf einer untergeordneten Stufe sein könnte, aber nicht ist, das wird sie im Schädel.

So stellt sich der Schädel als eine höhere Bildung den niederen Organen gegenüber, als die Vollendung und Ausgestaltung dessen, was in den letzteren nur *angedeutet* ist. Das ist Goethes Gedanke.»

In dieser Anmerkung, die der Herausgeber R. Steiner zu Goethes Arbeit über die Wirbelmetamorphose des Schädels gemacht hat,[109] waltet ein Sprachstil, dessen musikalische Bewegung wir durch die geschaffenen plastisch-musikalischen Bilder unmittelbar erfassen können.

Die Dynamik des 92 Worte überspannenden ersten Satzes beginnt in gelassener Ruhe bis «... manifestiert sich schon in den untergeordneten Organen». Dann beginnt mit «aber hier» die Unruhe, die aus dem Widerspruch des schaffenden Ideenlebens mit seiner sinnlichen Manifestation entspringt. Immer strebender, drängender steigert sich die Geschwindigkeit der Bewegung sexten- und septimenhaft, bis sie sich in der Oktav – «das wird sie im Schädel» – zusammenfaßt. *Der Stil wird hier vom Willenserlebnis der Ideen-Tätigkeit gestaltet.* In einfacher Form erscheint der wiedergegebene Satz zu Goethes Wirbelmetamorphose später in der *Theosophie*, den musikalischen Gehalt bildhaft bewahrend: «Der ganze Leib des Menschen ist so gebildet, daß er in dem Geistesorgan, im Gehirn, seine Krönung findet.»[110]

Das Wort «Ich»

Wir beobachten, wie sich die Stellungen der Sprachwerkzeuge zueinander verhalten, indem wir Vokale und Konsonanten erzeugen. Ein Zwischenreich zwischen diesen beiden Lautgruppen sind die stimmhaften Konsonanten. An ihnen kann man beobachten, daß mit ein und derselben Einstellung der über dem Kehlkopf gelegenen Sprachwerkzeuge zwei Laute entstehen: ein Laut durch Hinzutreten des Kehlkopftones, ein zweiter ohne Kehlkopftätigkeit. Zum Beispiel W und V. (Es sei betont, daß diese Untersuchung nicht vom Gesichtspunkt der künstlerisch-ätherischen Gestaltung aus, also vom sogenannten «Laut-Ansatz» her, sondern vom Gesichtspunkt der physischen Lauterzeugung, und zwar derjenigen der deutschen Sprache, gemacht wird.)

Man kann nun alle zwölf Haupt-Konsonanten durchgehen und mit ihnen den Versuch machen, daß man sie mit und ohne Kehlkopftätigkeit spricht. Bei manchen kommt gar nichts heraus. Rein stimmhafte Konsonanten wie L oder M können nicht in stimmlose verwandelt werden. Rein stimmlose wie P oder T können nicht in stimmhafte verwandelt werden. Wir stoßen aber an einer Stelle auf einen überraschenden Sonderfall. Es gibt einen stimmlosen Konsonanten, der sich dadurch, daß man zu seiner Einstellung der Sprachwerkzeuge die Kehlkopftätigkeit hinzunimmt, noch tiefer verwandelt als nur in einen stimmhaften Konsonanten. Dieser stimmlose Konsonant verwandelt sich in einen *Vokal:* Sprechen wir ein vorderes, helles, scharfes CH; jetzt behalten wir diese Einstellung der Sprachwerkzeuge völlig bei und schalten dann den Kehlkopfklang in den Ausatmungsstrom ein. Es entsteht dadurch der Vokal I. Wir können die Gegenprobe machen. Dazu nehmen wir alle sieben Vokale nacheinander durch und beobachten, ob es möglich ist, ohne Kehlkopfklang mit der Vokal-Einstellung der übrigen Sprachwerkzeuge einen Konsonanten hervorzubringen. Dabei ist zu beachten, daß der Atem stimmlos kräftig durch die übrigen Sprachwerkzeuge hindurchgeht, so wie bei stimmlosen Konsonanten. Nicht richtig wäre es im Sinne des Experimentes, den Atem stimmlos so zurückzuhalten, wie diesen die tonerzeugende Stimmritze des Kehlkopfes zurückhält. Bei den Vokalen A, E, O, U, Ä, Ö, Ü entstehen so nur Atemgeräusche, oder, wenn man will, ein verschieden gefärbtes H.[111] Wir haben aber auch hier den entsprechenden Sonderfall. Spricht man ein helles I, nimmt dann den Kehlkopfklang aus dem Atemstrom heraus und schickt den ungebremsten Atem durch die I-Stellung der übrigen Sprachwerkzeuge hindurch, dann ertönt das CH.¹¹² Die beiden Laute des Wortes «Ich» stehen zueinander also in einer besonderen Beziehung.

Vom Gesichtspunkt der physischen Lauterzeugung aus sind Konsonanten und Vokale zunächst zwei getrennte Reiche. In den Vokalen bringt sich das Blut-Atemsystem als *innere* Empfindung zum Ausdruck. Die Konsonanten entstehen aus der Imitation der Bewegungen, die von außen durch die Sinne wahrgenommen werden, und sie werden deshalb auch an den Grenzflächen gebildet, mit denen *der Kopf* in den Klangraum hineinragt. Sprache entsteht aus der Vereinigung dieser beiden Sphären. Geisteswissenschaftlich erforscht erscheinen die Konsonanten und die Sinnes-Nerven-Organisation des Hauptes als zwei Metamorphosen der Bildekräfte des *Tierkreises;* die Vokale und ihre rhythmische Organisation als zwei Metamorphosen der *Planeten*bildekräfte.¹¹³

Der Tierkreis des Kosmos wirkt in den Stellungen der Konsonantenerzeugung, die Planetenkräfte in denen der Vokalerzeugung. Wenn sich diese beiden Reiche in einer Stellung des Sprachorganismus ineinander verwandeln können, wie wir es für I und CH beobachten, dann zeigt sich in diesen beiden Lauten das innere gemeinsame Wesen von Vokalismus und Konsonantismus, von Tierkreis und Planetenwelt. Was sich in dem I-CH ausspricht, ist allein imstande, die übrigen Konsonanten und Vokale zu verbinden. Denn dazu kann nur eine Wesenheit in der Lage sein, die die innere Gemeinsamkeit beider Reiche in sich trägt. So können wir das Wort «Ich» in Goethes Sinne als das wahre Urwort, den Typus aller anderen Verbindungen von Vokalen und Konsonanten, als deren innere schaffende Einheit begreifen.

Je nach der Richtung, aus welcher man spricht, ergeben sich aber zwei Worte: «Chi» und «Ich». Ob man den Konsonanten vor dem Vokal oder nach dem Vokal spricht, das ergibt eine entgegengesetzte Geste. Vom Konsonanten in den Vokal hineinströmen ist «Dur», es geht nach außen wie «Chi». Aus dem Vokal in den Konsonanten gehen ist ein Sich-Zurückziehen in die Moll-Geste, ins Innere: «Ich». In Rudolf Steiners Sinne erfassen wir diese musikalisch gefühlte Sprache so: Konsonant vor Vokal, «Chi»: «Das Geistige durch die Sprache in dem äußeren Objekt draußen aufzusuchen.» Vokal vor Konsonant, «Ich»: «Das Geistige im Innern nachfühlen.» (Steiner¹¹⁴)

Wenn der Grieche dem Laut CH in seinem Alphabet den Namen «Chi» gab und ihn mit dem Kreuz, dem Chiasma, symbolisierte als Schriftzeichen, so bildete er imaginativ jene Kraft ab, welche als Überkreuzung überall im menschlichen physischen Leib die «Ich»-Empfindung entstehen läßt. Es ist das Urwort «Chi» der imaginativ-lautliche Ausdruck für die Empfindung der Griechen, «das Geistige in der Außenwelt zu suchen». In der griechischen Epoche trat der Weltengeist dem Menschen in der physischen Welt verkörpert gegenüber in Christus. Nach Christi Kreuzestod und seiner Auferstehung wendet sich das Verhältnis des Menschen zu dem Welten-Wort um, so daß er das Geistige des Logos «im Innern nachfühlen» kann, als «Ich».

Die Vokale zeigen eine innere Verwandtschaft mit den musikalischen Tönen und ihren Intervallen. Die Konkordanzreihe, die Matthias Hauer hierfür aufgestellt hat und die Rudolf Steiner aus seiner Forschung bestätigte,[115] ergibt sich dem unbefangenen Vergleichen der Qualitäten; sie ist, wie letzterer sagt, «rein nach dem Gehör» aufgestellt.

c etwa wie U
d etwa wie O
e etwa wie A
f etwa wie Ö
g etwa wie E
a etwa wie Ü
h etwa wie I

In dem Vokal I liegt die hellste, schärfste Steigerung, zu der das Vokalische überhaupt fähig ist; und darin ist das I mit der Septim eines Wesens. Wie die Septim-Kraft, vom musikalisch-physiologischen Gesichtspunkt aus als Kraft der Klangbildung im Menschen erscheint, so zeigt sich der Septim-Laut I in dem *Urwort* der Sprachorganisation.

In der anatomischen Forschung wurde festgestellt, daß der Vokal I von allen Vokalen die stärkste Resonanz im Kopf hat (Benninghoff[116]). Um den Übergang des I in das CH musikalisch zu erfassen, soll die Septim noch genauer untersucht werden. *Physisch* klingen die beiden verschieden hohen Töne. *Seelisch* besteht die Septim in der höchsten Spannung innerlicher Aktivität. *Geistig* wirkt in diesem Seelenerlebnis gleichzeitig der Abstand zu einem Ton, welcher physisch gar nicht hörbar ist: der Halbtonabstand zur Oktav. Bei keinem Intervall ist das Ergänzungsintervall zur Oktav derart intensiv wirksam im hörbaren Intervall wie bei der Septim. Die beiden erklingenden Töne der Septim umspannen nun elf kleine Sekunden, die große Septim selbst ist der 12. Ton (Beispiel 13).

Der Oktavton ist der 13. Ton, und mit ihm ist die Zwölfheit der chromatischen Intervalle vollendet. Die Siebenheit der Vokale findet in der Septim-Kraft des *I* das Tor, um sich in die Zwölfheit der Konsonanten durchzustülpen als *CH*. Dieses *CH* ist dasjenige Zwölftel des Konsonantismus, welches

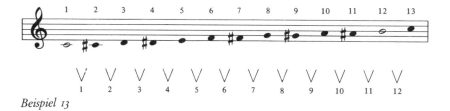

Beispiel 13

mit dem *I* eines Wesens ist. Das ist die Spiegelung des Vorganges, durch den die Septim mit dem letzten Halbton als dem entscheidenden Zwölftel der ganzen Skala in die Zwölfheit der Oktav eintritt. Die Septim des *I* ergänzt sich zur Oktav durch das *CH*. Das Wort «ICH» zeigt sich physisch als die innere Einheit von Vokalismus und Konsonantismus und damit als das *Urwort*. Musikalisch erscheint in den Lautqualitäten dieses Wortes der Schritt von der Septim in die Oktav. Dieser Intervallschritt hatte sich von einem völlig *anderen* Ausgangspunkt aus in der musikalischen Physiologie als der Intervallschritt der Worterzeugung dargestellt. Als seinen Inhalt offenbart das Wort «Ich» die Intuition des eigenen Wesens.

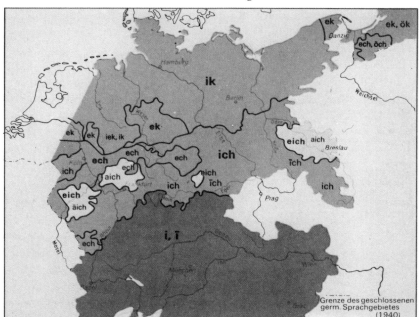

Abb. 44   Mundart-Karte des Wortes «Ich» (Aus: dtv-Atlas zur deutschen Sprache München, 5. Aufl. 1983).

Wenn wir abschließend den Blick auf eine deutsche *Mundart-Karte*[117] des Wortes «Ich» werfen, dann zeigt sich darin sein Wesens-Ausdruck durch die Äther-Geographie Deutschlands. «Ich» hört man nämlich nur in der Mitte *zwischen* der norddeutschen und der süddeutschen Zone. Im «ik» klingt die stärker vom Kopf aus gestaltete Spiegelung der Sinneswelt im Norden; im «i» klingt die vom vokalischen Innenleben, vom Blut geprägte Form des Ich-Ausdrucks im Süden. So zeigen sich die Bildekräfte der Natur in der Dialektbildung wirksam. Sprache entsteht, indem sich die aus dem Menschen-Innern befreiten Lebenskräfte mit den Gestaltungskräften der Natur begegnen.

Die musikalische Physiologie der Schilddrüse und der Nebenschilddrüsen

Der Doppelorgan-Typus

Die Schilddrüse liegt hufeisenförmig unterhalb des Kehlkopfes, auf der Vorderseite der Luftröhre. Die Nebenschilddrüsen – vier linsengroße Epithelkörperchen – liegen an der Rückseite der Schilddrüse. Beide Organe liegen damit in der Umstülpungszone des Ätherleibes.

Schilddrüse und Nebenschilddrüsen bilden eine Doppelorganisation, wie sie auch in der Anatomie anderer Organe des Menschen vorkommt. Niere – Nebenniere, Leber – Gallenblase, Innenohr – Gleichwichtsorgan, exokrines und endokrines Pankreas, – d. h. äußere (Verdauungs-) und innere (Insulin-)Sekretion der Bauchspeicheldrüse mit ihren beiden Organteilen – sind weitere Beispiele. Der Typus dieser Organ-Doppelheiten tritt im Herz-Lungen-System am anschaulichsten in Erscheinung. Das Wesen des Doppelorgan-Typus besteht darin, daß eines der beiden Organe dem Körperinneren, das andere der Außenwelt zugewandt ist:

nach innen	*nach außen*
Herz	Lunge
Nebenniere	Niere
Leber	Gallenblase
Inselzellen	exokrines Pankreas
Gleichgewichtsorgan	Ohr
Nebenschilddrüsen	Schilddrüse

Vieles an diesen Doppelorganisationen ist in bezug auf das funktionelle Verhältnis der beiden Einzelorgane noch unbekannt. Der erwähnte Typus wird aber den Weg weisen können.

Für Schilddrüse und Nebenschilddrüsen zeigt der Doppelorgan-Typus folgendes: Der Menschenleib stirbt nach zwei Seiten hin ab. Nach *außen* in der verhornenden Schicht der gesamten Körperhaut-Oberfläche sowie in Haaren und Nägeln; nach *innen* in der Mineralisation des Skelettsystems. Diese beiden Absterbe-Prozesse hat Rudolf Steiner erstmals beschrieben als die zwei Seiten des «Kieselsäure-Organismus».[118]

Die *Schilddrüse* zeigt durch die Symptome, die bei ihrer Über- und Unterfunktion auftreten, wie sie in den Absterbe-Vorgang an der Körperperipherie eingeschaltet ist:

Hypothyreose	*Hyperthyreose*
(= Schilddrüsen-Unterfunktion)	(= Schilddrüsen-Überfunktion)
Grobe, dicke, trockene Haut	zarte, dünne, schwitzige Haut
Kleine Augenspalten	Hervortretende Augen
Verlangsamte, tiefe Sprache	Erregte, beschleunigte Sprache
Obstipation (Verstopfung)	Diarrhoe (Durchfall)
Bradycardie (verlangsamter Herzschlag)	Tachycardie (beschleunigter Herzschlag)
Müdigkeit, Apathie	Nervosität
kein Tremor	Tremor (Zittern der Finger)

Diese polaren Symptome zeigen: Die *Überfunktion* der Schilddrüse führt zu viel Lebendigkeit in die Peripherie des Körpers. Als deutlichstes Zeichen: die Haut wird feucht, warm und dünn, man spricht von «Babyhaut». Die Unterfunktion der Schilddrüse läßt das Blut zu wenig in die Peripherie strömen, der Mensch erscheint mehr und mehr «wie von einer Baumrinde» umgeben, das Absterbende löst sich nicht ab, sondern lagert sich an.

Die gleiche Aufgabe wie die Schilddrüse nach außen hin haben die Nebenschilddrüsen gegenüber dem *inneren* Absterbevorgang des Menschen, gegenüber der Skelett-Mineralisation. Ihre Überfunktion äußert sich in einem gesteigerten Knochenabbau. Das gesunde Gleichgewicht zwischen mineralisiertem Calcium im Skelett und im Blut gelöstem Calcium ist zugunsten des gelösten Calcium verschoben. Das vermehrt aus dem Knochen herausgelöste Calcium und Phosphat wird durch die Niere ausgeschieden.[119] Die Nebenschilddrüsen sorgen also dafür, daß der Mensch nicht zu stark nach innen zu, als Skelett, abstirbt. Sie besorgen die Rückführung des Knochens aus dem toten, mineralischen Zustand in die Lebensvorgänge. Sie tun dies, indem sie für die Wiederauflösung des phosphorsauren Kalks sorgen. Bei Nebenschilddrüsen-Überfunktion verliert deshalb der Mensch sein Skelett regelrecht durch die Nieren nach außen. Die Nebenschilddrüsen-Unterfunktion dagegen führt zu tetanischen Krämpfen und zu einer zu starken Calcium-Mineralisation.

Schilddrüse und Kehlkopf

Die Wirkung der Schilddrüsen-Unterfunktion auf den Klang der Stimme gehört zu den auffallenden Zeichen dieser Krankheit. Der Klang wird nicht nur tief, sondern auch rauh, und er verliert seine Modulationsfähigkeit. Die Veränderungen der Haut setzen sich auf die Oberfläche der Stimmbänder fort.[120] Zusätzlich entwickelt sich häufig eine Makroglossie (Zunahme der Zungengröße).[121] Dadurch wird die Artikulation der Konsonanten weitgehend verunstaltet, wie man es bei Patienten mit schwerer Hypothyreose erlebt: eine tiefe, rauhe, monotone, langsame und unartikulierte Sprache. Umgekehrt fand man «bei Sängern mit hohen brillanten und starken Stimmen häufig einen leichten Grad von Schilddrüsen-Überfunktion» (Brodnitz[122]).

Es erscheint also eine funktionelle Beziehung der Schilddrüse zu Kehlkopf und Zunge insofern, als wir der normalen Schilddrüsenfunktion den gesunden Stimmklang sowie die nötige Zungenbeweglichkeit und -schlankheit für die Konsonanten-Gestaltung verdanken. Wir verstehen, weshalb Rudolf Steiner die Schilddrüse ein «degeneriertes Sprachgehirn» nannte.[123]

Schließen wir dies mit dem gewonnenen Bild der Septimtätigkeit im Kehlkopf zusammen, dann erkennen wir in einem Patienten mit Schilddrüsen-Überfunktion ohne weiteres die krankhafte Wirkung einer übersteigerten Septim-Tätigkeit. Vor uns steht ein Mensch: unruhig, hastig sprechend, schwitzend, mit raschem Puls und glänzenden hervortretenden Augen, mit den Fingerspitzen leise zitternd.

Hier lebt sich als *Stoffwechsel*beschleunigung (erhöhter Grundumsatz), die im Blut durch die Haut nach außen drängt, dasjenige aus, was gesund als *Muskel*beschleunigung in der Kehlkopftätigkeit Klang wird. Der Septim-Prozeß des Kehlkopfes kann sich in die konsonantische Gestaltung des

Wortes oktavhaft auflösen. In der Schilddrüsen-Überfunktion zeigt sich ein nach außen auf die ganze Körperperipherie ausgedehnter übersteigerter Septim-Prozeß, und das Leiden besteht darin, daß die Auflösung in eine Oktav auf diesem Wege unmöglich ist.

Wieder finden wir eine musikalische Schilderung Rudolf Steiners, die die physiologische Wirksamkeit dieses Intervalls beschreibt: «Während die Quinte an der Oberfläche der Haut erlebt wird, der Mensch sich als Mensch fühlt, fühlt sich der Mensch *wie die Haut durchsetzend* und in seiner Umgebung bei der Septime. Er geht aus sich heraus, fühlt sich in seiner Umgebung.»[124]

Die musikalische Physiologie der Nebenschilddrüsen

Wirkt nun die Septim auch in den Nebenschilddrüsen? Um diese Fragen zu beantworten, müssen wir aus den bisher betrachteten Metamorphosen der Septim-Wirkung deren Typus erfassen. In einem Organ, in dem die Septim für die Funktion bestimmend ist, wird der physisch-mineralische Leib durch Umstülpung in eine höhere Funktion überführt. Das Nebenschilddrüsen-Hormon löst den mineralisierten Knochen wieder auf. Der im Apatit (Calziumphosphat) abgestorbene Knochen wird durch die Nebenschilddrüsentätigkeit wieder lebendig. Diese Organe vermitteln also diejenigen Kräfte, welche den Tod im Menschen überwinden. Sie zeigen damit den Typus der Septim-Kraft urbildhaft: Das Mineralische wird aufgelöst und tritt aus seiner kristallinen Form in den höheren Plan des Lebendigen über.

Die Überwindung des Todes – das ist die innere Offenbarung des Wortes, das im Menschen verkörpert lebt. Der Doppelorgan-Typus ergibt also für die Schilddrüsen-Nebenschilddrüsen-Organisation eine innere und eine äußere Orientierung der Septim-Kräfte im Menschen.

Septim ⟨	Schilddrüse	Außenseite des Wortes als Klang und Artikulation der Sprache
	Nebenschilddrüsen:	Innenseite des Wortes als Überwindung des Todes im Skelett.

Jeder der physischen Elementarzustände – fest, flüssig, luftförmig, warm – bedarf jeweils verschiedener Intensität, um ins Leben übergeführt zu werden. Da die Wärme der am meisten vergeistigte physische Zustand ist, ist für sie eine geringere Lebenskraft ausreichend als für Gase und Flüssigkeiten, deren höherer Dichtegrad entsprechend gesteigerte Lebensintensität braucht, um im Lebendigen gestaltet zu werden. Damit eine zum toten Mineral sich verdichtende Form, wie das Skelett, aus dem Lebensgefüge des ganzen Menschen nicht herausfällt, bedarf es der höchsten Art des Äthers, des Lebensäthers.[125]

Man kann nun musikalisch das Verhältnis der Elementarzustände und der Ätherarten verfolgen, wenn man beobachtet, wie die diatonische Skala der sieben Töne zwischen zwei Polaritäten ausgespannt ist. Die Intervalle von der Prim bis zur Quart sind, jeder in seiner Art, auf den Grundton bezogen wie auf einen Schwerpunkt im Physischen. Es ist dieselbe Qualität, die bei der Boden-Berührung der Füße im Abstützen gegen die Schwere als Grundton empfunden werden kann. Auf der anderen Seite sind die Intervalle der Sext und Septim auf die Oktav so bezogen, daß sie zu ihr sich hinbewegen. Das ist deshalb sehr merkwürdig, weil die Oktav in die Sext und die Septim als Bezugston hineinwirkt, ohne daß sie physisch erklingt. Wir hören bei einer Sext oder Septim den Grundton und den oberen Sext- oder Septimton physisch. Seelisch erleben wir das Intervall. Geistig aber wirkt in diesem oberen Skalenraum die Oktav hinein als der dem Grundton polar entgegengesetzte Bezugston, und zwar so, daß wir uns auf diesen (nicht erklingenden) Ton hin bewegt fühlen; und so, daß wir in Sext und Septim wie mit Oktav-Licht erfüllt sind, mit dem wir in der Oktav selbst verschmelzen. Die Quint ist von der Oktav gerade eben wie von außen berührt; es kommt noch nicht zu einem innerlichen Erlebnis. Aber die Oktav wirkt so viel auf die Quint, daß sie der «Schwerewirkung» der Prim das Gleichgewicht hält. Daher der Schwebezustand der Quint, von deren Physiologie schon die Rede war.

Wir haben also von Prim bis Quart ein sich Herausringen aus der Schwere. Von der Quint an aufwärts schlägt die Qualität des gesamten Skalenerlebnisses um und ist in befreiter gesteigerter Bewegung auf die Oktav hin gerichtet. Das ist die wesentliche Polarität der Skala: von unten gehaltene Bewegung wird im Quintschritt nach oben freie, sich steigernde Bewegung (Abb. 45).

Damit verstehen wir die folgende Zuordnung zwischen diesen Intervallen und den elementar-ätherischen Zuständen: Wir erleben zwischen Quart

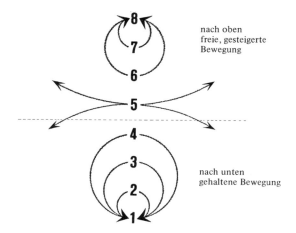

Abb. 45

und Quint den Umschlag von den Elementarzuständen des Physischen in die Ätherzustände, die stufenweise Auflösung der Form durch Bewegung (Abb. 46). Über dieser Aufzeichnung im Notizbuch Rudolf Steiners[126] steht: «Die feste Form – die Umformung – die Auflösung der Form.» Die Intervallqualitäten sind ein klassisches Beispiel dafür, wie mittels einer Kunst die Erkenntnis zur eigenen übersinnlichen Beobachtung gelangen kann. Jeder Musiker «kennt» diese Erfahrungen. Es handelt sich darum, ihre übersinnliche Wirklichkeit durch präzise Begriffe zur Erkenntnis zu steigern.

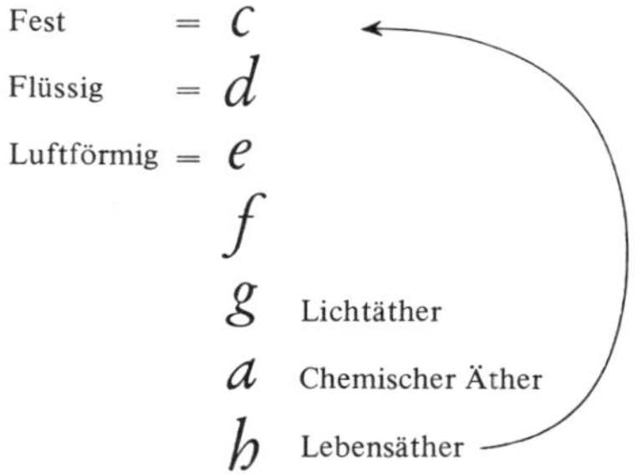

Fest	= c	
Flüssig	= d	
Luftförmig	= e	
	f	
	g	Lichtäther
	a	Chemischer Äther
	h	Lebensäther

Abb. 46

Die Septim wirkt *äußerlich* im Kehlkopf und in der Schilddrüse so, daß sie den physischen Leib in den Klangleib des Wortes umstülpt. Die Septim wirkt *innerlich* durch die Nebenschilddrüsen in der Überwindung des Todes im Skelett, die feste Form auflösend. Sie verwirklicht in diesen Organen das im Menschen lebende *Wort* nach zwei Seiten seines Wesens hin.

Die Überfunktion der Nebenschilddrüsen

Jede Kunst hat Grenzen ihrer Darstellungsmöglichkeit. Die Toneurythmie hat eine Grenze bei der Darstellung von Akkorden. Das hängt damit zusammen, daß die im Ätherischen lebende Toneurythmie unkünstlerich – oder physisch – zu werden droht, wenn die Musik physisch wird. Und die Musik wird physisch im Akkord. «... wenn Sie dies recht empfinden, so werden Sie darauf kommen, daß eigentlich im Akkord ein Begräbnis vorliegt – es ist etwas radikal gesprochen –, aber im Akkord liegt eigentlich ein Begräbnis vor. Die drei Töne, die gleichzeitig erklingen sollen, die also zu ihrer Wirkung nicht die Zeit, sondern den Raum brauchen, diese drei Töne sind im Akkord gestorben. Sie leben nur, wenn sie in der Melodie auftreten.»[127] Und die Konsequenz faßt R. Steiner im angeführten Notizbuch für diesen Vortrag zusammen: «Der Accord ist eurythmisch nicht ganz durchzuführen.»

Die entgegengesetzte Grenze der Toneurythmie ist die Darstellung der Septim. Die Beweglichkeit, mit der das melodische Leben den Menschen durchwirbelt, erreicht einen solchen Grad, daß man als Zuschauer das Gefühl hat: auch hier kommt die Eurythmie an eine Grenze. Denn auch *hier* endet das Ätherische, wie Abb. 46 zeigt.

Das Charakteristische dieser Gebärde ist, daß die Septim den Menschen bis in die Fingerspitzen hinein durchflimmert (s. Abb. 47). Da sprüht für den künstlerischen Blick die Septim zwischen den Fingern heraus und versetzt sie in schwirrendes Flimmern. Halten wir dieses Bild zusammen mit dem, was Septim im Menscheninneren ist – Knochenkalk auflösender Lebensäther –, dann ergibt sich uns das folgende Röntgenbild (Abb. 48) wie etwas, was wir aus der Eurythmie als Arzt hätten vorhersagen können. Es ist die Hand einer Patientin mit Überfunktion der Nebenschilddrüsen. Charakteristisch sind für diese Erkrankung die randständigen Auflösungen des Knochens an den Fingern, unmittelbar unter der Knochenhaut. Diese «subperiostalen Usuren» an den Fingern sind für die Überfunktion der Nebenschilddrüsen eines der typischen Kennzeichen.

Aus der musikalisch erfaßten Physiologie der Nebenschilddrüsen heraus kommt die eurythmische Gebärde der Septim mit dem Röntgenbild bei Nebenschilddrüsen-Überfunktion zur Deckung. Das Röntgenbild zeigt das physische Ergebnis dessen, was die Eurythmie als Bewegungsbild der Ätherkräfte sichtbar macht.

Mit dem Doppelorgan-Typus beleuchtet, zeigt auch hier die Schilddrüse die äußere Manifestation desselben Vorgangs: Während bei Nebenschild-

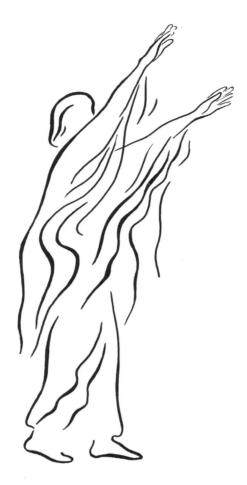

Abb. 47 Eurythmiegebärde der Septim. Zeichnung Daniel Moreau.

drüsen-Überfunktion die Hände ruhig sind, aber innerlich in Auflösung übergehen – wie dann in fortgeschrittenem Stadium das ganze Skelett –, so zeigt die Patientin mit Schilddrüsenüberfunktion das *Zittern der Finger* als Offenbarung des Septim-Prozesses unmittelbar äußerlich. Auch die Auflösung der Fingerendglieder manifestiert sich entsprechend *äußerlich,* indem bei lang bestehender Schilddrüsenüberfunktion die Auflösung der Fingernägel (Onycholyse) ein charakteristisches Symptom ist.[128]

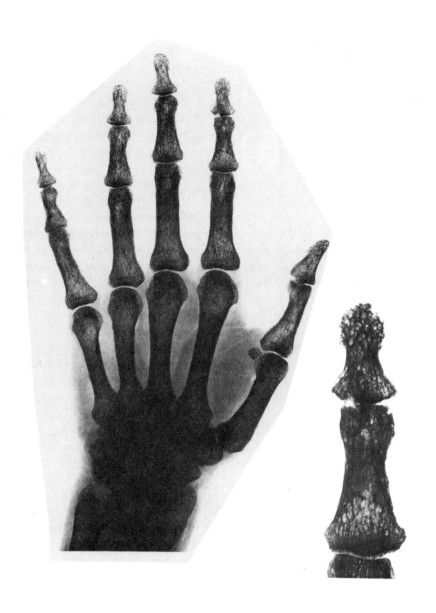

Abb. 48 Röntgenaufnahme der linken Hand einer Patientin mit Nebenschilddrüsen-Überfunktion. Die Auflösung des Knochens an den Endgliedern der Finger ist deutlich zu sehen; daneben der Zeigefinger vergrößert.

Die Unterfunktion der Nebenschilddrüsen (Tetanie) und die Hyperventilationstetanie

Bei Unterfunktion dieser Organe wird durch eine zu geringe Tätigkeit des Lebensäthers mehr Kalk im Knochen abgelagert als ins Leben zurückgeführt wird. Der Knochen zieht das Calcium, das von der Nahrung durch den Darm ins Blut gelangt, zu stark an sich. Der Gehalt des Blutes an gelöstem, lebendigem Calcium sinkt deshalb ab. Dadurch entsteht eine Übererregbarkeit der Nerven. Sie führt zur Verhärtung der Muskeln, zu Krämpfen. Je nach Ausprägung der Unterfunktion kann das verschiedene Grade annehmen. Kleinkinder und Säuglinge können bei generalisierten Formen durch Stimmritzenkrampf ersticken.[129]

Solche Krämpfe können aber auch von einer ganz anderen Seite her ausgelöst werden. Bestimmte hysterisch veranlagte Personen (vorwiegend Frauen) atmen aus einer seelischen Verkrampfung in einer mehr oder weniger bewußt egozentrisch orientierten Angst stark beschleunigt. In der Atmung setzt sich das Nervensystem vom Kopf her in das rhythmische, mittlere System fort. Die Verkrampfung, die sich aus dem Astralleib in die beschleunigte Atmung fortsetzt, führt so zu einer «Aufblähung» der Nerventätigkeit. Die Patientin atmet schneller, als es ihrer Gliedmaßenaktivität entspricht. Weil sich dabei die Nerventätigkeit zu weit in die Glieder vorschiebt, erstarren die Muskeln in krampfartigen Verhärtungen. Man versteht damit Rudolf Steiners Forschungsresultat, wonach die Nervensubstanz sich immer auf dem Wege zur Knochenbildung befinde, bzw. in einer in statu nascendi aufgehaltenen Knochen-Bildetätigkeit bestehe.[130] Macht sich das Nervensystem derartig geltend wie im tetanischen Krampf, dann tastet und sieht man dieses Wesen der Nervensubstanz äußerlich in der Verhärtung der Glieder.

Das Gemeinsame der psychogenen Hyperventilationstetanie und der Tetanie durch Unterfunktion der Nebenschilddrüsen besteht in dem zu geringen Gehalt an gelöstem, ionisiertem Blut-Calcium. Bei der letzteren Krankheit reißt der Todesprozeß im Knochen das im Blut gelöste Calcium an sich, weil der Lebensäther ihm nicht das Gleichgewicht hält. Bei der seelisch bedingten Tetanie reißt der vom Nerven-Sinnes-Impuls zu stark ergriffene Atem das Blut-Calcium aus dem gelösten Zustand in den des Salzes durch die übersteigerte Kohlensäure-Abatmung.

Bei Neigung zu anscheinend rein «psychogener» Hyperventilationstetanie kann eine latente Nebenschilddrüsen-Unterfunktion vorliegen.[131] Ande-

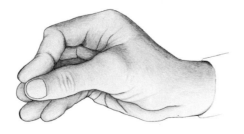

Abb. 49 Tetanischer Krampf («Pfötchenstellung»).

rerseits offenbart eine erbliche Sonderform der Nebenschilddrüsen-Unterfunktion – der Pseudohypoparathyreoidismus – das Überschießen des Nervenimpulses in die Skelettbildung bei dieser Krankheit: Hier kommen Kalkeinlagerungen im Unterhautfettgewebe vor.[132] Was man bei psychogener Hyperventilationstetanie als Muskelverhärtung sieht, steigert sich hier zu einer Art «Kalkschale» der Glieder. Die Tendenz des Nervenimpulses, ein Außenskelett wie im Kopf zu bilden, wird deutlich.

Betrachten wir nun die Form, in der sich die Glieder bei der Hyperventilationstetanie verhärten. Es kommt eine charakteristische Haltung der Hände zustande, die sogenannte «Pfötchenstellung» (Abb. 49).

Wie können wir musikalisch die hier gestaltenden Kräfte begreifen?

Worin lebt musikalisch die Seelengeste der egozentrischen Verhärtung in sich selbst? In der Entwicklungsreihe der Intervalle tritt die freie, innerlich harmonische Seelenschwingung in eine Verfestigung ein beim Schritt von der Terz zur Quart. Wir erinnern uns, daß Quart und Septim sich polar gegenüberstehen als Kräfte der Verfestigung und der Auflösung des physischen Leibes. Die Quart hält an der verdichteten leiblichen Spiegelung des Ich fest. Auf S. 119 zeigte sich die Übereinstimmung der Quart in der Reproduktionsregion mit dem Bereich der Handgelenke. Hier bildet der Eurythmist die Quart. Dabei entsteht eine zur Festigkeit neigende Haltung, bei der sich die Finger schließen (Abb. 50). Hier zeigt sich der gleiche Bewegungsimpuls wie im Bewegungsbild der Tetanie, nur künstlerisch mit Schiller zu sprechen: als freies *Spiel*, nicht als peinigende Notwendigkeit.

Wie bei der Septim-Gebärde wird das Gemeinsame von Kunst und Krankheit deutlich: Beide enthüllen sonst verborgene Wesenszüge des Menschen. Der Künstler erweckt und handhabt durch die Führung seines Ich diejenigen Vorgänge frei, in die der Kranke hineingerät, weil sein Ich das Gleichgewicht der Kräfte verloren hat. Dies wird gerade an Quart und

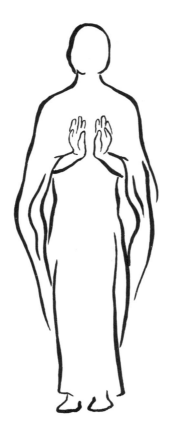

Abb. 50   Eurythmiegebärde der Quart (Zeichnung von Daniel Moreau).

Septim so anschaulich, weil das Ich im Verhältnis zu seinem eigensten Organ, dem Skelett, betroffen ist: Festhalten an der Stütze des inneren Mineralischen – Überwindung des Mineralischen; das ist die Ich-Tätigkeit im Skelett.

Die Septim als Gestaltungskraft eines Musikwerkes
(Chopins c-Moll-Etüde op. 10, Nr. 12)

«Eine jede Ästhetik kann nur eine Naturlehre der Kunst sein. Sie enthüllt die Gesetze, die im Künstler leben, deren er sich vielleicht gar nicht bewußt ist, wie die Pflanze nichts weiß von den Gesetzen der Botanik» (Steiner[133]).

Der Musiker hat für sein Schaffen keine von den übrigen Welt- und Menschenprozessen abgesonderten Kräfte zur Verfügung. Er hat diejenigen Kräfte zur Verfügung, die erst seinen eigenen Leib gebildet haben, die aber dann mehr und mehr frei werden zur Verfügung des Ich, wenn diese astralischen und ätherischen Kräfte ihre leibbildende Tätigkeit zum Abschluß gebracht haben. Nachts taucht aber die Menschenseele immer wieder ganz in die geistige Musik unter, aus welcher sie früher – in der Embryonalzeit und Kindheit – den Leib gebildet hatte. Wir nannten sie im ersten Kapitel die «Abel-Musik». «Wenn es wahr ist, daß die Seele des Menschen zwischen zwei Verkörperungen ein Devachan hat, so dürfen wir auch sagen, daß die Seele während der Nacht schwelgt und lebt in dem flutenden Ton, als dem Element, aus dem sie eigentlich gewoben ist, das eigentlich ihre Heimat ist. – Der schaffende Tonkünstler nun setzt den Rhythmus, die Harmonien und Melodien, die sich während der Nacht seinem Ätherkörper einprägen, um in einen physischen Ton. Unbewußt hat der Musiker das Vorbild der geistigen Welt, das er umsetzt in die physischen Klänge. Das ist der geheimnisvolle Zusammenhang zwischen der Musik, die hier im Physischen erklingt, und dem Hören der geistigen Musik in der Nacht.»[134]

Wieder treten wir an ein Musikwerk mit der Frage heran, ob es uns tiefer in jene Gestaltungskräfte hineinführt, denen wir als den Kräften des Astralleibes im Menschen physiologisch auf der Spur sind. Musik soll ihr Dasein als träumend genossener, geistvoller Ohrenschmaus opfern; und aus der elektronischen Mumifizierung dadurch erlöst werden, daß sie uns die Lebensgeheimnisse erschließt, die sie aus dem Kosmos in den Menschen hineingetragen hat.

Chopin komponierte die Etüde op. 10 Nr. 12 mit 21 Jahren. Sie ist in ihrer ganzen Dynamik und Struktur von einem Intervall beherrscht, von der Septim. Man möchte geradezu von einer «Versuchsanordnung zur Offenbarung der Septimkräfte» sprechen. Wie eine Fontäne stürzt die musikalische Bewegung aus dem Dominantseptakkord von c-Moll in die Tiefe. Diesen stellt Chopin aber so, daß die Septim «h» in Verdoppelung diesen Akkord einrahmt.

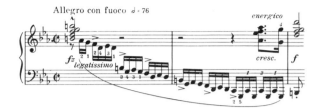

Beispiel 14

Aus diesem grellen Septim-Licht schießt die Musik «allegro con fuoco» in denjenigen Bereich, den Chopin nun dieser Septim-Kraft gegenüberstellt. Der konzentrierte Strahl der Septim-Kräfte richtet sich auf die festeste Tonart, die es im Kreis der zwölf Tonarten gibt: auf *c*-Moll. In *c*-Moll ballt sich dasjenige, was im gesamten Weltgeschehen «mineralische Verdichtung» ist, musikalisch zusammen. Dies war auch der Grund, warum Beethoven diese Tonart bevorzugte: er suchte diese Region auf, wenn seine Willensenergien den härtesten Widerstand suchten, um dessen Überwindung zum Kunstwerk zu gestalten. Während aber bei Beethoven alles im Gleichgewicht der Polaritäten des gesamten Menschenwesens geschieht, schreitet Chopin so weiter, daß er die Elemente der Musik oft in extreme Einseitigkeiten hineintreibt.

Das *c*-Moll der Kontra-Oktav, hinauf brodelnd bis in die kleine Oktav, – diese atemlose Bewegung, die keine Unterbrechung kennt, nur Erschöpfung gegen Ende, sie hat das Erschütternde, Aufwühlende durch die Septim-Kraft, die das tote Mineralische lebendig macht. Man erlebt musikalisch, was Lebensäther – sonst fern dem Bewußtsein – im Menschen dauernd wirkt.

Dem reißenden Lebensstrom gibt ein Motiv in der rechten Hand die stützende Form:

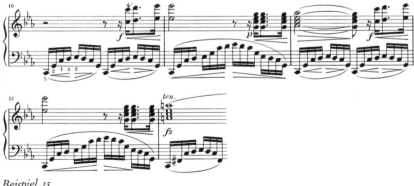

Beispiel 15

In der Mitte des Stücks (ab Takt 41) beginnt die Wiederholung des
1. Teils. Dieses formgebende Motiv zeigt jetzt aber, welche Spuren der
Lebensäther-Prozeß an ihm zurückgelassen hat: es zeigt deutliche Zeichen
der Auflösung des rhythmischen und melodischen Gerüstes (Beispiel 16).

Wir erleben künstlerisch den Übergang ins Pathologische. Gleich darauf
zerbricht auch die bis dahin streng geführte Harmonik: man fällt abrupt
nach *Des*-Dur und gleich darauf nach *Fes*-Dur (Takt 65 und 67). Das Stück
endet in *C*-Dur; innerlich lebendige, strahlende Akkorde, deren «Begräb-
nis-Charakter» (s. o.) abgestreift erscheint, weil die über 82 Takte anhal-
tende rastlose Bewegung sich für den Hörer innerlich fortsetzt in die letzten
vier Schlußakkorde.

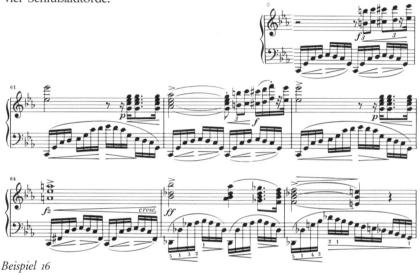

Beispiel 16

Die chemische Struktur des Parathormons

Durch die vorausgegangenen Schritte sind wir musikalisch in die Lebensäther-Tätigkeit der Nebenschilddrüsen eingetreten. Von verschiedenen Gesichtspunkten aus kam diese physiologische Tätigkeit mit der musikalischen
Qualität der Septim zur Deckung. Wir versuchen jetzt, aus dem gewonnenen Klangbild die Tätigkeit des chemischen Äthers zu erfassen, welche den
physischen Trägerstoff des Lebensäthers, das *Parathormon* (das Hormon
der Nebenschilddrüsen) bildet. Der folgende geisteswissenschaftliche Zusammenhang ermöglicht den nächsten Schritt: «So wie wir Bilder, Imagina-

tionen vor die Seele hinstellen, so stellt man auf noch höheren Gebieten die inneren Kräfte der Zahlen vor den Menschen hin. Der Mensch muß lernen, die inneren Verhältnisse der Zahlen wie eine geistige Musik zu empfinden. Worauf es aber ankommt, das ist das Verhältnis von 1:3:7:12. Wenn Sie das Verhältnis dieser Zahlen zueinander als Tonverhältnis auffassen, indem Sie sich vorstellen, daß ein Ton in einer bestimmten Zeit drei Schwingungen macht, ein anderer in derselben Zeit sieben Schwingungen, und noch ein anderer zwölf Schwingungen, dann haben Sie in diesen Zahlen jenes Verhältnis ausgedrückt, das in geistiger Musik das Verhältnis abgibt von Ich, Astralleib, Ätherleib und physischem Leib.»[135] Wenn hier von einer «geistigen Musik» gesprochen wird, dann sind wir uns wieder bewußt, daß unsere physische Musik eine Art von Abbild jener Musik darstellt. Der Wert solcher Abbilder liegt darin, daß sie zu den Urbildern führen.

Die Nebenschilddrüsen stehen vermittelnd zwischen dem toten Kalk und den Lebensprozessen. In der Evolution treten sie erst dann auf, wenn die Tiere *unmittelbar* mit der Erde in Kontakt treten; nur die Landwirbeltiere haben Nebenschilddrüsen.[136] Der *physische Leib*, dem die Zahl 12 in der erwähnten Angabe zugeordnet wird, ist nicht eines Wesens mit dem Mineralreich, aber er erfüllt sich in der gegenwärtigen Phase der Erde und des Menschen mit dem mineralischen Stoff. Das Wirken des Lebensäthers ist die Voraussetzung für das Wirken aller übrigen Ätherzustände im physischen Leib des Menschen. Der physisch-mineralische Leib wird durch den Lebensäther im Ätherleib überhaupt gehalten. So können wir, auf den bisherigen Untersuchungen aufbauend, die Hypothese aufstellen, daß in der Tätigkeit des Zahlenäthers (des chemischen Äthers oder Klangäthers), die in der Substanzbildung der Nebenschilddrüsen das Parathormon hervorbringt, die beiden Zahlen 7 und 12 die entscheidende Rolle spielen. Denn das Verhältnis des Ätherleibes zum physischen Leib kommt in dem Verhältnis 7:12 zum Ausdruck. Welche Operation zwischen den Zahlen 7 und 12 im Chemischen- oder Zahlenätherprozeß wäre zu fordern, wenn es sich um die innigste Durchdringung und Wechselwirkung von Ätherleib (7) und physischem Leib (12) beim Parathormon handelt? Der siebenfach gegliederte Ätherleib kommt mit dem 12fach gegliederten physischen Leib $7 \times 12 = 84$fach in Wechselwirkung. So gesehen wäre es denkbar, daß im Parathormon biochemisch die Zahl 84 konstituierend wäre.

Das Parathormon ist ein Polypeptid (Eiweiß-Molekül). Jeder Eiweiß-Stoff besteht aus einer Reihe von Aminosäuren. Die verschiedenen Eiweiß-Stoffe unterscheiden sich chemisch durch Art, Anzahl und Sequenz (Reihenfolge) dieser Aminosäuren. Die Anzahl der Aminosäuren des Parathormons wurde

1970 von Brewer und Niall unabhängig voneinander entdeckt. Das Parathormon besteht danach tatsächlich aus 84 Aminosäuren.[137]

In der erwähnten Chopin-Etüde geht die Metamorphose der Lebensäther-Tätigkeit in die Form dieses Kunstwerkes so vollständig über, daß das Stück genau 84 Takte zählt!

Solche Klangbilder sind Stufen auf dem Weg, das Wirken des Astralleibes in den Ätherarten bis in die physische Substanzbildung hinein zu verfolgen. Naturwissenschaft und Erkenntnis-Kunst vereinigen sich bis in Einzelheiten hinein. Die Moleküle gehen im ganzen Menschen wieder auf, wo sie ihren Bildungsursprung haben.

Es mag erstaunlich scheinen, wie weitgehend musikalische Gesetze und Qualitäten einen Einblick in physiologische Vorgänge des Menschen gewähren. Die Musik hat aber unter allen Künsten, was ihren Zusammenhang mit dem Menschenwesen betrifft, eine *Sonderstellung*. Wir erinnern an die Sätze Rudolf Steiners zu einem musikalisch-menschenwissenschaftlichen Vortrag von Walter Blume[138]: «Diese Anwendung der geisteswissenschaftlichen Erkenntnisse auf die Musik ist einwandfrei; allein, es muß gewarnt werden davor, dieselbe Art der Betrachtung auf eine andere Kunst in genau derselben Weise anzuwenden. Bei der Musik ist sie gerade deshalb möglich, weil die inneren Maßverhältnisse des Ich sich im Astralen als unbewußte Maßverhältnisse restlos spiegeln. Bei der Malerei z. B. fällt aber eines der Glieder des Astralleibes bei der Spiegelung heraus und in den physischen Leib hinein. ... So kommt es gerade darauf an, daß eine so unmittelbare Anwendung der Ich-Konstitution nur für die Musik möglich ist. Doch ist gerade dieses für diese ‹Kunst der Innerlichkeit› das besonders Charakteristische.»

Wort und Substanz

Die Region zwischen Brustkorb und Kopf erscheint nun in jeder Hinsicht bestimmt vom Typus des Septim-Oktav-Schrittes: im Sprachvorgang, in der Umstülpung des Skeletts, in der Umstülpung der Nervensubstanz und des Blutes, in der Schilddrüsen- und Nebenschilddrüsen-Tätigkeit. Der auf S. 138 dargestellte Doppelorgan-Typus zeigte die zweifache Wirksamkeit des Wortes im Septim-Oktav-Schritt: Im Kehlkopf, zusammen mit der Schilddrüse, wird das lebendige Wort nach außen gerichtete Sprache. In den Nebenschilddrüsen offenbart es innerlich die Kräfte, die den Tod überwinden. Die höhere Einheit beider Wirksamkeiten wird durchschaubar, wenn wir die Substanzbildung des Parathormons mit der Sprachbildung vergleichen. Wir sahen, wie der Sprachorganismus sein Wesen offenbart in dem Wort ICH. In ihm verwandelt sich die lebendige Siebenheit der Vokale in die feste Welt der zwölf Konsonanten. Wir erkannten die Septimwesenheit des Lautes I hierin. Der Zahlenprozeß «7 × 12» in der Parathormon-Bildung zeigt: das Urwort I-CH *wird Substanz* unterhalb des Kehlkopfes. Die Einheit von 7 und 12 im ICH überwindet als lebendige Substanz den Tod im Menschen. Daraus konstituiert sich das Parathormon mit seinen 84 Aminosäuren. Das musikalische Zahlenwesen führt hinein in den Aufbau der Substanzen durch das gestaltende, lebendige Wort. So verwandelt sich Naturwissenschaft durch die Kraft der Kunst, und bis in Einzelheiten hinein erscheinen beide aufgehoben in ihrem höheren Sinn; als Religion, wie sie in dem folgenden Spruch Rudolf Steiners zum Ausdruck kommt.

> Es hört der Mensch das Schöpfungswort
> Wenn er reinen Herzens horcht
> Wie Weltengeister durch die Seele
> Sich musikalisch sinnvoll offenbaren.

3
Die Atemschwingung als plastisch-musikalisches Urbild

Die beiden plastischen Übungen und die Qualitäten der Intervalle waren das Handwerkszeug, mit dem wir in den ersten beiden Kapiteln die verschiedensten Lebensprozesse nach außen in die Glieder oder in innerliche

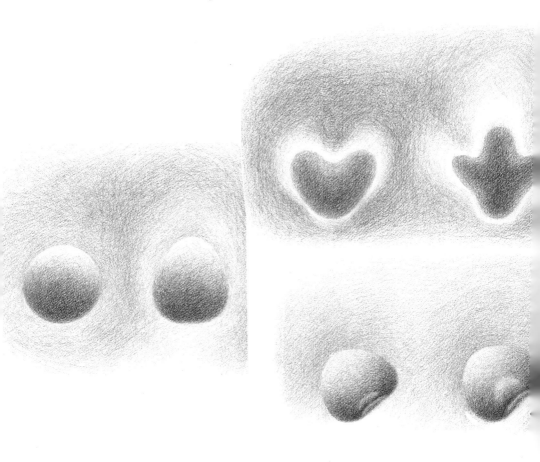

Abb. 51 Zeichnung: Daniel Moreau.

Organprozesse hinein verfolgt haben. Der Ätherleib, der sich einerseits dem physischen Außenraum hingibt in der Willensbewegung der Glieder; der sich andererseits nach innen in den Seelenraum einstülpt und sich als Denkbewegung ganz vom physischen Leib befreit – diese Doppelheit war uns durch Rudolf Steiners Übungen anschaulich geworden (s. Abb. 51):

Im dritten Kapitel soll die Atembewegung selbst im Zusammenhang mit dem Herzen als Vermittlerin dieser beiden Prozesse zur Anschauung gebracht werden. Das vierte Kapitel wird dann übergehen in die äußere Offenbarung der Lungen- und Herztätigkeit durch die Bewegungen der Toneurythmie. Das fünfte Kapitel faßt den Inhalt der Schrift zusammen.

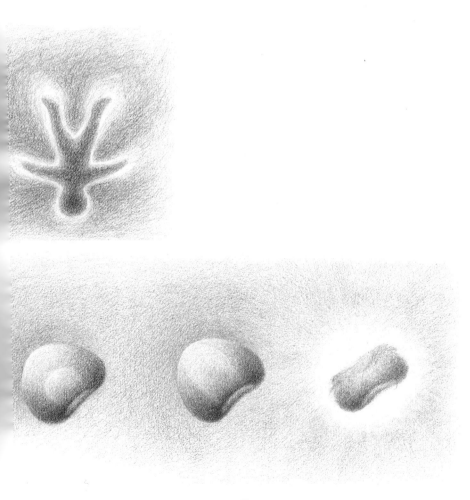

Die plastische Übung für den Ätherleib der Lunge

Das plastisch-musikalische Bild der Atmung zwischen Ausweitung und Einstülpung hat uns schon oben (s. S. 51) gezeigt, wie eng die Lunge mit den Ursprungs-Impulsen der gesamten Gestalt des Menschen verbunden geblieben ist. Die Atmung behält wie «homöopatisiert» in sich zeitlebens die Impulse der Gestaltbildung. Die plastische Übung, die Rudolf Steiner für den Lebensleib der Lunge gegeben hat, vereint daher auch in sich die beiden entgegengesetzten Prinzipien der ersten und der zweiten Übung. Während bei der Gliedmaßen-Übung das Kugelzentrum unangetastet bleibt, wird dieses bei der Innenraumübung ergriffen und verwandelt. Die Lungenübung vereint beides, wie Rudolf Steiner den jungen Medizinern ausführt: «Nun müssen Sie, wenn Sie plastisch den Menschen verstehen wollen, natürlich auch in die Extreme gehen können. Nicht wahr, ich kann mir zunächst also hier die Kugel vorstellen. Ich stelle mir vor, daß die Kugel auf der einen Seite ausgeweitet, auf der andern Seite eingestülpt wird. Ja, jetzt denken Sie sich aber, Sie gehen weiter, Sie stülpen hier so weit ein, daß Sie über die Ausweitung hinausgehen, dann kriegen Sie so ein Gebilde, überhaupt zwei Gebilde.»

Die beiden ersten Schritte sind uns bekannt:

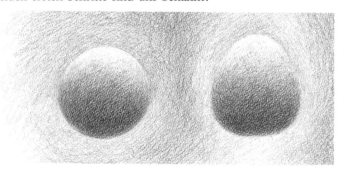

Abb. 52

Nun folgt wieder die Einstülpung, und es ist die 1. Frage: von welcher Seite? und die 2. in welcher Art? schüsselförmig oder so, daß sich eine Gabelung (wie bei der Gliedmaßen-Übung) ergibt?

Dadurch, daß wir «überhaupt zwei Gebilde» erhalten, ist klar: es ist die gabelförmige Einstülpung gemeint; aber nicht auf der ausgeweiteten Seite, sondern am *Kugelpol* der Eiform («auf der einen Seite ausgeweitet, auf der anderen eingestülpt»).

Abb. 53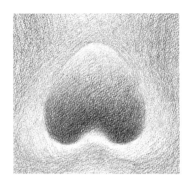

Die Grundform des Brustkorbes steht vor uns. Eine Urform der Menschen-Mitte und damit des ganzen Menschen ist entstanden, auf die wir später bei Betrachtung des Brustkorbes noch zurückkommen. – In Vereinigung der beiden ersten Übungen wird jetzt durchgestülpt, aber eben teilend. Aus einem Gebilde werden zwei.

Rudolf Steiner fährt fort: «Denken Sie aber jetzt weiter, daß die Gebilde nicht bloß auf der einen Seite wirken. Stellen Sie sich vor, Sie machen Ausweitung, Einstülpung – Ausweitung, Einstülpung, dann noch extra von unten Einstülpung und nach oben Ausweitung, dann bekommen Sie, wenn Sie dieses dreifach machen, plastisch ausgebildet die Formen der beiden Lungenflügel. So bekommen sie allmählich eine Anschauung davon, wie der ganze Mensch im Innern mit solchen Kräften zusammenhängt.» Aus dem überlieferten Text[139] ist es zunächst nicht einfach, zu verstehen, was gemeint ist. Eindeutig ist, daß aus dem bisher erreichten Stadium der zwei Teile die Lungenflügel werden sollen. Hat man Übung in den beiden ersten plastischen Formenreihen, dann kann kein Zweifel bestehen, daß durch weiteres Einstülpen und Ausweiten die Lungenlappen und («von unten») die Einstülpungen durch das Zwerchfell sowie («nach oben Ausweitung») die Lungenspitzen entstehen sollen. «Wenn Sie dieses dreifach machen» bezieht sich auf die Lappenbildungen: Wenn man rechts zweimal einstülpt, entstehen drei Lappen; wenn man links ein weiteres (drittes) Mal einstülpt, entstehen zwei Lappen.

Auf diese Weise entsteht die Lunge in ihrem eigentlichen Lungengewebe, den Lungenbläschen. Zur Bildung des Bronchialsystems mit seiner Fortsetzung in Luftröhre und Kehlkopf führt die Umstülpungsübung, wie die Darstellungen zur Sprache zeigten. Den Ätherleib der Lunge muß man sich als Durchdringung dieser beiden Prozesse vorstellen.

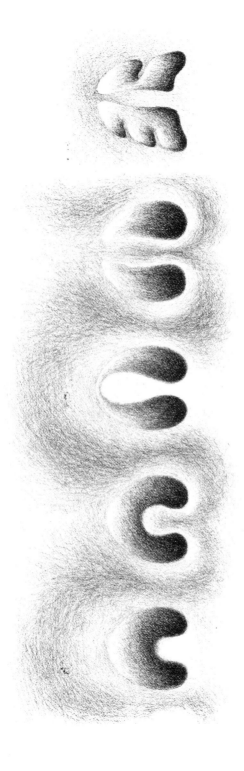

Abb. 54

Das Bild des Ätherleibes als dreigliedriger Übungs-Organismus

Der plastische Übungsweg zum Erfassen des menschlichen Ätherleibes zeigt, daß sich die vier Wesensglieder auf dreierlei Arten durchdringen.
 In der dritten Etappe greift der Astralleib ein und verbindet sich auf zwei verschiedene Arten mit dem Ätherleib. In der Gliedmaßenübung dominiert etwas der Ätherleib über den Astralleib, so daß die Einstülpung keinen echten Innenraum bildet und der pflanzliche Typus der Gliedmaßen resultiert. In der Umstülpungsübung übertönt der Astralleib den Ätherleib und treibt ihn nach innen, aus dem plastischen Raum in den musikalischen Seelenraum. Das Urorgan des Lebens zwischen außen und innen, die Lunge, entsteht aus einer Formenreihe, die beide Prozesse in sich vereinigt: Die Gliedmaßenübung schafft eine Verdichtung der Zentralkräfte im Kopf. Die Stoffwechselübung besteht gerade in der Durchdringung und Umstülpung dieser Zentralkräfte. (Das vorige Kapitel zeigte, wie im Gehirn und im Gehirnwasser diese beiden Prozesse ineinanderwirken.) Für den Ätherleib der Lunge wird nun sattelförmig eingestülpt wie bei der Gliedmaßenübung; aber gleichzeitig durchdringt man das Zentrum wie bei der Umstülpungsübung. Die Gliedmaßenübung führt zum Bild des Pentagramms, dem «Knochengerüst des Ätherleibes» (Steiner[140]), in das die Außenform des Menschen in fünf Schritten hineinwächst. Die Umstülpungsübung führt zum Bild der sich selbst verzehrenden, sich opfernden Schlange, in der das Leben als Gedankenlicht leuchtet. So erscheint der Willens- und der Gedankenpol des ätherischen Leibes in zwei imaginativen Symbolen. Das Fühlen dagegen manifestiert sich als die eigentliche Inkarnationssphäre des Menschen dadurch, daß jedes leibliche Organ aus dem Zusammenwirken dieser beiden Pole *nach dem Urbild der Atmung in seine physische Form wächst.*
 Der Zusammenhang mit der Physiologie des Blutes wird unmittelbar anschaulich: Die nach außen gewandte Seite des Ätherleibes lebt im arteriellen Blut. Die mehr nach innen gerichtete Seite lebt im venösen Blut. Zwischen beiden wirkt die Atmung.
 Die Lunge steht also dem plastischen Typus, in dem der Ätherleib lebt, von allen Organen am nächsten. Das liegt in ihrer Natur als «mittleres Organ», das die Extreme in sich vereint. Es ist jene »mittlere Stufe«, auf der sich auch Goethe das Atmungsorgan der Pflanze, das Blatt, in seiner Urbildlichkeit offenbarte. Und er suchte dieses Prinzip in die Erforschung des Menschen fortzusetzen, er «war völlig überzeugt, ein allgemeiner, durch Metamorphose sich erhebender Typus gehe durch die sämtlichen organi-

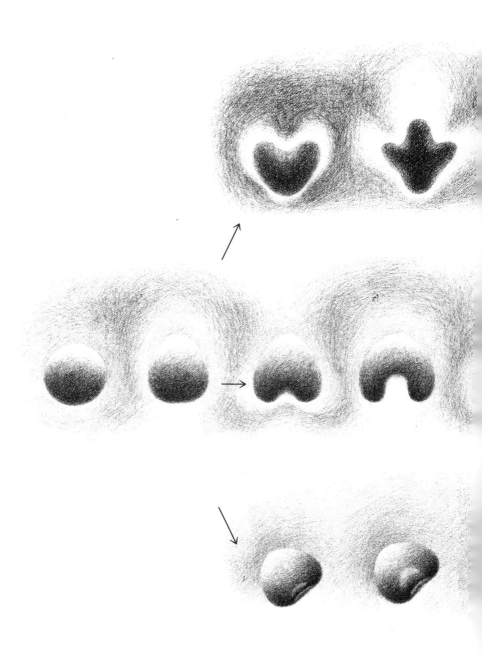

Abb. 55 Die drei plastischen Übungen als ein Ganzes. Zeichnung: Daniel Moreau.

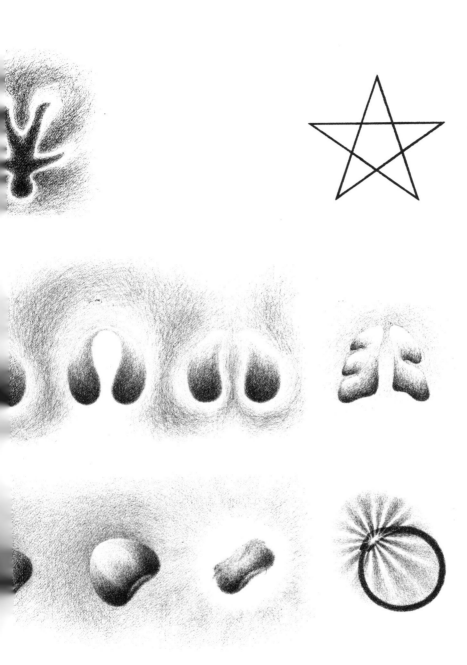

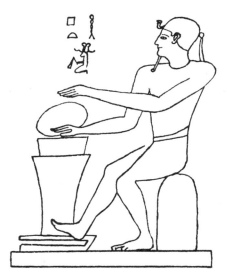

Abb. 56 Ptah, der Weltenschöpfer, bildet das Ur-Ei des Lebens.

schen Geschöpfe durch, lasse sich in allen seinen Teilen *auf gewissen mittleren Stufen* gar wohl beobachten und müsse auch noch da erkannt werden, wo er sich auf der höchsten Stufe der Menschheit im Verborgenen bescheiden zurückzieht».[141] Diese Sonderstellung der Lunge bringt Rudolf Steiner im Jungmedizinerkurs auch zur Sprache: «Die Lunge ist tatsächlich aus den Atmungskräften herausgebildet, aber *ebenso die anderen Organe*. Nur sind es die anderen Organe mehr oder weniger auf Umwegen, während die Lunge direkt gebildet ist.» Dann wird darauf hingewiesen, daß die Art dieser Bildetätigkeit nur durch «eine musikalische Auffassung der Prozesse» möglich ist.[142] Diese Menschen-schaffende und -bildende Macht der Atmung hatten wir im 1. Kapitel aus der Gliedmaßen-Übung erfaßt, die die musikalisch-plastischen Atem-Erlebnisse des lemurischen Menschen verständlich machte, in denen er in traumhaftem Bilderbewußtsein die Entstehung seiner Organe erlebte.

Die Urform dieses frühlemurischen Menschen müßten wir von den plastischen Formen her mit der Eiform in Verbindung bringen. Der Blick in die Akasha-Chronik durch Rudolf Steiner bestätigt das: Die Menschenform *vor* der Geschlechter-Trennung in der frühlemurischen Zeit bildet sich in einer Art, «die man vergleichen kann mit dem Herausarbeiten aus einer Eiform und dem Ablegen einer Eihülle». «Der Kürze halber» nennt Rudolf

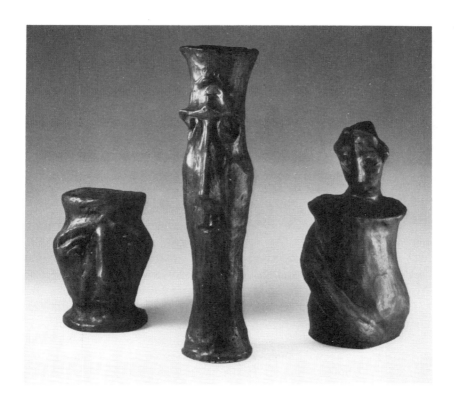

Abb. 57 Die Kabiren-Plastiken Rudolf Steiners.

Steiner den Menschenvorfahr dieser Entwicklungsstufe *«den Eimenschen».*[143] Dieser Evolutions-Zusammenhang rechtfertigt es, daß wir die Eiform auch in die Umstülpungsübung einfügen. Rudolf Steiner hatte es bei der Lungenübung in entsprechender Art getan (s. S. 158).

Wir ahnen damit, was mit einer Abbildung wie der folgenden in den ägyptischen Mysterien veranschaulicht werden sollte. Sie stellt die Gottheit Ptah dar, die «das Ei des Lebens» plastiziert.

«Das Welten-Ei, aus dem alles Leben entsteht, ist das Zentralmotiv zahlreicher Kosmogonien... Es ist das ‹Ei des Wassers›, der Urflut, des NUN. Das chaotische Urgewässer hat sich also zunächst in die Achtheit differenziert, sodann das Ur-Ei geschaffen, aus dem der Sonnengott durch die ‹Achtheit› geboren wurde.» So erscheinen, in der Sprache des Ägyptologen (hier E. Dondelingers aus seinem Buch «Der Obelisk», Graz 1977), dieselben imaginativen Bilder, die wir aus der Sprache der neuen Mysterien vom Wesen des Ätherischen erarbeiten. Beides gründlich miteinander zu vergleichen (siehe «Ägyptische Mythen und Mysterien» von R. Steiner) wäre ein wichtiges Zukunftsziel plastisch-musikalischer Organkunde.

Die Kabiren-Plastiken Rudolf Steiners

Bei der Differenzierung der Ätherarten kamen bereits die Stufen der Weltentwicklung zur Sprache. Wir fanden in Kugel, Ausweitung und Einstülpung die plastischen Grundgesten der Saturn-, Sonnen- und Mondentwicklung. Rudolf Steiner formte selbst drei physiognomische Plastiken, die diese Werdestufen des Menschen und der Welt zum Ausdruck bringen.

Kugel, Ausweitung, Einstülpung – die drei ersten Schritte des Ätherrhythmus, metamorphosiert zu Krug-förmigen Häuptern, wie sie die Kabiren-Szene im II. Teil des Faust verlangt. Als Theater-Requisiten wurden sie so entworfen. «Diese Kabiren brachte Goethe mit Recht zusammen mit dem Wege, der führen soll vom Homunkulus zum Homo. Er brachte diese Kabiren mit Recht zusammen mit dem Geheimnisse des menschlichen Werdens. Drei Kabiren werden herangebracht. ... Bevor wir auf das wahrhaft Innere des Menschen gehen, reden wir von drei menschlichen Gliedern: von dem physischen Leib, dem ätherischen Leib, dem astralischen Leib.... Diese Trinität, gewissermaßen die menschliche Hüllentrinität, wird vorgeführt in den drei Kabiren.»[144, 145]

Die Trennung des Ätherleibes in zwei Geschlechter und die Kraft des Denkens

Aus den plastischen Übungen ergibt sich in der dritten Etappe eine *zweifache* Möglichkeit der Einstülpung. Hier trennt sich die bis dahin einheitliche Entwicklung. Die eine Entwicklungsrichtung führt nach *außen* in die Gliedmaßen-Natur; die andere nach *innen* in die Vorgänge, die im Lebensleib mit dem Vorstellen zu tun haben. Die beiden Übungen spiegeln damit im Ätherischen den *Willenspol* und den *Vorstellungspol* der Seele. Im Ätherleib der Lunge lebt der harmonische Ausgleich beider Prozesse, der dem *Fühlen* zugrundeliegt.

In der dritten Etappe der Erdenentwicklung, in der «lemurischen Zeit», vollzog sich menschheitsgeschichtlich diese Trennung des ätherisch-physischen Leibes in eine mehr der Vorstellungsbildung verwandte Form und in eine mehr der Willensbildung verwandte Form: die Trennung in einen weiblichen und einen männlichen Leib, die wir im Zusammenhang von «Fortpflanzung und Denkkraft» schon berührt haben (s. S. 104).

So wird auf eine neue Weise verständlich, wie Keimesentwicklung und Gedankenentwicklung im Ätherleib zusammenhängen und warum die Geschichte der Gedankenentwicklung (s. Kap. II, «Entwicklung der Organik») im wesentlichen an *männliche* Persönlichkeiten geknüpft ist. Der Mann hat den weiblichen Teil seines Ätherleibes zur Umstülpung in die Vorstellungsbildung zur Verfügung, weil sich dieser Teil physisch nicht voll verkörpert. So gesehen ist die Geschichte der Philosophie nur physisch eine «von Männern geschriebene». Eine Sichtweise, die die Welt des Ätherischen zu umfassen vermag, muß sagen: in der *Philosophie selbst* leben weibliche Menschenkräfte in der Gestalt des Gedankens.

Musikalisch-physiologisch entsteht diese Umstülpung im Oktavprozeß des Hauptes. Der in der Physiologie des Gehirnwassers lebende Prozeß ist aber das Abbild jener Umstülpung, durch die sich vorgeburtlich der Kopf aus dem Leib des vorigen Erdenlebens gebildet hatte. Berücksichtigen wir nun, daß sich der Mensch im Atemrhythmus seiner Inkarnationen abwechselnd einmal als Mann und dann als Frau verkörpert, so ergibt sich daraus: Die im Kopf lebenden Resultate des vorigen Erdenlebens stammen in der Regel aus einem Erdenleib, der im Verhältnis zum jetzigen Erdenleib das entgegengesetzte Geschlecht hatte. Der Kopf eines Mannes stammt in der Regel aus voriger weiblicher Inkarnation. Der Kopf einer Frau stammt in der Regel aus ihrer vorigen männlichen Inkarnation. So erscheint das Denken als Tätigkeit der männlich-weiblichen Doppelnatur der Seele, die im Atmen durch den Gehirnwasserstrom ihr gegenwärtiges Leben mit den Kräften ihres vergangenen Lebens und ihr vergangenes Leben mit den Kräften des gegenwärtigen Lebens befruchtet.[146]

Der Bau des Brustkorbes

Die Entwicklung der Lungenatmung

Am Skelett des Menschen sind der in sich abgeschlossene Kopf mit seinem kugeligen Außen-Skelett und die nach außen strahlenden Gliedmaßen mit ihrem Innenskelett einander entgegengesetzt. Derart polare Formen sind immer *späte* Resultate einer langen Entwicklung. In früheren Stadien organischer Entwicklungen erscheint noch einheitlich, was später in Extreme differenziert ist.

In seinem oberen Teil schließt sich der Brustkorb kopfartig ab; nach unten zu öffnet er sich und zeigt in den letzten beiden freien Rippenpaaren deutlich Gliedmaßen-artige Züge. Im Brustkorb erscheint also in *einem* Organ vereint, in sich zum Ausgleich gebracht, was in der Polarität von Kopf und Gliedern extrem differenziert ist. Dadurch erfassen wir den Brustkorb als eine *ursprünglichere* Bildung als Kopf und Glieder. Die einfache rhythmische Ordnung (Metamerie) der frühen Wirbeltiere hat sich hier erhalten. Ein Fisch ist in diesem Sinne noch *«ganz Brustkorb»*, reines Rippen-Wesen. Gleichzeitig ist er aber auch *«ganz Gliedmaße»:* sein ganzer Leib wird Gliedmaße in der Fortbewegung (die Flossen dienen nur zur Feinsteuerung). Er ist aber auch *«ganz Kopf»,* insofern sich ein entscheidendes Fisch-typisches Sinnesorgan zur Wahrnehmung der Strömung gerade nicht kopfartig konzentriert, sondern sich meistens über den ganzen Leib hin gleichmäßig verteilt: das Seitenlinienorgan. Wir sehen im Fisch einen Organismus, in dem der *Typus* noch viel weitergehender sinnlich erscheinen kann als in den Landtieren. Der Typus als die Ideenform des Ätherleibes ist im flüssigen Element zu Hause, er kann sich deshalb im Wasser in hohem Grade physisch zur Erscheinung bringen. Durch den Schritt aufs Land wird er in zwei polare Extreme entfremdet: in die Luft, die sich nach oben aus dem Wasser gasförmig *verdünnt* hat, einerseits; in die Erde, die sich aus dem Wasser nach unten *verdichtet*, andererseits. Der Schritt aus dem Wasser ans Land führt zu einer Trennung der *einheitlichen* Organisation in *drei Teile*. Mit dem Einsetzen der Atmung im luftförmigen Zustand wird die dreigliedrige Organisation geboren, deren mittleres Glied dem ursprünglichen Typus nahe bleibt.

Das Organ, das sich zur Lunge umbildet, ist die Fischblase. Sie wird

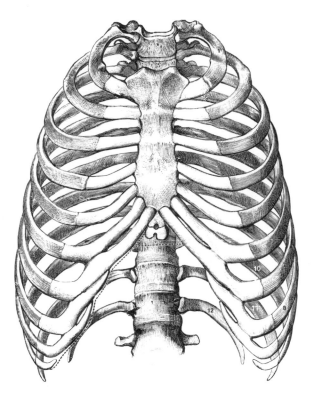

Abb. 58 Das Brustkorb-Skelett.

allseitig eingestülpt, wobei einwachsende Blutgefäße zum Innenraum Kontakt erhalten. – Durch eine Luftröhre wird der Weg zur Außenluft eröffnet. (Für Einzelheiten muß auf die einschlägigen Lehrbücher verwiesen werden.) – Der aufs Land geworfene Fisch leidet nicht nur unter Luftnot. Seine verzweifelten Bewegungen sind viel stärker gekrümmt als im Wasser, denn es fehlt diesen Bewegungen in der Luft der Widerstand, weshalb sie auch erfolglos sind. Das Landtier braucht zur Fortbewegung Widerstandsorgane, Gliedmaßen. Das *Kriechen* der Amphibien und Reptilien ist noch die «Fischbewegung» des Rumpfes, die an der Erde Widerstand gefunden hat. Der Schritt vom Wasser aufs Land zeitigt also gleichzeitig die *Verinnerlichung* der Atmung und die *Veräußerlichung* der Gliedmaßen.

So zeigt die Gliederung der Gesamtgestalt die gleiche plastische Entwicklung, wie wir sie am Luftorgan und an den Gliedmaßen beobachten. Die

Flossen der Fische können dabei nur als Gliedmaßen-«Keime» gelten, da ja im Fisch die wesentliche Gliedmaßenfunktion noch im ganzen Leib lebt.

Bei Amphibien ist diese einfache Lunge noch wenig leistungsfähig, so daß die Atmung noch überwiegend durch die Körperhaut stattfindet. Die äußere Amphibienhaut ist deshalb noch eine Schleimhaut. Wir werden auf diese Art der Atmung, die mit der plastischen Oberfläche der Körpergestalt stattfindet, noch von der inneren Atmungsphysiologie der Menschen aus zurückkommen.

Mit den erarbeiteten plastischen Übungen können wir in Abb. 59 die Wirkung des Astralleibes beobachten, wie er sich beim Übergang von der Kiemen-Atmung zur Lungenatmung verkörpert und dabei seine eigenen Gestaltungsprinzipien zur Geltung bringt.

Bei der Geburt vollzieht der Mensch den Schritt «vom Wasser aufs Land». Solange der Leib des Kindes im Wasser mit dem mütterlichen Organismus vereint ist, ist die Seele des Kindes im Umkreis schlafend, aus dem sie mit dem ersten Atemzug erwacht. Schlagartig wird die bis dahin drüsig-schwammige Lunge eingestülpt. Die leibliche *Trennung* von der Mutter erzeugt dieses Erwachen und schafft die Voraussetzung für die innerlichen seelischen Bewegungen zwischen Mutter und Kind, in denen die leiblich aufgegebene Verbindung auf höherer Ebene wieder entsteht.

So können wir die Wirksamkeit des Astralleibes im physisch-ätherischen Leib in einen Satz zusammenfassen, der seinen Inhalt aus dem bisher Erarbeiteten hat. Wir erinnern uns an das Eingreifen des Seelenleibes im dritten Schritt der plastischen Übungen (Abb. 55); an die Trennung der einheitlichen Fischorganisation in drei Glieder mit dem Einsetzen der Lungenatmung beim Amphib; und an den ersten Atemzug des Menschen:

> Der Astralleib *stülpt ein*
> und *trennt;*
> um in der *Bewegung* zwischen dem Getrennten
> zur *Empfindung zu erwachen.*

Wenn wir den Astralleib in seiner eigenen Welt aufsuchen, in der Musik, dann offenbart sich dort diese am physisch-ätherischen Leib sich spiegelnde Eigenart als das *Urphänomen der Musik*, als Intervall. Die musikalische *Empfindung* erwacht bekanntlich in der *Bewegung* zwischen zwei Tönen, die als solche physisch-ätherischer Natur sind.

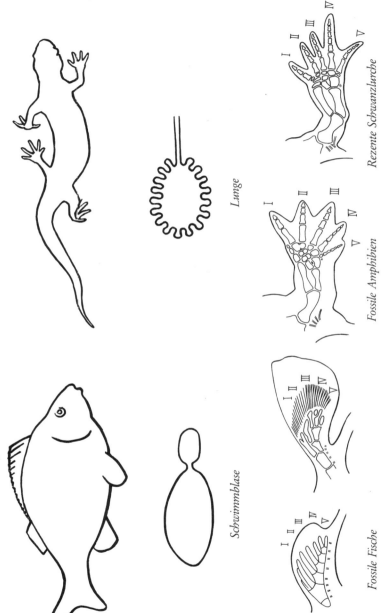

Abb. 59 Der Schritt vom Wasser aufs Land. Ganze Gestalt, Luftorgan und Gliedmaßen. Letztere nach H. Steiner (1935) aus: Starck, Vergleichende Anatomie der Wirbeltiere (1979, Bd. II, S. 565).

Die plastische Anatomie des Brustkorbes[147]

Bei genauer Betrachtung sind die Rippen am oberen Brustkorb, besonders das 1. Rippenpaar, über die *Kante* gekrümmt. Die untersten Rippen sind über die *Fläche* gekrümmt. Die Rippen dazwischen zeigen alle Übergänge, indem sie an der Wirbelsäule mit einer Flächenkrümmung ansetzen, sich auf ihrem Weg zum Brustbein mehr oder weniger weitgehend in eine Kanten-Krümmung drehen. Die mittleren Rippen sind also doppelt gekrümmt: erstens um die Vertikalachse, und zweitens sind sie um ihre eigene Längsachse verwunden.

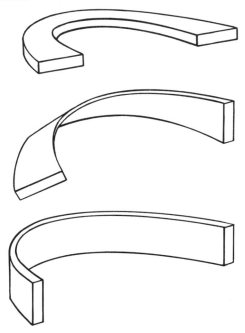

Abb. 60   Die erste (oben), die zwölfte (unten) und die mittleren Rippen, geometrisch schematisiert.

Plastiziert man eine Kantenkrümmung und eine Flächenkrümmung, dann entstehen deutlich voneinander unterscheidbare Empfindungsqualitäten. Man könnte die Kantenkrümmung mit den bildhaften Worten «hell, lichthaft und kühl» charakterisieren. «Warm, etwas dunkel» erscheint die Flächenkrümmung. Das Empfinden bemerkt qualitativ, was technisch-physisch darin zum Ausdruck kommt, daß die Kantenkrümmung große Anforderungen an die Elastizität und Plastizität des Materials stellt. Man empfindet die Kantenkrümmung wie unter *innerer Spannung* stehend. Während die Flächenkrümmung eines Bandes mit viel geringerer innerer Materialspannung möglich ist. Die doppelt gebogenen Flächen der mittleren Rippen haben zwei Krümmungs-Achsen, um die die Fläche gleichzeitig gekrümmt ist. Jeder Punkt der doppelt gebogenen Fläche ist also gleichzeitig in zwei verschieden gerichteten Bewegungen begriffen.

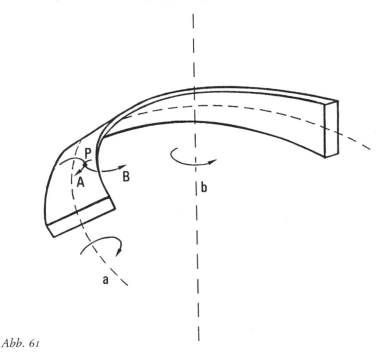

Abb. 61

Punkt P dreht sich *gleichzeitig* mit der Bewegung A um die Achse a und mit der Bewegung B um die Achse b. Die physisch erscheinende Fläche wird die Resultante zweier sich überlagernder Bewegungen. Dadurch verliert das Flächenempfinden die *Eindeutigkeit*, die es bei der einfach konvex oder konkav gekrümmten Fläche hat. Es wird in sich selbst bewegt und dadurch *lebendig*.

Deshalb charakterisierte Rudolf Steiner die doppelt gekrümmte Fläche vor Bildhauern als «das einfachste Urphänomen des *inneren Lebens*», aber auch als die Art, wie eine plastische Fläche «*zum Sprechen*» zu bringen sei.[148] In diesen beiden Charakterisierungen liegt aber das Wesen der Atmung, insofern sie zwischen *innerer Belebung* und *Sprache*, zwischen Ein- und Ausatmung schwingt.

Am Brustkorb fanden wir den Typus des menschlichen Skeletts um eine ganze Stufe weiter zur physischen Erscheinung gebracht als in Kopf und Gliedern. – Demnach sind die Rippen ursprüngliche, einfachste Formen der Gliedmaßen. Beim Menschen müßten wir also fordern, daß in frühen Embryonalstadien die Arme und Beine ihrer Form nach dem Typus der Rippen näher stehen.

Betrachten wir einen embryonalen Zustand, in dem die Arme und Beine in ihrer Lage noch von der Art ihres Wachstums bestimmt erscheinen, also noch nicht frei beweglich sind, dann zeigt sich folgendes Bild:

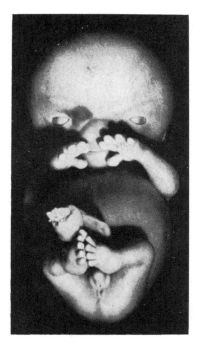

Abb. 62   Embryo, 8.–9. Woche.
(Aus: Grosser, Ortmann, Grundriß der
Entwicklungsgeschichte des Menschen,
Heidelberg ⁷1970).

Wiederum bestätigt sich, daß der Lebensleib seinen Typus im Wasser viel weitgehender zur physischen Erscheinung bringen kann als «an Land»: die Arme zeigen die Bildegeste der oberen Rippen, die Beine diejenige der unteren. Während in späteren Monaten die Arme schon zu freier Beweglichkeit zwischen Pro- und Supination gelangen, bleibt die Supinations-

Tendenz der Beine, die auf dem Bild zu sehen ist, bis zur Geburt erhalten. Ein solcher Befund beweist, daß der Typus, der erfaßt wurde, tatsächlich die im Organismus schaffende Idee ist, sonst wäre die Kantenkrümmung der Arme und die Flächenkrümmung der Beine nicht aus ihm vorhersagbar gewesen.

Die musikalische Struktur des Brustkorbes

Seit jeher unterscheiden die Anatomen am Brustkorb die sogenannten «falschen Rippen» von den «echten Rippen». «Echte Rippen» werden diejenigen genannt, welche vorn mit dem Brustbein einen selbständigen Kontakt aufnehmen. Mit den «falschen Rippen» sind jene gemeint, die nicht mehr bis zum Brustbein ziehen, sondern mit den darüber liegenden Rippen verwachsen oder überhaupt frei enden wie die beiden untersten Rippenpaare. Die zwölf Rippenpaare gliedern sich dadurch in sieben Paare «echter» Rippen, die den kopfwärts gelegenen Teil des Brustkorbes bilden und fünf Paare «falscher» Rippen, die sich darunter anschließen und durch ihre Verkürzung die Öffnung des Brustkorbes bilden (vgl. Abb. 58).

Die Aufteilung der 12 Rippenpaare in 7 und 5 könnte nun dazu verführen, diesen Befund mit den verschiedensten Darstellungen Rudolf Steiners zu verknüpfen, in denen dieses Zahlenverhältnis auftaucht. Man benützt dann, formal gesehen, die gleiche Zahl wie den *«Typus»* und die völlig verschieden gewählten Tatsachen als «Metamorphosen». Das ist jedoch unstatthaft, wenn man den Zusammenhang der beiden gezählten Tatsachen nicht *inhaltvoll* begründet. Wir sind deshalb bestrebt, bevor wir zwei verschiedene Wahrnehmungsebenen aufeinander beziehen, die Wahrnehmung in ihrem eigenen Zusammenhang jeweils als *Lebensvorgang* zu erfassen. Hat man in zwei verschiedenen Wahrnehmungsfeldern jeweils einen *lebendigen* Begriff, dann kann deren Vergleich erst zeigen, ob es sich um Metamorphosen eines gemeinsamen Typus handelt. Wir halten hier ein für allemal fest: Eine *Analogie ist inhaltlich begründet, wenn die beiden aufeinander bezogenen Tatsachen überzeugend als zwei Metamorphosen desselben Typus entwickelt werden.* Wir suchen zunächst also, einen lebendigen Begriff für die Gliederung der Rippen in 7 und 5 am *Skelett selbst* zu gewinnen.

Die 12 Rippen setzen an der Wirbelsäule an. Sie besteht ihrerseits aus 24 beweglichen Wirbeln. Die 12 Brustwirbel sind mit den 12 Rippenpaaren gelenkig verbunden. Die restlichen 12 Wirbel gliedern sich in 7 Halswirbel und 5 Lendenwirbel. (Das Kreuzbein entspricht dem Hinterhaupt; beide sind aus mehreren Wirbeln zusammengewachsen und gehören nicht mehr zur Wirbelsäule.)

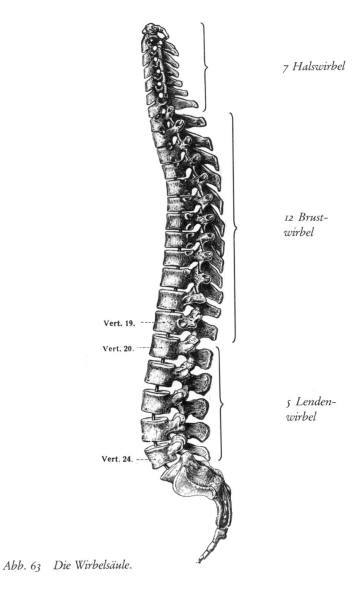

Abb. 63   Die Wirbelsäule.

Somit zeigt uns *das Skelett selbst,* daß der Astralleib offenbar in der Richtung auf den Kopf hin mit der 7-Gliederung arbeitet, während er in Richtung auf den Stoffwechselpol die 5-Gliederung walten läßt (s. S. 162!). Mit der plastischen Gebärde vereint zeigt sich: in der Sieben-Zahl schließt sich der Organismus in sich selbst nach oben ab; in der Fünfzahl öffnet er sich nach unten. Die gleichen Zahlen in der Anordnung benachbarter Skelettabschnitte deuten auf das gleiche astralische Gestaltprinzip, das dem plastischen übergeordnet ist.

Wenn wir davon ausgehen, daß in der Musik dieselben Gestaltungskräfte abbildhaft beobachtbar sind, welche den Leib embryonal gestalten, dann müssen wir nun erstens eine musikalische Ordnung aufsuchen, die dieselben Gesetze zeigt; und dann zweitens prüfen, ob in der musikalischen Gliederung die unbefangene künstlerische Empfindung *dieselben Qualitäten* beobachtet, die in der anatomisch funktionellen Betrachtung und im lebendig-plastischen Begriff zu Tage getreten sind. Dann erst haben wir nicht irgendeine zahlen-mäßige Analogie herbeigezogen, sondern jene astralische Kraft musikalisch beobachtet, die wir im Ätherleib wirksam denken müssen.

In unserem gebräuchlichen Tonsystem finden wir zwölf chromatische Töne. Sieben davon bilden die diatonische Skala. Die übrigen fünf ergeben eine pentatonische Skala.

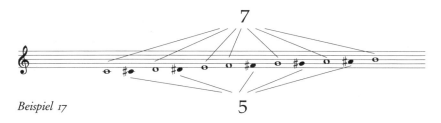

Beispiel 17

Ob diese Zahlen-Analogie einen inhaltlichen Bezug zu unserer Fragestellung hat, muß die künstlerische Beobachtung der Qualitäten, die diese beiden Tonsysteme haben, ergeben.*

Lassen wir zunächst ein pentatonisches Wiegenlied der Hopi-Indianer auf uns wirken.

---

* Diese Gliederung der chromatischen 12tönigen Skala hat Maria Schüppel erstmals zu den anatomischen Darstellungen der Rippen von Gisbert Husemann in Beziehung gesetzt. (Arbeitswoche für Menschenwissenschaft durch Kunst 1975, Stuttgart).

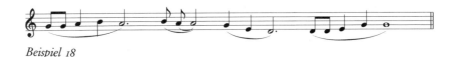

Beispiel 18

Das folgende Wiegenlied aus der Mongolei[149] hat etwas mehr Erdenschwere durch seine taktliche Fixierung:

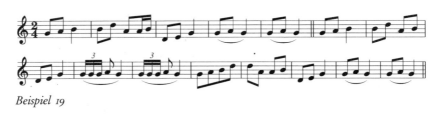

Beispiel 19

Fügen wir zuletzt noch einen gregorianischen Gesang Mitteleuropas hinzu, dann haben wir das, was Rudolf Steiner als «Quinten-Stimmung» bezeichnete, aus verschiedenen Zeiten und Gegenden der Erde gehört:

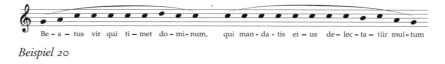

Beispiel 20

Nach diesen Eindrücken lassen wir ein klassisches diatonisches Lied auf uns wirken, Mozarts «Komm lieber Mai und mache...»[150]

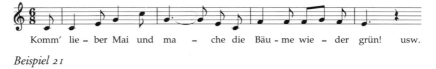

Beispiel 21

oder den Advents-Choral «Vom Himmel hoch, da komm ich her».

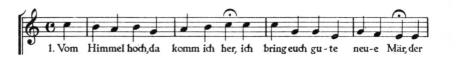

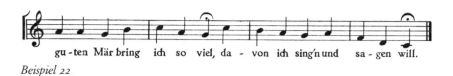
gu-ten Mär bring ich so viel, da-von ich sing'n und sa-gen will.

Beispiel 22

Vergleichen wir die Qualitäten dieser beiden Stimmungen, dann können wir sie wie folgt charakterisieren:

Quinten-Stimmung (5 Töne)	*Diatonische Stimmung* (7 Töne)
Weichheit	Konturiertheit (durch Halbtöne, Kadenzen)
Offenheit (Quart- und Oktaverlebnis fehlen)	In sich geschlossen durch: Quart- und Oktaverlebnis.
Schwebend, strömend	Grundton-bezogen, stehend
Träumend	Wach

Dieser Vergleich braucht hier nicht weiter ausgeführt zu werden. In einem Buch kann ja nur auf musikalische Erfahrungen hingewiesen werden, die beim Leser mehr oder weniger schon vorausgesetzt werden müssen.

Gehen wir nun mit diesen beiden musikalischen Qualitäten zum Brustkorb zurück. Wir finden dort die Siebenzahl, wo sich der Organismus in sich *abschließt*, die Fünfzahl, wo er sich *öffnet*. Wir finden im Bereich der Siebenzahl, von der Funktion des oberen Menschen her, die größere *Wachheit* und im Bereich der Fünfzahl das *träumend-schlafende Bewußtsein* der Stoffwechselorgane. Bedenken wir, daß die 5 unteren Rippenpaare im wesentlichen gar nicht mehr die Lunge umschließen, sondern schon Blutorgane, Leber, Milz und Nieren, so finden wir das ununterbrochen *strömende* Leben der Quintenstimmung organisch funktionell wieder.

Diese Übereinstimmung der seelischen Beobachtungsresultate gestattet es, die Vorstellung zu bilden und auszusprechen, daß wir im diatonischen System eine Tätigkeit des Astralleibes erleben, deren schaffendes Urbild aus dem Kosmos heraus im oberen Teil des Brustkorbes wirksam war, als er sich bildete; und daß wir in der Quintenstimmung die Art der Bildetätigkeit nachempfinden, mit der der Astralleib den Ätherleib im unteren Teil des Brustkorbes durchtönt. Mit der «*Sieben*» schafft dieser musikalische Leib im Nervensystem, mit der «*Fünf*» schafft er im Blutsystem.

Bildekräfte der Sprache im Brustkorb[151]

Wie wir weiter oben gesehen haben (s. S. 174), können wir die Arme als ausdifferenzierte, in sich gegliederte Rippen betrachten. Am einfachsten läßt sich die Bildekraft der Sprache in den Rippen dadurch beobachten, daß wir in einem dramatischen Dialog die Flächen-Krümmungen und Kantenkrümmungen der Rippen *als Gesten* mit den Armen nachbilden: Was spricht sich aus, wenn wir unserem Gegenüber etwa mit den Worten: «Keinen Schritt näher!» die Außenkante des an die Brust genommenen Arms entgegenhalten? Diese Geste wird in der Handkante am ausdrucksvollsten: Kalte, entschiedene *Antipathie*. Dagegen erscheint es als der selbstverständliche Ausdruck der *Sympathie*, wenn wir unserem Gegenüber die Hand- und Arm*flächen* entgegenhalten. – Der ganze Körper wird im Alltag unbewußt, auf der Bühne bewußt, so gewendet, daß wir seine *Flächen* zur Kundgebung der Sympathie, seine *Kanten* zum Ausdruck der Antipathie verwenden. – Im oberen Brustkorb finden wir also Antipathie, im unteren Sympathie als seelische Grundkräfte im plastischen Gestalten des Ätherleibes (s. S. 172).

W. Hammacher stand, als er das nun folgende ausarbeitete, in den Vorbereitungen zur Einstudierung der Mysteriendramen Rudolf Steiners mit der von ihm geleiteten Bühne. Da enträtselte er auf dem Hintergrund der Anatomie des Brustkorbes den Bau einer Szene in dem Drama «Die Prüfung der Seele». Auf der Bühne stehen Bauern im Mittelalter, die in ihren ursprünglichen, naiven Empfindungen dargestellt werden, welche sie ihren Herren und dem alten Juden Simon gegenüber haben. Die Herren der Burg und der Jude Simon, der ihnen dient, vertreten eine Geistes-Strömung, die zur Kirche im Gegensatz steht. Die eine Gruppe der Bauern steht auf seiten der Kirche und in Antipathie zu den Herren der Burg; die andere Gruppe steht den Herrschenden und dem Juden in verschieden gefärbter Sympathie gegenüber. Insgesamt sind es 12 Bauern, die vom Verfasser des Dramas in zwei Gruppen zu je 6 gegliedert werden. Zählt man aber, wieviel Bauern Sympathie und wieviele Antipathie zum Ausdruck bringen, so ergibt sich folgende Gliederung:

Sieben Gegner

1. Bauer: Seht dort den bösen Juden;
Er wird nicht wagen,
Denselben Weg zu gehn wie wir;

| | Er könnte Dinge hören,
| | Die lange seine Ohren jucken.

2. Bauer: Wir müssen seiner Dreistigkeit
               Einmal recht deutlich fühlen lassen,
               Daß wir sie nicht mehr länger dulden
               In unsrem biedern Heimatland,
               In das er sich hereingeschlichen hat.

1. Bäuerin: Er steht im Schutz der hohen Herren,
               Die oben in dem Schlosse wohnen;
               Von uns darf niemand dort hinein,
               Den Juden nimmt man gerne auf.
               Er tut auch, was die Ritter wollen.

3. Bäuerin: Mir aber hat ein Mönch verraten,
               Daß teuflisch ist, womit der Jude heilt.
               Man muß vor seinem Gift sich hüten;
               Es soll im Leibe sich verwandeln
               Und allen Sünden Einlaß geben.

4. Bäuerin: Wir sind der Kirche Treue schuldig,
               Die unsre Seele vor den Teufelsbildern,
               Vor Tod und Höllenqualen rettet.
               Die Mönche warnen vor den Rittern
               Und vor dem Zauberer auch, dem Juden.

5. Bäuerin: Wir sollen nur noch kurze Zeit
               Geduldig unser Joch ertragen,
               Das uns die Ritter auferlegen.
               Die Burg wird bald in Trümmern liegen;
               Das hat ein Traumgesicht mir offenbart.

6. Bauer: Wie künftig Menschen denken wollen,
               Das soll man denen überlassen,
               Die nach uns leben werden.
               Den Rittern sind wir nur
               Das Werkzeug für die Teufelskünste,
               Mit denen sie bekämpfen,
               Was wahrhaft christlich ist.
               Wenn sie vertrieben werden,
               Sind wir der Führung ledig

> Und können dann nach eignem Sinn
> In unsrer Heimat leben.
> Wir wollen jetzt zur Abendandacht gehn;
> Da finden wir, was unsre Seelen brauchen
> Und was der Väter Sitten angemessen ist.
> Die neuen Lehren taugen nicht für uns.

Fünf Fürsprecher

3. Bauer: Es ist recht schwer, zu wissen,
Wer Gott und wer der Hölle dient.
Wir müssen unsern Rittern dankbar sein;
Sie geben uns das Brot und auch die Arbeit.
Was wären wir denn ohne sie?

2. Bäuerin: Ich muß den Juden loben.
Er hat von meiner schweren Krankheit
Durch seine Mittel mich befreit
Und war so lieb und gut dabei.
Das gleiche hat er vielen schon getan.

4. Bauer: Die Menschen, die den Rittern dienen,
Bekämpfen unsre alten Sitten.
Sie sagen, daß der Jude vieles weiß,
Was Heil und Segen bringt
Und was man künftig erst noch schätzen wird.

5. Bauer: Es kommen neue, bessre Zeiten;
Ich schau' sie schon voraus im Geiste,
Wenn mir die Seelenbilder zeigen,
Was Leibesaugen nicht erblicken können.
Die Ritter wollen uns das alles schaffen.

6. Bäuerin: Mich quält die Angst vor schwerer Sünde,
Wenn ich oft hören muß,
Die Ritter wollten uns verderben. –
Ich seh' nur Gutes stets von ihnen kommen;
Ich muß sie auch als Christen gelten lassen.

Der *Gefühls-Inhalt* dieser Reden ist Sympathie und Antipathie im freien Gespräch. In der inneren Struktur der Szene zeigt sich die Metamorphose der Bildekräfte, die in der Menschenbrust als Sympathie- und Antipathie-

Gebärden zusammenwirken. – Man könnte einwenden eine solche Art der Untersuchung sei «unkünstlerisch» und dem Wesen eines solchen Werkes fremd. Es läßt sich aber zeigen, daß die dabei angewandte Methode aus den Dramen selbst genommen ist: Was in der Bauernszene noch ganz im Gefühlsausdruck spielt und für den Zuschauer als Kompositions-Geheimnis verborgen bleibt, das wird im folgenden Drama als Wesens-Begegnung auf die Bühne gestellt. Die innere Struktur des Traum-Lebens der Gefühle wird Skelett-artig freigelegt in Ahrimans Reich (Hüter der Schwelle, 8. Bild). Dort erscheinen die 12 Bauern des Mittelalters wieder verkörpert als 12 Menschen der Gegenwart. Ahriman spricht:

> Von zwölfen brauch' ich sieben stets für mich
> Und gebe fünf dem Bruder Lucifer.

Die Zahl, die wir auf musikalischer Stufe als Seelenbewegung erfaßt haben, sie erscheint auf der Stufe der Mysteriensprache als Handlungsprinzip von Wesen.

Rudolf Steiner selbst stellte die Aufgabe, durch Anschauen der plastischen Formen des Ahriman und des Lucifer an der von ihm geschaffenen Holzplastik die Anatomie weiter zu entwickeln; dabei charakterisiert er die Formen des Ahriman-Kopfes als hervorgehend aus den Kräften, die im Nerven-Sinnes-Pol dominieren; die Formen Lucifers als Resultat der Bildekräfte des Blutes. Die Mysterienszene war vor dieser Plastik als ihrem Szenen-Hintergrund gedacht. Sie ist nur die sprachliche Ausführung dieser Plastik; ist Offenbarung der Ich-Organisation des Brustkorbes in dramatischer Darstellung.

Das Bild des mittleren Menschen

Der Mensch bringt in seinen mittleren, rhythmisch bewegten Organen zum Ausgleich, was polar im Nerven-Sinnes- und im Stoffwechsel-Gliedmaßen-System lebt. Zwischen dem Vorstellungsbild im Kopfbereich und der Willenstat durch Füße und Hände hat das Fühlen seine physiologische Grundlage in Lunge und Herz. Diese Zuordnung seelischer Vorgänge zu Teilen des Organismus bedeutet nur, daß die Seelenfunktionen in den ihnen zugeordneten Organbereichen ihr Zentrum haben. Das Denken lebt im ganzen Menschen, aber besonders konzentriert im Kopfbereich. Das Fühlen lebt im ganzen Menschen, aber besonders im mittleren Atmungsbereich des Menschen. Das Wollen lebt im ganzen Menschen, besonders aber in den Gliedmaßen.

In welcher Art stellen sich Herz und Lunge in diese Polarität hinein? Indem es Gehirnwasser absondert, macht sich das feste Gehirn geneigt, am Leben des mittleren Menschen teilzunehmen. Denn dieser lebt in den Strömen von Blut und Luft. Man kann die Beteiligung des Gehirnwassers am Atmungsrhythmus sehen, wenn bei einer Punktion des Wirbelkanals an die Punktionsnadel ein Steigrohr angeschlossen wird. Die Flüssigkeitssäule hebt sich mit dem Einatmen und sinkt mit dem Ausatmen.

Davon kann man sich leicht überzeugen, wenn man bei einem Säugling die große Fontanelle tastet und beobachtet, wie sie sich mit der Einatmung hebt und mit der Ausatmung senkt. Es ist also in erster Linie der *Lungen*-Rhythmus, der sich in den Kopfbereich hinein fortsetzt, nicht der des Herzens.

Das Herz zeigt seine Verwandtschaft mit den Gliedmaßen dadurch, daß es ganz Muskel ist. Die Lunge vertritt den bewußten oberen Menschen in der Mitte: die Atmung ist willkürlich steuerbar und dient in der Sprache dem Gedanken. Das Herz als unwillkürlicher Muskel ist dem Bewußtsein ferner. Können Lunge und Herz die Polarität ausgleichen, dann ist der Mensch gesund. Die beiden Extreme des Menschen sind dann gehindert, sich in ihrer Eigenart ungesund geltend zu machen. Ist das rhythmische System krank, dann gewinnt eines dieser beiden Extreme die Oberhand über das Ganze. Das kann sich bis in die äußere Gestalt ausprägen, so daß der ganze Mensch vom Gestaltprinzip des unteren oder von dem des oberen Menschen ergriffen wird. Die beiden abgebildeten Patienten sind Beispiele dafür (Abb. 64).

Beide Patienten leiden an schwerer chronischer Bronchitis. Die entzündliche Verschleimung der Luftwege führt über die Behinderung der Luftströmung schließlich zum Abbau von Lungengewebe und zu Lungenerweiterung (Emphysem). Das Hauptsymptom dieser Erkrankung ist der *Luftmangel*. Nun reagiert der linke Patient auf die Luftnot ganz anders als der rechte. Der linke Patient atmet vertieft und schneller. Unter großer seelischer und physischer Anstrengung ringt er nach Luft. Durch die physische Atemarbeit magert er ab bis zur Kachexie.* Dieser Patient entwickelt ein ausgeprägtes Emphysem mit entsprechend starrem, weitgestelltem Brust-

---

* *Griechisch: kakós = schlecht; héxis = Befinden. Kachexie = Auszehrung.*

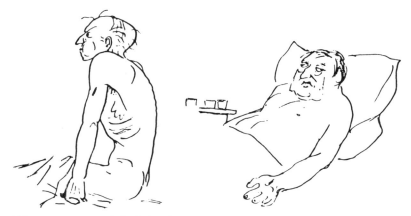

Abb. 64 Dyspnoisch-kachektischer Typ A der schweren chronischen Bronchitis, «Pink Puffer» (links); und kardial-hypoxämischer Typ B der schweren chronischen Bronchitis, «Blue Bloater» (rechts) (nach Brewis[153]).

korb. – Der Patient auf dem *rechten* Bild bemerkt gar nicht, daß seiner Krankheit Luftmangel zugrunde liegt. Er verspürt kaum Atemnot. Und auch die Art, wie er seinen Luftmangel ausgleicht, läuft unter der Schwelle seines Bewußtseins ab. *Er atmet nicht vermehrt, sondern er bildet mehr Blut* (Sekundäre Polyglobulie). Dadurch, daß mehr rote Blutkörperchen in die Lunge fließen – das Blut wird dickflüssiger –, kann es mehr Sauerstoff binden. Dieser Patient hat nur ein geringes Emphysem. Er leidet an *Herz-Insuffizienz* und neigt zur Fettsucht. Zwischen diesen beiden Extremformen der chronischen Bronchitis gibt es alle Übergänge.

Unter dem Gesichtspunkt der Dreigliederung erkennt man: Durch die Schwächung des mittleren Systems verfällt der hagere Patient einseitig den Sinnes-Nerven-Kräften: Er erlebt bewußt, was seiner Krankheit zugrunde liegt, und reagiert mit dem bewußtseinsnäheren oberen Teil des mittleren Systems, mit der Lunge. Der dicke Patient fällt durch dieselbe Krankheit in die Schwere der Stoffwechselkräfte. Er «schläft» deshalb sowohl in der Wahrnehmung seiner eigentlichen Krankheit als auch in deren Beantwortung. Liegt doch die Blutbildung im Knochenmark dem Bewußtsein noch ferner als selbst die Verdauung.

Wir können beide Bilder weiterführen durch den folgenden Gedanken: Erkrankungsmöglichkeiten des Menschen sind wesenhaft verkörpert um ihn herum in den verschiedenen Tierarten. Bilder von Fußmißbildungen aus der Orthopädie finden sich zum Beispiel bei verschiedenen Tierarten als gesunde artgemäße Bildungen wieder.[154] Unter diesem Gesichtspunkt können wir angesichts der beiden Patientenbilder die Frage stellen: In welcher Tierform lebt am ausgeprägtesten die Gestaltungstendenz des mageren, nach Luft ringenden Patienten? Beachten wir seine Art, vom Kopf aus auf die Krankheit zu reagieren: wie er überwach mit weitgestelltem starrem Brustkorb in einer hoch gesteigerten Luftbewegung lebt, unter Rückzug aus den Schwerekräften des Stoffwechsels (Abmagerung) – wir erkennen den Typus des Vogels. Als Repräsentant der Vogelwelt kann für die physische Bewältigung der Luft der Adler gelten. Mit dem Typus des Vogels tritt gleichzeitig als ein Heilmittel für diesen Patienten Belladonna auf, die Pflanze, die das Vogelwerden in ähnlicher Weise verkörpert.[155]

Die andere Tierform, die sich ganz dem Stoffwechsel, der Schwere hingibt, so, daß sie die Verdauung in mehreren Mägen und wiederkäuend besorgt, ist das Rind, die Kuh. Was ihre gesunde Art ist, überwuchert den anderen Patienten, der zur Fettsucht neigt, die Blutbildung steigert und insgesamt weniger wach ist. – So können wir die Polarität, zwischen welcher das Rhythmische System die Waage zu halten hat, anschauen in den Bildern von Adler und Kuh. Beide wirken als Weltenkräfte im oberen und im unteren Menschen, wie wir es in den Vorträgen Rudolf Steiners vom Oktober 1923[156] dargestellt finden. Dort wird nun auch die Imagination des rhythmischen Systems selbst geschildert: «Beim Löwen ist es so, daß eine Art von Gleichgewicht besteht zwischen dem Atmen und der Blutzirkulation ... (Es ist so), daß ... im Löwenkopf eine solche Entfaltung des Kopfmäßigen ist, daß die Atmung im Gleichgewichte mit dem Zirkulationsrhythmus gehalten ist.» So ergibt sich als Bild des mittleren Menschen der Löwe zwischen Adler und Kuh. Der Löwenblick strahlt in wacher Aufmerksamkeit die Wärme aus, in welcher das Kuhauge schlafend versinkt, von der sich aber der Adlerblick in Überwachheit in die reine Lichtatmosphäre hinein gelöst hat.[157]

Innerhalb der Tierwelt erscheinen Kuh und Adler wiederum wie abgemilderte Menschen – nähere Lebensformen im Vergleich zu Wal und Lerche.

Der Weg von der räumlichen zur musikalischen Struktur

Nachdem wir den Schritt vom Plastischen zum Musikalischen schon mehrfach und auf ganz verschiedene Weise getan haben, soll eine zusammenfassende methodische Betrachtung hierzu eingeschaltet werden.

Rudolf Steiner hat mehrere Wege von der räumlichen zur musikalischen Struktur aufgezeigt, deren wir einige schon kennengelernt haben.

Die *Empfindung von gerichteten Bewegungen* von innen nach außen oder von außen nach innen, wie in Blutkreislauf und Atmung, entspricht den geisteswissenschaftlichen Darstellungen von Dur und Moll ebenso wie dem unmittelbaren musikalischen Empfinden. Dieser Weg ist für die zahlreichen musikalischen Qualitäten gangbar, die Steiner physiologisch interpretiert hat (in den Musik- und Toneurythmie-Vorträgen). Wir sind diesen Weg vor allem im Kapitel II gegangen, wo die inneren physiologischen Vorgänge im Vordergrund standen. So kann man jede musikalische Qualität (Intervall, Rhythmus, Harmonie usw.) als solche mit dem lebendig erfaßten Bild eines Organprozesses vergleichen. Das klassische Beispiel bei Rudolf Steiner ist das Verhältnis von Fuß- zu Kopftätigkeit als Prim-Oktav-Verhältnis. Für die Arbeit mit Rudolf Steiners Angaben muß beachtet werden, daß er nicht zwischen Stufe und Intervall in seiner Ausdrucksweise unterschied. In der Tat kann ja auch die Stufe als der funktionelle Ausdruck eines Intervalls innerhalb einer Skala aufgefaßt werden. Wir gebrauchen, wie es auch Steiner tat, die Intervallnamen im Sinne ihres funktionellen Stufenwertes.

Der zweite Weg führt über die Zahl. Wie dargestellt, entsteht in der Entwicklungsgeschichte des Ätherleibes durch die Einwirkung des Astralleibes der Klang- oder Zahlenäther. Von daher rührt die Zahlenordnung der Organismen, wie sie uns in den Wachstumsproportionen und zuletzt im Brustkorb und in der Wirbelsäule begegnete. Rudolf Steiners Angabe zur musikalischen Physiologie der *Lunge* geht diesen Weg und wird uns im folgenden beschäftigen. Er weist darauf hin, wie man durch die Zahlenproportion 2:3 zur *Quint* in der Lunge geführt wird (s. S. 195).

«Der Astralleib zählt, aber zählt differenzierend, zählt den Ätherleib. Er gestaltet ihn zählend. Zwischen Astralleib und Ätherleib liegt die Zahl, und die Zahl ist ein Lebendes, ein in uns Wirksames» (Steiner[158]). «So, wie wir Bilder, Imaginationen vor die Seele hinstellen, so stellt man in einer gewissen Weise auf noch höheren Gebieten die innere Kraft der Zahlen vor den Menschen hin, und er muß die inneren Verhältnisse der Zahlen wie eine geistige Musik empfinden lernen» (Steiner[159]). Der Schritt vom Plastischen (Anatomisch-Physiologischen) zum Musikalischen verläuft hier in dem Sinne, wie Goethe seine Methode in dem Aufsatz «Erfahrung und Wissenschaft» zusammenfaßte[160]:

1. Zählen von gleichen Teilen am anatomisch-physiologisch Gegebenen: Das *empirische* Phänomen.

2. Bildung eines Zahlenverhältnisses entsprechend demjenigen, was sich anatomisch-physiologisch zueinander in Beziehung setzt und Experiment am Monochord. Durch dieses Experiment kann das Zahlenverhältnis seine innere Natur aussprechen als ein Verhältnis von zwei verschiedenen Tönen. Das *wissenschaftliche* Phänomen.
3. Hinwendung des musikalischen Sinnes auf diese beiden Töne. Dadurch offenbart sich ihre innere Qualität als Intervall. Die gestaltende Seelenkraft (Astralität) wird begriffen, die im empirischen Phänomen verborgen ist: Das *reine* Phänomen.

Ein weiterer Zugang ist die Toneurythmie. Sie wird uns im vierten Kapitel beschäftigen.

Schließlich ist es besonders befriedigend, wenn ein plastisch-musikalischer Zusammenhang des Organismus durch Metamorphose der Bildekräfte in einem musikalischen Kunstwerk wiederkehrt.

Die Hinwendung des musikalischen Bewußtseins auf die plastisch-organischen Tätigkeiten schult das Denken für die Inspiration, die dadurch als Willenskeim lebendig wird. Mit einem inspirativen Bild vergleicht Rudolf Steiner die naturwissenschaftlich benutzten Seelenkräfte mit den Seelenkräften einer höheren Erkenntnis: Diese anderen höheren Erkenntniskräfte verhalten sich zu den gewöhnlichen wie das musikalische Ohr zu der Anschauung, die bloß auf die schwingenden Saiten des Instruments gerichtet ist (Steiner[161]).

Der Klang des mittleren Menschen

Der Brustkorb in der Sphäre der «objektiven Intervalle»

Die Plastik der Rippen und ihre musikalische Ordnung spiegeln im oberen Brustkorb eine Bewußtseins-*weckende*, antipathische Wirkung der Bildekräfte, im unteren Brustkorb eine *einschläfernde*, sympathische Wirksamkeit der Bildekräfte. Was sich so am Brustkorb räumlich manifestiert, stammt seiner Wesenheit nach also aus der Zeit, aus dem Rhythmus von *Schlafen und Wachen*. Auch dieser Rhythmus ist offenbar an der Bildung des Brustkorbes beteiligt; ein Lebensrhythmus, in welchem die Atmung der Lunge in einer übergreifenden Ordnung aufgehoben ist. Sucht man nun die *physische Bewegung*, die mit dem Schlaf-Wach-Rhythmus so ursprünglich verbunden ist wie das Atmen mit der Brustkorb- und Lungenbewegung, dann findet man diese Bewegung im Organismus des Menschen nicht. Sie ist vielmehr eine Bewegung, die der Menschenleib mit der Erde gemeinsam hat, nämlich die Umdrehung der Erde um ihre eigene Achse. Diese ist der «Zeitgeber» für den 24-Stunden-Rhythmus von Schlafen und Wachen. Während dieser 24 Stunden erlebt der Mensch einmal die Gesamtheit aller Sterne, repräsentiert in den zwölf Tierkreiszeichen. Kehren wir von diesem Bild zum Brustkorb zurück. Zwölf verschiedene Rippen ergänzen sich symmetrisch zu einem «Korb» von 24 Rippen. In dem im vorigen Kapitel gewonnenen plastisch-musikalisch-sprachlichen Bild des Brustkorbes spiegelt der Brustkorb in der Polarität seiner Rippenformen und in seiner Zahlenordnung räumlich die Zeitgestalt von Wachen und Schlafen wider.

Der Rhythmus von Schlafen und Wachen ist seinerseits eingebettet in den Rhythmus des geistigen Lebens zwischen Tod und Geburt und des physischen Lebens zwischen Geburt und Tod. Auch dieser Rhythmus schlägt sich im Bau des Brustkorbes nieder. Rudolf Steiner beschreibt, daß die Geschwindigkeit des Aufstiegs der Seele in die geistige Welt bis zum Umkehrpunkt dieses Weges in der «Weltenmitternachts-Stunde» und die Geschwindigkeit des Abstieges zu einer neuen Verkörperung sich in der Proportion spiegeln, die der Oberteil des Rumpfes (Brustraum) zum Unterteil (Bauchraum) hat. «Ist dieser Teil von der Brustmitte bis zum Hals kürzer als der untere Teil des Rumpfes, so hat man es mit einem Menschen zu tun, welcher in der Zeit zwischen dem Tod und einer neuen Geburt ein solches geistiges Leben durchgemacht hat, daß er sehr schnell den Aufstieg im Leben zwischen dem Tod und einer neuen Geburt bis zur Mitte durchgemacht hat. Da ist er sehr schnell gegangen. Dann geht es langsam und behaglich herunter zum neuen Erdenleben» (Steiner[162]). Auch hier verkörpert sich ein Zeitprozeß (eine Geschwindigkeit) räumlich im Brustkorb.

Der Zusammenhang macht deutlich, daß als Mitte die Region des Zwerchfells anzusetzen ist (Abb. 66).

Im Fortgang wird gezeigt, wie sich die verschiedenen Proportionen von Brustraum und Bauchraum auch im konstitutionellen *Schlafbedürfnis* spiegeln. Der Reinkarnations-Rhythmus des *Geistes* bestimmt also den Schlaf-Wach-Rhythmus der *Seele* und spiegelt sich in den Proportionen des Rhythmischen Systems im *Leib*. Entscheidend für unsere Fragestellung ist, daß die physische Repräsentation der *Weltenmitternacht* als Mitte zwischen Bauchraum und Brustraum mit der von uns von ganz anderem Gesichtspunkt aus angenommenen Repräsentation der *physischen Mitternacht* zusammenfällt.

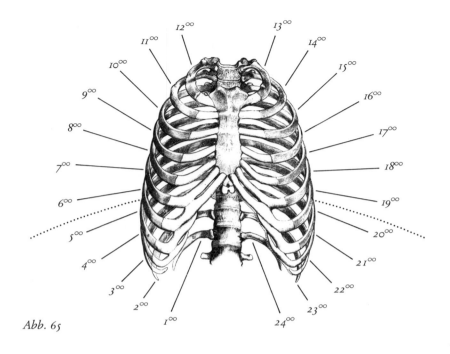

Abb. 65

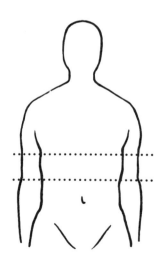

Abb. 66

Damit wird das hypothetisch hingestellte Bild (Abb. 65) bestätigt. – In einer spezielleren geisteswissenschaftlichen Darstellung der Atmungsphysiologie beschreibt Rudolf Steiner nun auch die *Entstehung der Rippen* selbst. Nachdem zu Anfang der Keimesentwicklung der Kopf des Embryos voraneilt, kommt später «über ihn das, was an Kräften, parallel der Oberfläche, die Erde in Rhythmen umkreist. Es wird der Brustorganismus gebildet, *der eigentlich aus Strömungen geschaffen wird, die um die Erde herumkreisen.* Sie haben ja, wenn Sie wollen, diese Strömungen noch in den Rippen nachgebildet» (Steiner[163]). Damit ist das Bild des Brustkorbes als Abbild der Erdumdrehung zunächst geisteswissenschaftlich bestätigt.

Den musikalischen Zusammenhang des Brustkorbes mit den die Erde umkreisenden Ätherströmungen *erleben* wollen, hieße ein Bewußtsein erringen, das der Menschheit in sehr frühen Entwicklungszuständen gegeben war. Wir haben dieses Bewußtsein bereits erwähnt im Zusammenhang mit der Entstehung der Menschengestalt durch die den Leib gestaltende Atmung. Der Mensch der lemurischen Zeit empfand, wie er im Verein mit den Göttern seinen Leib atmend «nach Tonbildern» ausgestaltete. Mit «Leib» war damals, vor dem Herabstieg des Menschen aus dem Umkreis auf die Erde, noch kein materiell-physischer Leib gemeint. Der physische Leib war noch nicht von mineralischer, sondern von ätherischer Substanz erfüllt. – Je weiter wir in der Geschichte zurückgehen, um so größer werden die Tonabstände, die die Menschen als musikalisch «brauchbare» Intervalle empfanden. Aus der jüngeren Musikgeschichte ist bekannt, daß die Sekund erst im 20. Jahrhundert beginnt, für Musiker mehr zu werden als eine bloße «Auflösungs-bedürftige» Dissonanz. Davor mußten die Terzen errungen werden. Noch früher war die Quart ein «verbotenes» dissonant empfundenes Intervall. Rudolf Steiner schildert dementsprechend, daß in noch früheren Zeiten sogar die Skalenbildung selbst mit viel größeren Intervallen stattfand. In der Atlantischen Zeit wurde Musik in Septimen-Skalen empfunden. Für die Zeit vor der Verkörperung der Menschen auf der Erde (Mitte der lemurischen Epoche) empfand der Mensch Musik in Nonen-Skalen und zwar in dem Sinne, wie heute Sekunden als Skalen-Schritte verwendet werden. Eine *Quint* umfaßte damals also vier Nonen:

Beispiel 23

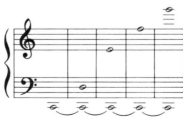

Das Musik-Erlebnis der Menschen war in jener urfernen Vergangenheit noch ein völlig anderes. Der ganze Mensch hatte noch eine rein ätherisch-astralische Leiblichkeit. In einem tiefen Traum-Bewußtsein empfand er Musik gar nicht als seine eigene, sondern er empfand das Musikerlebnis der schaffenden Geistwesen (Hierarchien) mit, in deren Schoß er lebte. Dieses viele Jahrtausende zurückliegende Musik-Erlebnis weist nun eine sehr merkwürdige Verwandtschaft zu dem Musikerleben unserer gegenwärtigen 5. Kulturepoche auf. Unser Dur-Moll-Erleben ist eine relativ junge und schon wieder verdämmernde Phase der Musikgeschichte. Aber auch der früh-lemurische Menschenvorfahr erlebte (aber gemeinsam mit den Göttern) offenbar eine Art Dur-Moll-Tonalität. Diese ging der Menschheit mit dem Herabstieg auf die Erde verloren, sie ist in den atlantischen Septim-Skalen undenkbar. Erst nach dem Ereignis von Golgatha taucht sie mit der Bach-Zeit in verinnerlichter Form wieder auf. Ein Dreiklang hatte damals durch die Nonenschritte einen weitgespannten, wahrhaft ätherischen Klang, den wir vom heutigen Erleben aus natürlich nur an dem Abbild, das Rudolf Steiner gibt, erahnen können:

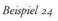
Beispiel 24

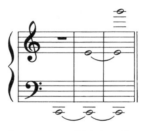

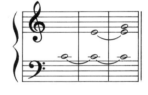

lemurisches, objektives Dur   *heutiges, subjektives Dur*

«Was wir heute als innerliches Dur-Erlebnis charakterisieren mußten, nahm er in der Entrückung von seinem Leibe draußen als den kosmischen Jubelgesang, als die kosmische Jubelmusik der Götter wie den Ausdruck der Freude über ihr Weltschaffen wahr. Und was wir heute als innerliche Mollerlebnisse haben, nahm einstmals der Mensch in der lemurischen Zeit als die ungeheure Klage der Götter wahr über die Möglichkeit, daß die Menschen verfallen können in das, was dann in der biblischen Geschichte als der Sündenfall, als der Abfall von den göttlich-geistigen Mächten, von den guten Mächten, geschildert worden ist» (Steiner[164]).

Greifen wir nun die beschriebene objektive Quint auf dem Monochord ab, so erscheint die Proportion 24:1.

Beispiel 25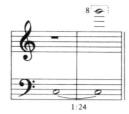

Die die «Erde umkreisenden Strömungen» prägen in die Zeitgestalt der 24 Stunden dasselbe Abbild ihrer musikalischen Bildekräfte ein wie in die 24 Rippen des Brustkorbes: *beidemal verkörpert sich die objektive Quint.* Wie wir sahen, ist die Erdendrehung die physische «Organbewegung» des Schlaf-Wach-Rhythmus. In dem Intervall 24:1 können wir deshalb die Proportion erblicken, die das musikalische Verhältnis zwischen der *Erde* (= 1) und dem 24gliedrigen Brustkorb enthält. Im Bereich des lemurischen Musikerlebnisses erfassen wir das kosmische Verhältnis des Brustkorbes zur Erde. Der Bezug der 24 Rippen auf die Erde als Einheit ist das Korrelat dessen, daß in der lemurischen Zeit der Mensch ein musikalisches Erleben hatte, das nicht innerlich an seinen Leib gebunden war, sondern das in den Kräften lebte, die seinen Leib mit dem Ganzen des Kosmos vereinen.

Die Lunge

Gehen wir einen Schritt weiter nach innen, dann liegt unter den Rippen die Lunge. Wir wiederholen an der Lunge den Schritt vom Plastischen zum Musikalischen und zählen links zwei und rechts drei Lungenflügel. Auf dem Monochord messen wir an der Saite 5 Teile ab. Dann teilen wir sie in ⅖ und ⅗. Streichen wir diese beiden Saitenteile mit einem Bogen an, so erklingt das Verhältnis 2:3, die Quint.

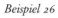 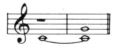

Beispiel 26

So können wir R. Steiners Worte begründen: «Da haben Sie im Verhältnis der Lungenflügel zueinander die Quint» (Steiner[165]). Auch in der Bildung der Lunge finden wir also die Quint als Formgesetz. Es ist aber die heutige, uns gewohnte *subjektive Quint.* Um sich in ihr Wesen zu vertiefen, kann der Anfang von Bruckners IV. Symphonie helfen. Hier ist das ganze Geschehen aus der Welt der Quint geschöpft.

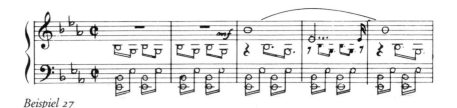

Beispiel 27

Durch die Beschleunigung des aufwärts führenden zweiten Quintschrittes in der Hornstimme wird der Quint-Charakter hier besonders verstärkt; dadurch schwebt das zweite *B* wie «auf Flügeln im Aufwind».

Die Quint wirkt im Bau des mittleren Menschen also in verschiedenen Weltenformen. Als objektive, kosmische Quint im äußeren Skelett und als subjektive Erden-Quint im Bau der Lunge. Beide klingen ineinander gelegt wie in Beispiel 28.

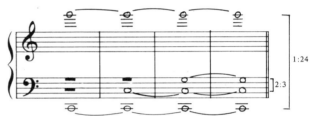

Beispiel 28

Verglichen mit der luftartigen Qualität der subjektiven, heutigen Quint enthält die große, objektive Quint ein strahlendes Licht.

Der Blick auf das physiologische Verhältnis von Brustkorb und Lunge vertieft das anatomisch-musikalische Bild: In der Lunge kommt das Blut so in einer *Haut* an die Grenze zur Außenwelt, wie es musikalisch die innere Qualität der *Quint* erleben läßt. Wir haben sie im zweiten Kapitel erarbeitet und in dem Beispiel der Bruckner-Symphonie gehört. Rudolf Steiner bringt die Quint direkt mit der Haut als Grenze des Leibes in physiologische Beziehung. In der Lunge ist es die innere Haut für das Blut. So kommt die äußere Proportion 2:3 aus der Lungenteilung mit der inneren Qualität zur Deckung. Die früher erwähnte Qualität der Sext führt in diejenige Tätigkeit der Lunge, durch die die Kohlensäure die Haut *durchdringt* und hinaus in den Umraum strömt. Die Quint lebt in dem tangential die Bläschenhaut durchströmenden Blut. Die Sext in dem Luftprozeß des Gasaustausches, wenn man diesen innerlich auf die Fußtätigkeit bezieht wie in Kap. II.

Die Lunge kann nun als leere Haut ihre Form nicht aus eigenen Kräften erhalten. Sie würde, auf ihre eigenen Formkräfte angewiesen, kollabieren

(Pneumothorax). Sie wird vom Brustkorb, durch *von außen* angreifende Kräfte, in ihrer Form gehalten. Sie kann sich auch nicht aus eigenen Kräften bewegen; sie wird von den Muskeln des Brustkorbes und vom Zwerchfell bewegt. Die Innenwand des Brustkorbes und die Außenfläche der Lunge sind jeweils mit einer weiteren Haut bedeckt, dem Rippfell bzw. dem Lungenfell. Beide Häute sondern Flüssigkeit ab, so daß sie ständig benetzt sind. Durch einen Unterdruck in dem Spalt zwischen Rippfell und Lungenfell entsteht der *Sog*, der die Lunge von außen an die Wand des Brustkorbes zieht. Die Lunge wird also vom Brustkorb saugend in ihrer Form gehalten und durch gleitend-tangentiale flüssige Flächenverschiebungen bewegt. Damit erleben wir physiologisch das Bild, das wir musikalisch erfassen in dem Verhältnis der «subjektiven Quint» 2:3 der Lunge, die von den Kräften der kosmischen objektiven Quint saugend in ihrer Form gehalten wird.

Atmung und Lungenkreislauf

Dringen wir weiter ein ins Innere der Lungentätigkeit, dann wird es unmöglich, noch an festen Formen Anhalt zu finden. Strömende Luftmassen finden wir im Innern des Lungenbaumes, die an den feinst verzweigten Blutströmen vorbeistreichen. Hier wandelt sich dauernd das Blut von seiner venösen in seine arterielle Qualität. In dieser Verwandlung lebt das an den Patienten-Bildern erfaßte Gleichgewicht von Blut- und Atemtätigkeit physiologisch. Die von der Willenstätigkeit gebildete Kohlensäure dampft aus dem Blut in die Lungenluft ab; der Sauerstoff aus dem Umkreis wird vom Blut aus der einströmenden Lungenluft gebunden. Wenn wir hier ein Zahlenverhältnis suchen, dann kann es sich nur um strömende Mengen in der Zeit handeln. Nun kennt die neuere Physiologie das Verhältnis von Blut- und Luftbewegung in der Lunge genau. Man spricht vom «Ventilations-Perfusions-Quotienten» als einer für die Lungenphysiologie entscheidenden Größe: Die *Atemluftmenge*, die pro Minute mit dem Blut in Wechselwirkung tritt (Ventilationsvolumen) steht zu der *Blutmenge*, die pro Minute mit der Luft sich austauscht (Perfusionsvolumen) beim Gesunden im Verhältnis 4:5. (Dabei ist nur das Ventilations-Volumen berechnet, also jene Luft, die wirklich am Austausch mit dem Blut Anteil hat. Subtrahiert wird das sog. «Totraumvolumen», also diejenige Luftmenge, die, ohne mit dem Blut in Wechselwirkung zu treten, in den Bronchien sich bewegt.) Es werden also im Verhältnis immer 4 Liter Luft von 5 Litern Blut in einer bestimmten Zeiteinheit umströmt (Sill et al.¹⁶⁶). Je nach Belastung können die *absoluten* Werte der Durchblutung und Beatmung natürlich stark variieren. Wenn wir schnell laufen und die Lunge stärker durchblutet wird, dann wird die Atemtätigkeit um soviel gesteigert, daß das Verhältnis 4:5 gewahrt bleibt. Wenn umgekehrt durch teilweise Verlegung eines Bronchus in einen einzelnen Lappen oder ein einzelnes Lungensegment weniger Luft ein- und austritt, dann wird selektiv in diesem Lungenbezirk die Durchblutung so weit vermindert, daß das Durchblutungs-Beatmungs-Verhältnis auch in diesem Bezirk dem Verhältnis 4:5, soweit in der Krankheit möglich, angenähert bleibt. Dies hat für die Lunge auch insofern Bedeutung, als sie wahrscheinlich das einzige innere Organ ist, welches in seiner Durchblutung unmittelbar von der Schwerkraft beeinflußt ist.¹⁶⁷ Wenn der Mensch steht, sind die unteren, basalen Lungenpartien mehr durchblutet als die Lungenspitzen. In Rückenlage sind die dem Rücken zu liegenden (dorsalen) Partien stärker durchblutet als die der vorderen Brustwand zu liegenden Partien. In dem Maße, wie sich die Lunge als Luftorgan der Erde entzieht – in ihren Adler-Kräften –, in demselben Maße gibt sich das Blut in ihr der Schwere der Erde hin, in den Kräften der Kuh. Das Ventilations-Perfusions-Verhältnis ist der ausschlaggebende Faktor für den Sauerstoffgehalt und den Kohlensäuregehalt des Blutes.¹⁶⁸ᵃ Dieser Quotient von Beatmung zu Durchblutung nimmt beim aufrecht stehenden Menschen in Ruhe von der Basis der Lunge bis zu den Lungenspitzen zu, und zwar von 0,63 bis 3,3. In den Lungenspitzen überwiegt also die Luft das Blut etwa um das fünffache.¹⁶⁸ᵇ Für die Lunge *als Ganze* ergibt sich aber der obengenannte Verhältniswert für das Belüftungs-Durchblutungsgeschehen von 4:5.¹⁶⁸ᶜ Die erwähnten Unterschiede gelten nur in Ruhe und gleichen sich bei körperlicher Arbeit aus.

Wenn wir nun auf dem Monochord ⁴/₉ und ⁵/₉ der Saite erklingen lassen, dann hören wir als Verhältnis dieser beiden Töne folgendes Intervall:

Beispiel 29

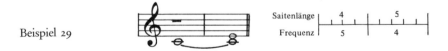

Diese *Dur-Terz* ist also das musikalische Bild derjenigen astralischen Kräfte, die das Gleichgewicht von Blut und Atemgeschehen halten. Wenn wir uns an die Quint der Lungenform erinnern, wie sie dieses leere, in der *Luft* schwebende Gebilde zeigt, so treten wir mit der Terz-Empfindung in die innerliche Berührung mit der *Blutwärme* ein. Die Luftweite der Quint geht über in die innerliche Wärme des vom Herzen und wieder zum Herzen fließenden Blutes.

Hiermit erfassen wir einen Schritt, den die Menschheit durchmachte, die Seele aus dem Umkreis zusammenziehend: «Es kam das Quint-Erlebnis, wodurch der Mensch sich noch mit dem verbunden fühlte, was in seinem Atem lebte... Er empfand es so...: Ich atme ein, ich atme aus... Aber das Musikalische lebt gar nicht in mir, es lebt im Ein- und Ausatmen. – Er fühlte sich immer fortgehen in diesem Musik-Erleben und wieder zu sich kommen. Die Quinte war etwas, was Ein- und Ausatmen begriff... Die Terz versetzt ihn [in der neueren Zeit] in die Möglichkeit, *die Fortsetzung des Atmungsprozesses nach innen* zu erleben» (Steiner[169]). Diese Möglichkeit besteht deshalb, weil der Atmungsprozeß, indem er sich nach innen fortsetzt, mit dem Blut das Verhältnis 4:5 in der heute physiologisch erforschten Weise eingeht.

Die musikalische Ordnung, die in den Proportionen des wachsenden Kindes waltet (vgl. S. 36 u. 74), zeigt die gestaltende Wirksamkeit der Quart in der Zeit zwischen dem 3. Embryonalmonat und der Geburt, deren plastisch-räumlicher Abdruck dann der Proportionswandel von drei Kopfhöhen zu vier Kopfhöhen darstellt. Auch entspricht sie der Verdichtung des Geburtsmomentes selbst. Im Quarterlebnis erlebte eine frühere Menschheit «den heiligen Wind, der ihn selbst in die physische Welt hineinversetzt hat» (S. 74). Wenn von diesem Moment des ersten Atemzuges an in den Proportionen der Weg von vier Kopfhöhen zu den fünf Kopfhöhen des etwa zwei Jahre alten Kindes beginnt, so erklingt dies am Monochord als DUR-Terz (vgl. Abb. 43, S. 130). Mit dem ersten Atemzug schießen Luft und Blut in die Lunge ein. Die übrigen inneren Organe haben ihre Funktion schon im Mutterleib begonnen. Durch die Geburt werden sie nur stärker und anders beansprucht. Die Lunge muß dagegen ihre Tätigkeit mit einem Schlage beginnen. Die Dur-Terz leitet in den ersten Monaten den Erwerb des Gleichgewichtes zwischen Blut- und Luftströmung in der Lungenfunktion und von dort aus im ganzen Leib des kleinen Kindes.

In der Phylogenese der Organismen hat uns dieser Schritt vom Wasserleben zum Landleben am Anfang dieses Kapitels beschäftigt. Wir sahen, daß die Amphibien mit ihren einfach gebauten Lungen hauptsächlich durch die Körperhaut atmen. Luft und Blut treten also beim Lurch noch ganz außen an seiner Körperoberfläche miteinander in Beziehung. Da lebt derselbe Organprozeß noch äußerlich plastisch an der Oberfläche, der sich später innerlich eingestülpt hat. Auch der Seelenleib ist dementsprechend wenig verinnerlicht. Doch haben wir am Urbild der Tierwelt, am Menschen, die

Proportion zwischen Blut und Luft als 4:5 erfaßt. Betrachten wir nun die Lurche (Abb. 59), dann zeigen auch sie diese Proportion, aber äußerlich-plastisch, an der Atemhaut ihres Körpers: sie haben an den Vorderfüßen vier Zehen, an den Hinterfüßen aber fünf Zehen. Der noch ganz außen atmende Astralleib bildet die Luft-Blut-Proportion nicht innerlich musikalisch, sondern äußerlich plastisch! Der Bewußtseins-nähere Luftprozeß spiegelt sich folgerichtig an den *vorderen* Gliedmaßen durch die Vier-Zahl; der Bewußtseins-fernere Blutprozeß spiegelt sich an den *hinteren* Gliedern in der Fünfzahl. Ihrem musikalischen Wesen gemäß kommt diese Dur-Terz erst zur Erscheinung, wenn sie sich in der *inneren Atmung* verwirklichen kann.

Indem wir in der Dur-Terz die «Fortsetzung des Atmungsprozesses nach innen» erkennen, zeigt sich die Physiologie der Atmung in drei verschiedenen Metamorphosen der Quint, welche die Menschenseele in ihrem Musikerleben von der *lemurischen* über die nachatlantische *griechische* Epoche bis in die *Gegenwart* herein vollzogen hat:
– als kosmische Welten-Quint im äußeren Skelett (aus Nonen gebildet);
– als Erden-Luft-Quint in der Lungenform (aus Sekunden gebildet);
– als verinnerlichte Quint in der großen Terz, der Gleichgewichtskraft zwischen Luft und Blut. – Sie kann auch als «chromatische Quint» aufgefaßt werden: 5 Töne im Halbtonabstand bilden die große Terz (Hinweis von Maria Schüppel).

Durch die musikalische Physiologie erfassen wir, in den Organismus von außen nach innen eindringend, die Schritte, in denen die Menschenseele im Rhythmus ihrer Entwicklung ihr eigenes Wesen fühlen lernt.

Lunge und Herz

Wenn wir als vierten Schritt nun dem Blut, das von der Lunge nach innen strömt, folgen, dann gelangen wir in das Herz. Während das Blut in der Lunge in den Umkreis verströmt, findet es im Herzen Widerstand. Es staut sich in sich zurück.[169a] Gleichzeitig bewirkt das Herz im Blutstrom eine Richtungswende. Bluteinstrom und -ausstrom durchströmen die Ventilebene des Herzens. Der *Einstrom* erfolgt durch 5 Klappensegel – das ist die Summe der Segel von Tricuspidal- und Mitralklappe. – Das *ausströmende Blut* verläßt das Herz, indem es an 6 Segeln vorbeistreicht (das ist die Summe der Segel von Aorten- und Pulmonalklappe).

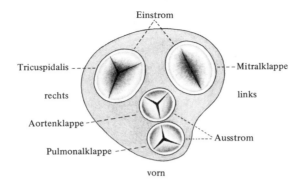

Abb. 68: Aufblick auf die Herzklappen-Ebene von oben, schematisch (nach Entfernung der Vorhöfe).

Zwischen dem Einstrom, welcher 5, und dem Ausstrom, der 6 Segel bewegt, erfolgt die Richtungsumkehr, liegt der Umschlag von Diastole zu Systole, erfährt das Blut den Widerstand in der Herzspitze. Auf das Monochord übertragen erklingt der Wechsel von 5:6 als Moll-Terz.[170]

Beispiel 30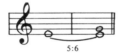

Die Polarität, in der das Blut zwischen Herz und Lunge lebt, ist in der folgenden Skizze zusammengefaßt:

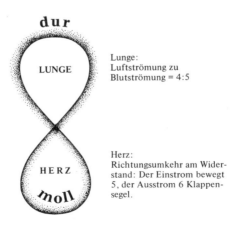

Lunge: Luftströmung zu Blutströmung = 4:5

Herz: Richtungsumkehr am Widerstand: Der Einstrom bewegt 5, der Ausstrom 6 Klappensegel.

Abb. 69

Wenn es in die Lungenbläschen gelangt, strömt das Blut in die gewaltige Fläche von ca. 70 m², die nur durch die millionenfachen Einstülpungen im Brustkorb Platz hat. Das Blut wird in einen hauchdünnen Film verwandelt; es wird Haut im Quintprozeß. Vom Umkreis erfrischt strömt es ins Herz zurück, wo es sich in sich selbst zurückstaut und für ¹/₁₀ Sekunde zum Stillstand kommt, was uns im ersten Kapitel schon beschäftigt hat. Dort erschien die Moll-Natur des Herzens rein aus der Bewegungsdynamik der Strömung. Hier begründet sie sich anatomisch auch auf dem äußeren Weg der Zahlenproportion.

Man hat gelegentlich den Einwand gemacht, daß es nicht stimmig sei, in der Lunge strömende Volumen in der Zeit miteinander ins Verhältnis zu setzen, im Herz aber Klappsegel zu zählen. Der Einwand berücksichtigt nicht, daß die Eigenart der Lunge eben eine ganz andere ist als die des Herzens. Von dem Gesichtspunkt aus, der hier eingenommen wird, erscheint die physische Seite des Herzens: das Herz als Unterbrecher der Blutströmung, als Verdichtungsorgan, das den Tod in das Leben des Blutes hineinstellt, durch den das Ich im Blut zum Bewußtsein erwacht. Hierbei spielen Bewegungen physisch festgewordener Teile eine Rolle. Man muß hier Beweglichkeit im Denken aufbringen und darf nicht in zwei polar orientierten Organen auf dieselbe Art die physischen Strukturen erfassen wollen.

Es findet im mittleren Menschen ein dauernder Kampf zwischen den Dur- und den Moll-Kräften statt. In der Lunge, dem Luftorgan, hat der Astralleib die Oberhand. Im Herzen, dem Muskel, überwiegt der Ätherleib. Auch hier finden wir in der geisteswissenschaftlichen Schilderung des Dur-Moll-Erlebnisses die musikalische Physiologie des Menschen: «Es entsteht eine Art Kampf zwischen dem Empfindungsleib (= Astralleib) und dem Ätherleib. Sind diese Töne so stark, daß sie die eigenen Töne des Ätherleibes überwinden, dann entsteht heitere Musik, in der Dur-Tonart. Wenn ein Musikalisches in der Dur-Tonart wirkt, dann kann man verfolgen, wie der Empfindungsleib Sieger ist über den Ätherleib. Bei der Moll-Tonart ist der Ätherleib Sieger über den Empfindungsleib. Der Ätherleib widersetzt sich den Schwingungen des Empfindungsleibes» (Steiner[171]). Indem die musikalisch erlebte Strömung an dem festen Punkt des Herzens Widerstand findet, fühlt man die Notwendigkeit, das auftretende Moll in der Sprache des Ich zu begreifen. «Der Ätherleib widersetzt sich den Schwingungen des Empfindungsleibes», – wir sehen hier plastisch das Anschlagen der Blutwelle an die Muskulatur.

Als Gesamtklang des mittleren Menschen ergibt sich uns damit:

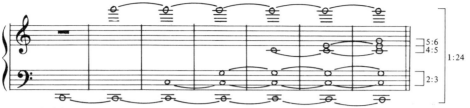

Beispiel 31

Bringt man diesen Akkord mit Streichinstrumenten zum Erklingen, dann hört man eine in sich ruhende und zugleich einen weiten Raum durchstrahlende Harmonie. Man glaubt, des Ursprungs der fortwährenden Menschenheilung, die von diesen Organen ausgeht, inne zu werden.

Erinnern wir uns noch einmal an die Bilder der beiden Patienten. Die Gestaltungstendenzen des Vogels ergreifen denjenigen Patienten, der die Lunge bläht und mit der Atmung auf die Luftnot reagiert. Die Gestaltungskräfte der Kuh bemächtigen sich des anderen, der auf seine Lungenerkrankung von der Blutbildung her reagiert. Das mittlere System nimmt sich dazwischen aus wie der Löwe, der die Atemgewalt bändigt, der das Blut elastisch vor der Schwere zurückhält.

Der Schritt nach innen, den wir vom Plastischen zum Musikalischen, vom Bild zum Klang tun, wird geistig ein Schritt nach außen. Es ist der Schritt vom aus der Sinneswelt gewonnenen Bild zur innerlich-musikalischen Berührung mit der differenzierten Wirklichkeit des Geistigen, das der Seele zugrunde liegt. Es ist eine Vorübung zum inspirativen Erfassen des Astralleibes, die von der Sinneswelt ausgeht. «Wer die äußere menschliche Organisation betrachtet, inwieweit sie vom astralischen Leib abhängig ist, der muß Physiologie treiben nicht als Physiker, sondern als Musiker. Und er muß die innerlich gestaltende Musik im menschlichen Organismus kennen» (Steiner[172]). Die Musik, die wir heute haben, kann so eine Stufe auf dem Wege zur innerlich gestaltenden, geistigen Musik werden.

Das Asymmetrie-Prinzip der Quint

Die Dynamik der Quint kann in der asymmetrischen embryonalen Entwicklung der Lunge verfolgt werden. Sie wird uns vom «Klang des mittleren Menschen» zu seinem «Wort» führen.

Beim drei Wochen alten Embryo mit einer Scheitel-Steiß-Länge von etwa 3 mm erscheint die Anlage der Lungen als eine nach vorne gerichtete

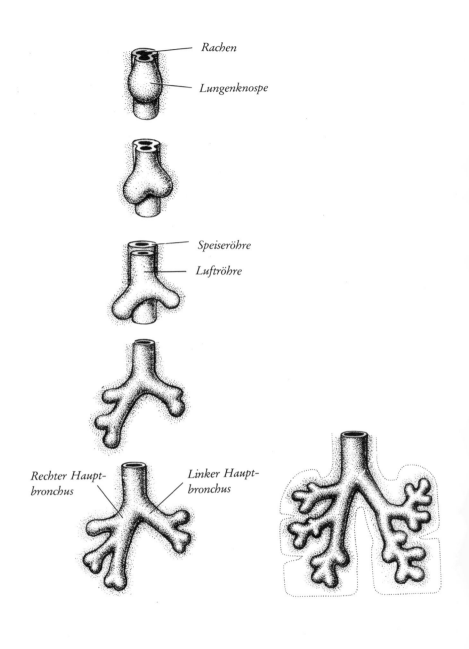

Abb. 70: Die Entwicklung des Bronchialbaumes und der Lunge während der ersten acht Lebenswochen des Embryo (aus: Moore, Embryologie, 2. Aufl. Stuttgart 1985).

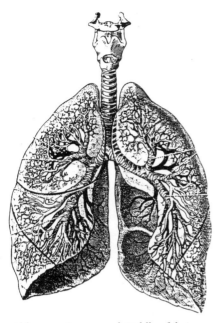 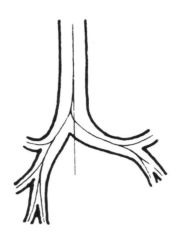

Abb. 71: *Lunge und Kehlkopf beim Erwachsenen (aus: Benninghoff, Lehrbuch der Anatomie des Menschen, ⁹1971).*

Abb. 72: *Die Aufzweigung der Luftröhre beim Lebenden mit eingezeichneten Längsachsen (aus: Braus, Anatomie des Menschen, Bd. II, S. 165).*

Einstülpung der Vorderwand des Urdarmes. Die Lungenknospe teilt sich nach weiteren drei Wochen. Der rechte Sproß wächst steil nach unten, der linke bleibt etwas im Wachstum zurück und richtet sich quer nach links. Bald darauf erscheint erstmals die Teilung der Lunge in rechts drei und links zwei Teile. «Schon in diesem Entwicklungsstadium (bei etwa 5 mm langen Embryonen) beginnen sie asymmetrisch zu werden, indem die rechte Lunge etwas schneller in die Länge wächst und die linke Lunge mehr quer gelagert wird» (Broman[173]).

Wie ist diese Asymmetrie erklärbar? Die Wachstumspotenz der drei Glieder des Leibes ist nicht nur in Graden verschieden, sondern in Extreme polarisiert: Der fehlenden Regenerationskraft im Sinnes-Nerven-System steht die bis zur Reproduktion des gesamten Organismus gesteigerte Vitalität der Fortpflanzung im unteren Stoffwechsel-Gliedmaßen-System gegenüber. Die geringe Eigenvitalität der Sinne und des Gehirns weist den

Ätherleib ab, er ist von der physischen Vitalfunktion befreit, wodurch er seine Tätigkeit in die Gestaltung der Wahrnehmungen und Vorstellungen metamorphosieren kann. Die hohe Eigenvitalität der Stoffwechselorgane im Bauchraum ist nur von schwach ins Bewußtsein dringenden, willenshaften Impulsen begleitet. Die Organe der mittleren Leibeshöhle im Brustraum schwingen rhythmisch in dieser Polarität – die Lunge bewußtseinsnäher, das Herz bewußtseinsferner.

Wenn wir nun auf diesem Hintergrund in der linken Lunge ein schwächeres, in der rechten Lunge ein stärkeres Wachstum beobachten, dann spricht der Organismus selbst durch seine Lebenspolarität die «Ursache» dieser Asymmetrie aus: Die linke Lunge unterliegt um ein geringes mehr den lebenshemmenden Kräften, die sich im oberen Menschen voll entfalten; die rechte Lunge ist etwas mehr von der vitalen unteren Organisation des Menschen geprägt. So werden die beiden polaren Prinzipien des Menschen, die sich in ihren einseitig ausgestalteten Zentren weit voneinander entfernt haben, in der Lunge von unten und oben auf demselben Niveau miteinander konfrontiert.

Die Teilung der Luftröhre zur rechten und linken Lunge (rechter und linker Hauptbronchus) hält diesen Richtungsgegensatz ihrer Wachstums-Dynamik physiognomisch fest.

Der rechte Hauptbronchus führt steil nach unten. Der linke verbleibt in einem stärker gebeugten Winkel links oben. In vielen Abbildungen sind diese Winkel nicht wie am lebenden Menschen wiedergegeben, da den Zeichnern oder Photographen aus dem Brustkorb genommene Leichenpräparate zum Vorbild dienten. Die klinische Praxis spricht aber eine deutliche Sprache über die beiden Verzweigungswinkel der Luftröhre: die überwiegende Mehrheit der Fremdkörper, die (vor allem bei Kindern) in die Luftröhre geraten, fallen in den rechten Hauptbronchus.[174] Sein Wachstum hat sich der Fall-Linie angenähert, aus der sich der linke Hauptbronchus zurückhält. Was im Sinnes-Nerven-System das *Denken* ermöglicht, wirkt mehr in die Bildung der linken Lunge hinein; was vom Stoffwechsel-Gliedmaßen-System aus als *Wollen* bewußt wird, tingiert mehr die Bildung der rechten Lunge. So *fühlt* der Mensch in diesem Organ den Zwiespalt, den Zweifel, der die Grundlage seiner Freiheit ist.

Die Asymmetrie des Menschen in eine rechte Willens-Seite und eine linke Seite, die dem Empfangen und dem Vorstellen näher ist, hat in der Lunge ihr Urbild. Dort entfaltet sich die Freiheit im Gleichgewicht, das zwischen der «Liebe zum Handeln» und dem «Verständnis des fremden Wollens» vom Herzen ergriffen werden will.

Das Wort des mittleren Menschen

Wir wollen nun durch das musikalische Erleben in die Geschwindigkeitsdifferenz der Lungenbildung, in das 2:3 ihrer Gliederung eindringen. Wir stellen uns vor, daß zwei Saiten, die im Quintverhältnis zueinander gestimmt sind, schwingen und daß nun die beiden Saiten gleichmäßig, indem der Quintenabstand beibehalten wird, immer weiter herunter gestimmt werden. Jenseits der Baß-Region beginnt die Geräusch-Zone. Stellen wir uns die Schwingungen immer weiter verlangsamt vor, dann kommen wir schließlich zu zwei *Rhythmen*, die im Verhältnis 2:3 zueinander dieselbe Zeiteinheit gliedern. Der Unterschied zwischen Rhythmus und Ton (Melodie) besteht physisch lediglich in der *Geschwindigkeit* des periodischen Vorgangs. Ton ist hoch beschleunigter Rhythmus; Rhythmus stark verlangsamter Ton.

Man hat den Zeitablauf des *Gehens* genau untersucht und dabei gefunden, daß die Zeit, die der Fuß beim Gehen die Erde berührt («Stemmphase»), mit der Zeit, in der er in der Luft schwingt ohne Bodenberührung («Schwungphase»), ein Verhältnis von 61 % zu 39 % bildet (Hoepke/Landsberger[175]). Das sind also rund 60 %:40 %. Die Proportion 3:2 erscheint also im Rhythmus des Gehens selber. Wie aus dem Typus zu erwarten, entfällt die «zwei» (40 %) auf die Schwungphase, wo das Bein sich der Erde entzieht und die «drei» auf die Stemmphase, in der es sich mit der Erde verbindet. Die Wachstumsdynamik, mit der die Lunge in ihre rhythmische Funktion hineinwächst wird in den Beinen zum Muskelrhythmus zwischen Stemmen und Schwingen, zwischen Lasten und Tragen. Im Gehen ist das Atmen verborgen.

«Sie haben in 1 die Prim, in $9/8$ die Sekund, in $5/4$ die Terz, in $4/3$ die Quart und in 3:2 die Quint. Der ganze Mensch ist bis an die Oberfläche eine Quint, ist aber auch innerlich danach gebaut. Das geht durch die ganzen Menschen hindurch, daß er eine Quint ist. Da hinein muß die plastisch-musikalische Anthropologie auslaufen» (Steiner[176]).

Die *Quint* zeigte sich in der Kraft wirksam, die den Schwerpunkt in der aufrechten Haltung über der Unterstützungsachse der Quart-Region in labiler Lage hält. Wir erfaßten diese Willenswahrnehmung des Muskelsystems als Quint-Erlebnis, in dem der «Reiz der Freiheit» empfunden wird, ohne den der Wille einschläft.

Wir können die Quint nicht nur als *Melodie*-Intervall empfinden, sondern auch als *Rhythmus der Glieder*, wenn wir diesen Rhythmus in einer

Art Tanzschritt *gehen*; und der Leser sei in diesem Falle freundlich gebeten, es wirklich zu tun, weil ihm sonst für die daran gebildeten Begriffe die Wahrnehmungen fehlen:

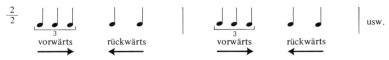

Beispiel 32

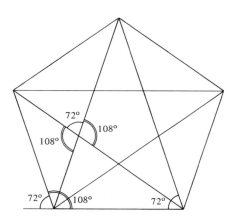

Abb. 73

Indem man in der gleichen Zeiteinheit (= ♩) einmal drei Schritte vor- und dann zwei Schritte zurückgeht, erlebt man das 2:3 der Quint in der Dynamik, mit welcher die rechte Lunge dreiteilig voran, nach außen strebt, die linke sich aber zweiteilig zurückhält – rechts «wollend», links «sich besinnend». Wenn wir diese Dramatik des Erdenkampfes der gespaltenen Seele um die Freiheit mit den Beinen in ihrem Erdenrhythmus gehen, lernen wir das *Wort des mittleren Menschen* verstehen: «Meinet ihr, daß ich hergekommen bin, Frieden zu bringen auf Erden? Ich sage: Nein, sondern Zwietracht. Denn von nun an werden fünf in *einem* Hause uneins sein, drei wider zwei, zwei wider drei» (Lukas-Ev., 12. Kapitel). So spricht der Welten-Baumeister, der in sein Haus einzieht, daß der Mensch die Freiheit erlange, sein Wesen. Im Lukas-Evangelium spricht hier das Fleisch gewordene Wort der Lunge den Erdenrhythmus der Quint. Es trennt in der Lunge die vom Blut geschaffene Einheit des Leibes, damit das Ich an die Stelle des Blutes treten und die Einheit geistig neu schaffen kann. «So sind die Evangelien Schriftwerke, welche aus der Weisheit stammen, die den Menschen gestaltet. Der Mensch ist Offenbarung des Geistes durch seinen Leib; die Evangelien sind solche durch die Schrift... Eine Menschheit muß wahrhaftig *geführt* werden, wenn innerhalb ihrer Personen wirken, welche Urkunden aus denselben Kräften heraus schreiben, aus welchen der Mensch selbst weisheitsvoll gestaltet wird» (Steiner[176a]).

Wie die Erdenempfängnis des Menschen sich im Quintenraum vollzieht, so reift auch die Frucht seines Erdenlebens, die Freiheit, aus diesem Intervall. Diese allseitige Bedeutung der Quint im Menschen erscheint in der Geometrie des *Pentagramms*. Das Fünfeck und der Fünfstern zeigen überall in ihren Winkeln die Proportion 2:3, die als 72°:108° erscheint. Das Pentagramm ist das geometrische Bild der Quint in der Menschenform. Das *Wort* des mittleren Menschen – «zwei wider drei, drei wider zwei» – *erklingt* als Quint und *plastiziert* die Außenform des ganzen Menschen so, wie wir sie am Anfang des Buches in fünf Schritten (Abb. 4) in das Pentagramm hineinwachsen sahen.

4
Eurythmie als Bewegungsausdruck der musikalischen Organisation des Menschen

In toneurythmischen Bewegungen erscheint äußerlich, was innerlich als Physiologie im Menschen verborgen ist; dies war uns schon bei der musikalischen Physiologie der Nebenschilddrüsen begegnet. In diesem Kapitel soll das Verhältnis der inneren musikalischen Organisation zur toneurythmischen Bewegung im Einzelnen untersucht werden.

Dur und Moll in der Wachstumsdynamik der Lunge*

Die Wachstumsdynamik der voraneilenden rechten und der zurückbleibenden linken Lunge hat uns im vorigen Kapitel beschäftigt. In ihr wirkt derselbe Typus wie in der Polarität des arteriellen und des venösen Blutes. Die Dynamik des ausströmenden eigenen Lebens- und Willensüberschusses und ihr Gegensatz im Überwältigt-werden vom Leben der Welt – dies lebt harmonisch im Gegensatz von Dur und Moll. Dur und Moll sind gewissermaßen die Spiegelungen der Proportion der Quintendynamik ins innere harmonische Empfinden. Sie sind «Fortsetzung des Atemerlebnisses nach innen» (s. o. S. 198). In der Dur-Stimmung empfinden wir das musikalische Abbild jenes geistig-musikalischen Impulses, der wirksam ist im Bilden der rechten Lunge; im Moll erklingt, abbildhaft, was den Seelenleib durchströmt bei der Bildung der linken Lunge. Mit solchen musikalischen Impulsen durchtönt er den Lebensleib. Im künstlerischen Bewußtsein erscheinen

---

* Überarbeiteter Abdruck aus dem Aufsatz des Verfassers «Tonheileurythmie aus musikalischer Menschenkunde», in: Erziehen und Heilen durch Musik (Gerhard Beilharz, Hrsg.), Stuttgart 1989.

dann diese Impulse, wie in dem Thema, das uns zu Beginn des Buches in die Polarität des venösen und des arteriellen Blutes geführt hat (s. S. 47 und Beispiel 1–3).

Der von Mozart aus der Dur-Terz heraus gebildete Melodiebogen strömt konvex nach außen; die aus der Moll-Terz fließende Bewegung strömt sich stauend nach innen. Wir erleben die gestaltende Wirkung der Harmonie (Dur-Moll) im *plastischen* Verlauf des melodischen Bogens. Das macht uns hörbar, wie diese Harmonien in ihren objektiven Bildekräften die rechte Lunge nach außen in den Willen treiben, die linke nach innen zurückhalten. «Das melodiöse Element ist gut zu vergleichen dem plastischen Element. Nicht wahr, das plastische Element ist räumlich angeordnet, das melodiöse Element ist zeitlich angeordnet. Aber wer ein reges Gefühl für diese zeitliche Orientierung hat, der wird darauf kommen, daß *im melodiösen Element eine Art zeitlicher Plastik enthalten ist. Das melodiöse Element entspricht in einer gewissen Weise dem, was Plastik der Außenwelt ist.*»[177]

Man lernt die Bewegungen des Astralleibes im musikalischen Raum zunächst so kennen, wie sie sich an unserem physisch-ätherischen Leib spiegeln. Das Zentralorgan des Musikers ist deshalb die Lunge, in der sich zwischen dem Ätherleib, der im Blut dominiert, und dem Astralleib, der in der Luft zu Hause ist, die Grenzfläche bildet.

Plastisch-musikalische Bewegungen der höheren Wesensglieder und ihre Sichtbarkeit durch Eurythmie

Die Bewegungen, die der Ätherleib beim tätigen oder hörenden Musizieren ausführt, wenn er sich den musikalischen Impulsen des Astralleibes hingibt, hat Steiner aus seiner Anschauung in die sinnlich sichtbaren Bewegungen der Eurythmie übertragen. Da diese ätherischen Bewegungen ursprünglich die Wachstumsbewegungen der Organe impulsieren und lenken, entsteht die Frage: Besteht eine sinngemäße Übereinstimmung zwischen den von Steiner aus seiner Forschung angegebenen Eurythmie-Bewegungen für Dur und Moll einerseits und den plastischen Wachstumsbewegungen der Lunge andererseits, die wir von diesen musikalischen Impulsen durchdrungen finden? Die Bewegungsfolgen für den Dur- und Moll-*Akkord* haben mit den Bewegungen für die *melodische* Dur- und Moll-Terz gemeinsam, daß Dur von einer Streckbewegung, Moll dagegen von einer Beugung geprägt wird. Rudolf Steiner fand: «Bei jedem Strecken geht etwas von dem Willen aus uns hinaus, und in der uns umgebenden Aura wird eine Erhellung bewirkt... Strecken trägt den Willen hinaus, entläßt Lebenskraft... Beim Beugen wird Lebenskraft im Innern verbraucht... (der Mensch) verbrennt innerlich, wenn er immer beugt.»[178] Lebensvorgang, musikalische Bewegung und eurythmische Grund-Gebärden stimmen also mit den Bildevorgängen der rechten und linken Lunge überein. Im einzelnen wird angegeben für den *Dur-Dreiklang*.[179]

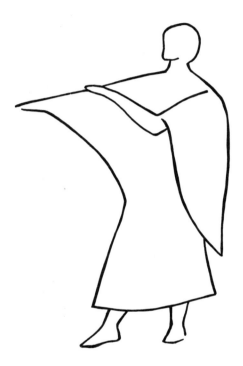

Abb. 74: *Bewegungsskizze der Eurythmiegebärden zum Dur-Akkord.*

c	– «Schreiten»:	ein Schritt nach *rechts vorn;*
e	– «Bewegen»:	dem Schritt folgt eine *Streckbewegung* des rechten Armes (Handfläche nach außen bzw. unten);
g	– «Gestalten»:	die linke Hand berührt den rechten Arm, den Vorgang zur Ruhe bringend.

Für den *Moll-Dreiklang* wird folgender Bewegungsablauf angegeben:

c	– «Schreiten»:	ein Schritt nach *links hinten;*
es	– «Bewegen»:	dem Schritt folgt eine *Beugung des linken Armes,* Hohlhand nach innen, bis die Hand den Leib berührt;
g	– «Gestalten»:	der rechte Arm wird nach links herübergeführt und hält die linke Gebärde fest.

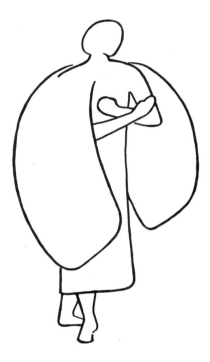

Abb. 75: Bewegungsskizze der Eurythmiegebärden zum Moll-Akkord.

Während Rudolf Steiner bei der Dur-Gebärde Ausdrücke wie «stoßen», «stoßig» gebrauchte, betont er für Moll, daß man ganz von der «Lässigkeit» ausgehen soll. Es liegt eben darin das Zurücknehmen des Willens aus der Muskelspannung, das Nachgeben einem Impuls, der den Menschen von außen ergreift. Das Eigenleben weicht zurück vor dem Welterleben, das den Menschen ergreift.

Diese Bewegungsfolgen für die Harmonie von Dur- und Moll-Akkorden metamorphosieren sich entsprechend für die rein *melodischen* Bewegungen von großer und kleiner Terz.

Dur-Terz: Strecken des Armes in Pronation (Handfläche nach unten) mit ausströmender Empfindung der musikalischen Bewegung an der Außenseite des Oberarmes über den Ellenbogen und die Elle hin (Elle und Speiche sind überkreuzt).

Moll-Terz: Beugen des Armes und Öffnen der Hand (Supination) mit der Empfindung des musikalischen Stromes von außen nach innen an der Innenseite des Unterarmes über die Speiche herein (Elle und Speiche sind parallel).

Die eurythmischen Gebärden für Dur und Moll offenbaren – nach rechts vordringend im Strecken; nach links zurücknehmend im Beugen –, was die embryonalen Wachstumsbewegungen der Lunge innerlich zeigen. Dies verdeutlicht sich bis zur vollen Erkenntnis, wenn wir, wie Steiner fordert, die *Anatomie* der Dur-Streckung und der Moll-Beugung genauer untersuchen.

Die Anatomie der Dur- und Moll-Gebärden

Der Streckmuskel des Unterarmes liegt an der Außenseite des Oberarmes und ergreift mit seinem Sehnenansatz die *Elle* am Ellenbogen (M. triceps). Der wichtigste Beugemuskel ist der M. biceps. Er liegt auf der Innenseite des Oberarmes und ergreift mit seinem Ansatz die *Speiche*. Diese Sehne wird beim Einwärtsdrehen des Unterarmes (Pronation), wie zum Beispiel beim Abschließen einer Tür, passiv aufgewickelt. Zieht er sich aktiv zusammen, dann kann der Unterarmbeuger den Unterarm auch auswärts drehen (Supination) wie beim Aufschließen einer Tür. Dies kann man leicht an sich selbst prüfen, indem man z. B. den rechten M. biceps mit der linken Hand umfaßt und dann den rechten Unterarm kräftig nach außen dreht, wie beim Schlüssel-Drehen zum Öffnen eines Schlosses. Der Haupt-Beuger des Unterarms wendet auch die Handfläche nach oben.

Der Streck-Muskel des Unterarmes, M. triceps, teilt sich, wie sein Name sagt, in drei «Köpfe». Er teilt sich also in drei Teile, die von ihrer gemeinsamen Sehne am Ellenbogen aus an drei verschiedenen Stellen an Oberarm und Schulterblatt ansetzen. Der M. biceps hat zwei Teile. Wir strecken im Dur-Akkord mit dem *drei-geteilten*, außen verlaufenden Muskel rechts.

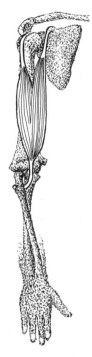 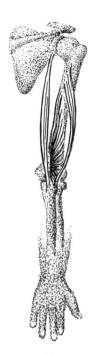

Abb. 76: Musculus biceps
(Arm von vorne)

Abb. 77: Musculus triceps
(Arm von hinten)

Wir beugen im Moll-Akkord mit dem *zwei-geteilten*, innen verlaufenden Muskel nach links.[180] Ein Blick zurück auf die Wachstumsbewegungen der Lunge, wie sie in den beiden Verzweigungswinkeln der Luftröhre Gestalt geworden sind (Abb. 72), erlaubt uns jetzt die Aussage: Im rechten Hauptbronchus wirkt eine Streckbewegung des Ätherleibes; im linken Hauptbronchus eine Beugebewegung. Die Toneurythmie der Dur- und Moll-Gebärde offenbart nach außen die in der Brust verborgenen musikalischen Impulse, die der Lungenbildung zugrunde liegen.

Diese plastisch-musikalische Erweiterung der Lungenembryologie führt zu der Frage: Liegt denn dem Lungenwachstum in seiner Doppelgebärde eine eurythmische Bewegung zugrunde? Die Tonbilder, als Keime der imaginativ-inspirativen Erkenntnisformen, deuten auf eine Wesenstätigkeit, die in ihnen wirksam ist. Wir ahnen eine Eurythmie der göttlichen Schöpfungswesen. «Der Mensch ist eine fertige Form, wie er vor uns steht...

Diese fertige Form ist aus sich bildenden und ablösenden Urformen hervorgegangen. ... Was tut mein Schöpfer in mir als Mensch aus dem Urwesen der Welt heraus? Wenn Sie auf das Antwort geben wollen, so müssen Sie die eurythmischen Formen bilden. Gott eurythmisiert, und indem er eurythmisiert, entsteht als Ergebnis des Eurythmisierens die Menschengestalt» (Steiner[181]).

So entsteht eine Ehrfurcht vor dem Geistwesen der Eurythmie, die aus der Vereinigung von Wissenschaft und Kunst erwacht. Damit wird aber auch das Wirkprinzip der Heileurythmie in umfassendem Sinn erkennbar: Der Kranke wird in der Heileurythmie dazu veranlaßt, seine Glieder in diejenigen Bewegungen zu versetzen, mit denen die göttlichen Geistwesen seinen Leib vorgeburtlich gebildet haben. Den Erdenwillen seiner Glieder leitet der heileurythmisierende Patient in den Willen seines höheren, heilenden Ich.

Was wir so für die Lunge gefunden haben, läßt sich auch am Herzen zeigen. Wir erinnern uns an die Moll-Dur-Prozesse des Herzens (S. 50). Die Verinnerlichungsgebärde der Mollstimmung lebt physiologisch im Einatmungsprozeß. Dies ist die empfangende Sinnesseite der Atmung. Verfolgt man aber die Einatmung in ihrer Moll-Bewegung weiter nach innen in ihre Fortsetzung ins Blut, so endet diese Verinnerlichung schließlich mit dem Einstrom des Blutes in die linke Herzkammer. Hier ist die *Sinnesfunktion* des Herzens musikalisch erlebbar. Mit der Richtungsumkehr der Systole strömt nun das Blut Dur-haft aus dem Herzen in die Peripherie des gesamten Leibes. Die Staufunktion des Herzens – der einzige Ort im Körper, wo das Blut für kurze Zeit stillsteht – bedeutet, wie oben bereits erwähnt, die Eingriffsmöglichkeit für das Ich, das sich durch diese Unterbrechung in der Blutströmung zum Bewußtsein bringen kann.

Im Einstrom in das Herz fließen die beiden Blutströme, die sich in die rechte und in die linke Kammer ergießen, etwa parallel. Nach der Richtungsumkehr *überkreuzen* sie einander, indem sie die Herzkammern verlassen. Damit haben wir im Herzschlag ein Urbild der eurythmischen Dur-Moll-

Abb. 78

Bewegung vor uns: die parallel gestellten Unterarmknochen in der Moll-Gebärde, die sich überkreuzenden Unterarmknochen in der Dur-Gebärde sind die sichtbaren Bewegungen des Blutes im Herzen. Die Blutbewegung im Herzen wird zur Knochenbewegung im Muskelmantel des Unterarms.

In seinem Toneurythmie-Kurs übersetzt Rudolf Steiner die Qualitäten von Dur und Moll in die Qualitäten der Vokale auf eine unmittelbar einleuchtende Weise:[181a]

>   Moll: A und E
>   Dur: O und U

Im Harmoniewechsel von Moll nach Dur und umgekehrt liegt die Qualität des Vokales I. Der Selbstlaut des Ich hält Gleichgewicht. Im Funktionszyklus der Herztätigkeit ist dies jene Zehntel-Sekunde, in der das Blut durch den Todesmoment seines Stillstandes hindurchgeht. Dieses Ich-Moment der Herztätigkeit verdichtet sich plastisch im Umkehrpunkt der beiden Blutströmungen in der Herzspitze. Im Faserverlauf des Herzmuskels, wie er embryonal von den Blutströmungen plastiziert wird, liegt uns das festgewordene *Bild des Ich* vor Augen.

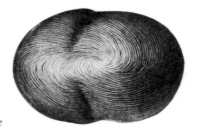

Abb. 79: Herzspitze

Vereinfacht wird es zum Symbol des Ich:

Abb. 80

Der Übergang der inneren musikalischen Organisation in die toneurythmische Bewegung

In dem Vortragskurs Rudolf Steiners *Eurythmie als sichtbarer Gesang* erscheint die Musik im Menschen auf zweierlei Weise. Im dritten Vortrag des Kurses finden wir den Grundton (bzw. die Prim) in der *Fußtätigkeit*, wie im Kapitel II. dargestellt. Im siebenten Vortrag erscheint der Grundton bzw. die Prim in den *Schlüsselbeinen*.

Wie oft, wenn man im Werk Rudolf Steiners auf solche «Widersprüche» stößt, handelt es sich um zwei Aussagen, die von verschiedenen Gesichtspunkten aus gemacht wurden. Sie widersprechen dann einander so, wie sich zwei Photographien eines Berges «widersprechen», die von verschiedenen Himmelsrichtungen aus aufgenommen wurden. Diese beiden Gesichtspunkte werden im siebenten Vortrag (vom 26. 2. 1924, dem auch die weiteren, in diesem Abschnitt nicht einzeln nachgewiesenen Zitate entstammen) von Rudolf Steiner auch klar gekennzeichnet: «Ich habe des öfteren betont, wie Eurythmie herausgeholt ist aus dem Wesen der menschlichen Organisation, aus den Bewegungsmöglichkeiten, die im menschlichen Organismus vorgebildet sind. Der menschliche Organismus enthält ja tatsächlich in sich veranlagt auf der einen Seite das Musikalische, auf der anderen Seite aber – für die Toneurythmie sei das besonders gesagt – die in Bewegung umgesetzte Musik. Es ist Ihnen ja ohne weiteres klar, daß das Musikalische seinen Sitz sozusagen in dem menschlichen Brustorganismus, oberhalb desselben hat. Wenn wir nun fragen: *Wie finden wir im menschlichen Organismus selber den Übergang von dem Singen, von der inneren musikalischen Organisation, die dem Menschen zugrunde liegt, zu demjenigen, was uns in dem Bewegungsorganismus der Eurythmie vorliegt?*, dann müssen wir ja natürlich – das ist unmittelbar anschaulich – uns an dasjenige halten, was sich an den Brustorganismus an Bewegungsgliedern anlehnt...»

Auf der einen Seite steht also die «innere musikalische Organisation, die dem Menschen zugrunde liegt»; auf der anderen Seite «die in Bewegung umgesetzte Musik» – «der Bewegungsorganismus der Eurythmie». Was wir als Prim der Fußtätigkeit der Oktav der Kopftätigkeit gegenübergestellt haben, mit den gefundenen Intervall-Prozessen dazwischen – es taugt nicht unmittelbar zur künstlerischen Darstellung. Es ist die im Menschen «gefangene» Musik, die «innere musikalische Organisation, die dem Menschen zugrunde liegt». Die Arme sind demgegenüber geeignet, die Musik in räumlicher Bewegung zu offenbaren. Rudolf Steiner stellt nun die Frage: Wie finden wir *den Übergang* von der im Menschen aus dem Kosmos heraus schaffenden Musik, die in seinen Organen wirkt, zu der eurythmischen Bewegung? Von dieser Frage hängt viel ab. Denn wenn es diesen Übergang nicht gäbe (oder wenn er nicht gefunden wäre), dann würde der Eurythmie ihre künstlerische Berechtigung fehlen. Nur durch einen solchen Übergang nämlich ist es möglich, daß in die Bewegung mehr übergeht als die persönliche Empfindung des Eurythmisten; daß in sie übergeht die individualisierte, im Organismus schaffende Musikalität des Kosmos, der Überschuß an musikalischer Gestaltungskraft, der dadurch bereit steht, daß die Organe ausgereift sind und nicht mehr der Bildung bedürfen. Nur durch einen solchen Übergang kann in der Bewegung der Glieder sichtbar werden, was nachts aus den Sphärenklängen die Organe neu «stimmt».

Dieser Übergang ist bereits anschaulich geworden durch die eurythmische Offenbarung der Lungenembryologie im Dur- und Moll-Akkord. Der eurythmisierte Dur- und Moll-Dreiklang macht in den Raumesrichtungen und Muskelbewegungen bis ins Einzelne die musikalische Dynamik der Lungenbildung in einem Bewegungsbild sichtbar. – Damit bleibt aber dennoch äußere Bewegung und innere Organisation nur nebeneinander gestellt, auch wenn sie einander entsprechen. Den *Übergang* begreifen hieße, beantworten können: *wie* geht das Urbild in sein Abbild über; wie finden die innerlich musikalisch organisierenden Kräfte *den Weg* in die eurythmische Bewegung?

Wir werden darauf gewiesen, daß die Knochen und Muskeln für den Armansatz unmittelbar mit denjenigen Muskeln, die am Kehlkopf von außen ansetzen, zusammenhängen. «Wir sehen aber, umgeben von Muskeln und Knochen, die in die Arme und Hände auslaufen, dasjenige, was eigentlich mit der Stimmbildung auch mit dem Stimmansatz zusammenhängt.» Und es folgt der Hinweis darauf, daß der Ansatz des Armes im Schlüsselbein direkt neben dem Ansatz der Stimme gelegen ist.

Von der äußeren Betrachtung führt Rudolf Steiner dann einen Schritt weiter, indem er das Gefühl beschreibt, das in den Schlüsselbeinen entwickelt werden soll. «Es ist also notwendig, daß Sie sich vor allen Dingen dadurch für die Toneurythmie vorbereiten, daß Sie geradezu Ihr Bewußtsein konzentrieren auf das linke und das rechte Schlüsselbein. Und wenn Sie beginnen zu toneurythmisieren, dann verlegen Sie Ihr Bewußtsein zunächst beim Auftreten (!) in das linke und in das rechte Schlüsselbein. Haben Sie das Gefühl: Dasjenige, was Sie an feinen Bewegungsmöglichkeiten in Arme und Hände hineingießen, das geht von Ihrem Schlüsselbein aus, so wie die Stimme von ihrer Ansatzstelle ausgeht. Und haben Sie dann das Gefühl, Sie gießen dieses Gefühl, das Sie da bewußt erregen im Schlüsselbein, zunächst in die Gelenkpfanne des Oberarmes hinein. Und haben Sie das Gefühl, wenn Sie auch mit den Beinen durch Schreiten den Grundton ausdrücken: schon indem Sie den Arm nur entfalten, gehe die Kraft, die den Arm entfaltet, zum Grundton, von ganz oben, von der Ansatzstelle des Armes aus.» Das Bewußtsein soll in die Schlüsselbeine verlegt werden *«beim Auftreten»*. Am Ende des Zitats wird dieses Ansetzen in den Schlüsselbeinen ins Verhältnis gesetzt zu dem Ausdruck des Grundtones durch *Schreiten*. Rudolf Steiner bringt also den Grundton-Ansatz der Schlüsselbeine in ein Verhältnis zur Fußtätigkeit. Im nächsten Vortrag (27. 2. 1924) finden wir dafür eine Erklärung: «Die Skala ist der Mensch, aber eigentlich der Mensch, insofern er seinen Brustkorb umschließt oder insofern der Brustkorb *durch das Schlüsselbein seine Offenbarung nach außen findet.*» Von der «Skala, die der Mensch ist», war im 3. Vortrag (21. 2. 1924) die Rede gewesen: deren Prim wirkt in den Füßen. Die Fußtätigkeit ist Prim-Prozeß; in der Halsregion findet die innere, von unten nach oben strömende musikalische Organisation ihre Offenbarung nach außen als Umstülpung in die Oktav des Hauptes und in die Oktav des Wortes. (s. S. 131). Wenn wir den musikalischen Strom, der in der Fußtätigkeit «beim Auftreten» beginnt und der im Kehlkopf äußerlich laut werden will, nun aber *hindern*, Gesang zu werden; wenn wir die physische Kehlkopftätigkeit unterdrücken, dann gibt es einen anderen Weg, auf dem die innere musikalische Organisation ihre Offenbarung nach außen finden kann: der Umschlag in das sichtbare Singen der Arme. Die innere musikalische Organisation kommt in den Septimprozessen des Halses an ihre Grenze. Sie findet ihre Offenbarung nach außen in *der Oktav des Schlüsselbeines und des Schulterblattes.* Diese Oktav wird zum Grundton der Toneurythmie. Deshalb lautet die Angabe, den Ansatz im Schlüsselbein «beim Auftreten», das heißt: im Verhältnis zur Fußtätigkeit, zu fühlen. So gibt es *einen Weg*, um den Ansatz der Toneurythmie in den Schlüsselbeinen zu ergreifen, indem man mit dem Grundton-Empfinden der Füße beginnt und die Skala der Gestalt innerlich singt bis zur Oktav der Schlüsselbeine.

Wir können damit die eingangs gestellte Frage beantworten: «Wie geht die innerliche musikalische Organisation über in die toneurythmische Bewegung?» Die «innerliche Musik, die dem Menschen zugrunde liegt», kommt in der Septimregion des Halses an die Grenze, an der sie übergeht in ihre äußere Offenbarung als *Gesang*. Wird die physische Kehlkopftätigkeit unterdrückt, dann findet die innerliche musikalische Organisation über diese Schwelle der Septim den Übergang in die Oktav der Schlüsselbeine, in den neuen Grundton der «in Bewegung umgesetzten Musik». Im September 1924 spricht Rudolf Steiner selbst von dieser Oktav vor Ärzten und Priestern in dem Kurs für Pastoralmedizin. «Die ganze Dynamik, die in der Blutzirkulation und Atmungszirkulation wirkend webt, die ist aber musikalisch orientiert, die kann man nur verstehen, wenn man in musikalischen Formen denkt. Man kann sie nur verstehen, wenn man z. B. so denkt, daß man, sagen wir, im Knochensystem sieht dasjenige, in das hineingeflossen sind die Bildekräfte, die dann im feineren in der Atmung, in der Zirkulation tätig sind, aber nach musikalischen Gestaltungskräften. Wir können geradezu wahrnehmen, wie die *Oktavstimmung ausgeht rückwärts von den Schulterblättern* bis zum Ansatz der Oberarmknochen, wir finden die Sekund im Oberarmknochen...».[182] Von innen her kommend spricht Rudolf Steiner von der *Oktav* des Schulterblattes. Für die eurythmische Bewegung, zum Oberarm übergehend, wird diese Oktav zur Prim in den Schulterblättern. Es folgt die weitere Beschreibung, dem Toneurythmiekurs entsprechend. Die Oktav der den Menschen innerlich organisierenden Musik wird zur Prim der in Bewegung umgesetzten Musik. Der eurythmisierende Mensch bewegt sich in einer höheren Oktav als die darunter liegende Leibesorganisation. Dies innerlich «beim Auftreten» mit den Füßen als musikalisches «Stimmen» des Instrumentes zu erfühlen, ergibt eine Orientierung für den Ansatz in Schulterblatt und Schlüsselbein.

So gehen *drei* Oktaven aus der Septimregion des Halses hervor: die plastische des Hauptes; die musikalische der Schlüsselbeine und Schulterblätter; die sprachliche des Wortes.

Schon im vorausgehenden Abschnitt hatte sich der Arm als die äußere Offenbarung der Lungenorganisation herausgestellt. Jetzt begreifen wir, *wie* die innere Organisation in die äußere übergeht: wir müssen plastisch-musikalisch eine *Umstülpung* vollziehen. Rudolf Steiner weist am Ende des Toneurythmiekurses mehrfach auf diese Umstülpung hin, und sie soll nun in den folgenden Abschnitten im Einzelnen erarbeitet werden: «Alles dasjenige, was im Anhang aus *Lunge, Kehlkopf* und so weiter kommt, das ist *nach außen hin entsprechend metamorphosiert*, abgebildet in dem Zusammenhange von Schlüsselbein – zum Abschluß dient noch das Schulterblatt –, Schlüsselbein, Schulterblatt, Oberarm, Unterarm, Fingerknochen» (26. 2. 1924).

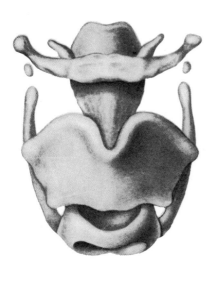 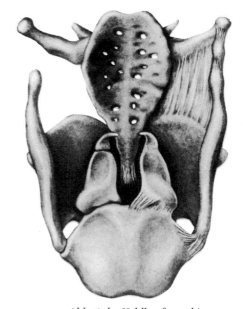

Abb. 81a: Kehlkopf von vorn Abb. 81b: Kehlkopf von hinten
Knorpelskelett
(Aus: Berendes, Link, Zöllner, Hals-Nasen-Ohren-Heilkunde. Stuttgart 1982)

Die Umstülpung der Lunge und des Kehlkopfes in die Arme

Das Schlüsselbein wird *passiv* von den am Schulterblatt ansetzenden Muskeln bewegt. «Gerade die Schlüsselbeinbewegungen sind am abhängigsten von den Bewegungen der beiden anderen Knochen (Schulterblatt und Oberarm, A. H.), und man hat deshalb nicht ganz zu Unrecht das Schlüsselbein trotz seiner eigenen Muskelansätze einem Meniskus* verglichen; alle Bewegungen des Schlüsselbeines sind *unselbständige*, fast immer wird es vom Schulterblatt gehoben oder geschoben. ... Selbständige Bewegungen des Schlüsselbeines ohne primäre oder sekundäre Mitbewegungen des Schulterblattes kommen selbst bei der Atembewegung nicht vor» (Fick[183]).

* Meniskus = Scheibenförmiger Zwischenknorpel z.B. im Kniegelenk, wo er rein passiv zwischen Oberschenkel und Unterschenkelbewegung vermittelt.

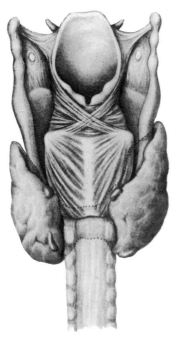 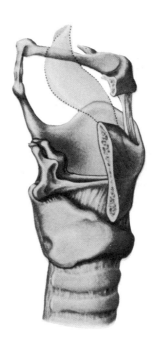

Abb. 82a: von hinten   *Abb. 82b: von der Seite*

Kehlkopf-Muskulatur

Das Schulterblatt schwimmt ganz in Muskulatur. Seine vordere konkave Fläche gleitet, von Muskeln unterfüttert, auf dem Brustkorb hin und her und bringt die Gelenkpfanne des Oberarms in die Ausgangslage für die gewollte Armbewegung. Ein vergleichbares Bild ergibt sich am Kehlkopf: die Stimmbänder sind zwei in sich gedrehte Muskelstränge, die die Ränder zweier zeltförmiger Muskelplatten sind.

Die Stimmbänder sind vorn am Schildknorpel fixiert. Hinten sind sie an je einer der vier Spitzen der beiden tetraeder-förmigen Stellknorpel festgewachsen. Diese Stellknorpel sind von zahlreichen winzigen Muskeln umhüllt, in deren Bewegungen sie mit blitzartigen Schiebe- und Gleitbewegungen auf dem Ringknorpel hin- und herfahren. Ihre sich vom Leib losreißende Septimbewegung in der Kehlkopftätigkeit wird aus den folgenden Worten von Hermann Braus deutlich: «Die Phonationsbewegung ist nur möglich *unter Aufhebung des Flächenschlusses* (im Gelenk zwischen Stellknorpel und Ringknorpel). ... Der Stellknorpel wird in der Phonationsbewegung also *schwebend* von Muskeln gehalten.»[184] Die Stimmbänder selbst sind im Sinne äußerer Muskelbewegung weitgehend passiv. Zwischen die Stellknorpel und den Schildknorpel ausgespannt wird ihre Funktion im wesentlichen von den Stellknorpeln und auch von Kippbewegungen des Schildknorpels bestimmt. Dennoch sind auch die Stimmbandmuskeln in höchster Bewegung! Sie schwingen in der Frequenz des betreffenden Tones. Die innerliche musikalische Organisation bringt es zum äußerlich-physisch *klingenden* Muskel im Kehlkopf. Eurythmie hält fest, verinnerlicht und entfaltet, was im Stimmansatz erreicht wurde: Muskeln kommen in musikalische Bewegung, die aber in den Raum geführt wird.

Auf diesem Hintergrund müssen wir die Umstülpung zwischen den beiden anatomisch verglichenen Organbereichen erfassen: Die *Stimmbänder* werden umgestülpt zu den Schlüsselbeinen. Die beiden tetraederförmigen *Stellknorpel* werden umgestülpt zu den beiden Dreiecksflächen der Schulterblätter (Gisbert Husemann). Der Schildknorpel wird umgestülpt zum obersten Teil des Brustbeines (Manubrium sterni).

Jeder weitere Schritt nach innen wird an den Armen zu einem weiteren Schritt nach außen. Die *Luftröhre*, mit dem Ringknorpel gelenkig an die vorangehenden Teile angeschlossen, wird zum *Oberarm* mit seinem Gelenkkopf. Er tritt so mit Schulterblatt und Schlüsselbein in Kontakt wie der Ringknorpel mit Stellknorpel und Stimmbändern, deren seitliches Zelt als Conus elasticus auf den Ringknorpel hinabzieht.

Nun verzweigt sich die Luftröhre in die beiden Hauptbronchien. Deren Dur- und Moll-Natur kennen wir bereits aus der Betrachtung der Lungenembryologie. Der *rechte* Hauptbronchus wird in die *Elle*, der *linke* in die *Speiche* umgestülpt.

Die Lungenwurzel (Hilus) wird zur Handwurzel. Innen und außen stehen wir damit am Knotenpunkt der ausstrahlenden Verzweigung. Die in der Lunge an dieser Stelle konzentrierten Lymphknoten speichern das ganze Leben über die dem Blut abträglichen Erdenteile der Luft, den Staub. In der Lunge eines Arbeiters aus dem Kohlebergbau kann man Lymphknoten finden, die mit schwarzem Kohlestaub angefüllt sind. Wird ein solcher Lymphknoten operativ entfernt und mit dem Messer des Pathologen zerschnitten, dann knirscht der mineralische Staub, der aus der Einatmungsluft hier abgefangen und konzentriert wird. Wir sind in der Sphäre der Quart.

Die Erweiterung in den Raum der fünf Lungenlappen führt in die Quint, die wir als Proportion der Lunge (2:3) schon kennen. Am Arm erscheinen die fünf Mittelhandknochen als Instrument der eurythmischen Quint.

Mit der *Sext* weitet sich der musikalische Raum und die eurythmische

Bewegung. Auf dem Weg nach innen kommen wir aus dem Luftraum der Quint in das warme Strömen der inneren Weite des Lungenblutes, das 70 m² Oberfläche durchströmt. Die eurythmische Bewegung weitet sich in den Umkreis. Physisch wird durch das Spreizen der Finger-Grund-Gelenke die

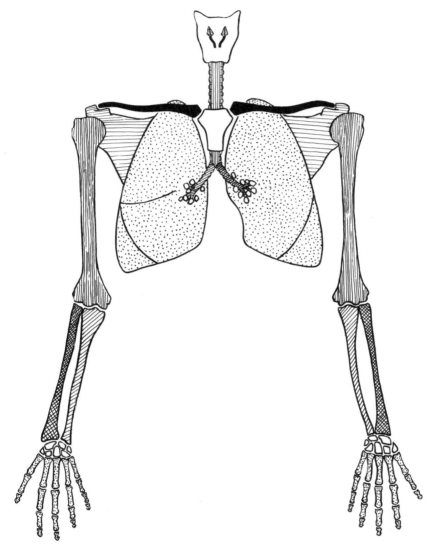

Abb. 83   Die Umstülpung von Lunge und Kehlkopf in Arm und Hand (s. Text)

Weitung sichtbar (was Rudolf Steiner «Unterfinger» nennt, sind anatomisch die Grundglieder, was er «Oberfinger» nennt, sind Mittel- und Endglieder der Finger). Indem wir über die Grenze unserer physischen Gestalt, die Quint, hinausgehen, sind auch die physischen Abbilder der Umstülpung immer weniger verkörpert, das Wesentliche wird immer mehr die *Bewegung* und immer weniger die physische Gliedmaße. Gehen wir noch weiter nach innen, dann kommen wir in die engen Strömungen, mit denen sich das Blut von der Lungenoberfläche durch die Lungenvenen mit hoher Beschleunigung in das linke Herz ergießt. Dies erscheint äußerlich als die *Septim*-Gebärde. Der Einstrom des Blutes ins Herz selbst wird eurythmisch die *Oktav*bewegung. In der Sprache der projektiven Geometrie gesprochen: das Zentrum ist Spiegelungspunkt der unendlich fernen Ebene.[185]

Aus *einem* Atem-Herzorganismus werden durch Umstülpung *zwei* Arme. Darin erscheint die Oktav vom äußerlichen Proportions-Gesichtspunkt aus als Verdopplung – 1:2.

So legt auch die Oktav der Schlüsselbeine Zeugnis ab von der Kraft des Ich, durch Umstülpung dasjenige geistbelebt wieder zu verkörpern, was sich absterbend aus dem Leib befreit, wie wir diese Kraft in der Oktav des Hauptes und in der Oktav des Wortes schon kennengelernt hatten. Der makrokosmische, die Jahrtausende übergreifende Reinkarnations-Atem des Ich spiegelt sich in diesen drei Oktaven als mikrokosmische Physiologie der Ich-Organisation.

Zum Wirkprinzip der Tonheileurythmie

Wir erinnern uns an die Bedeutung der Atmung für die Gestaltungsimpulse des ganzen Menschen. Atmung ist im III. Kapitel für uns zur plastisch-musikalischen Gestaltungsbewegung des Ätherleibes geworden. Jede Organfunktion und -form kann deshalb als Metamorphose einer Atembewegung, einer Ausweitungs- und Einstülpungsbewegung begriffen werden. Die Lunge heilt den Menschen fortwährend, indem sie ihn im Ausatmen von der Erkrankung seines Blutes reinigt und im Einatmen die kosmischen Kräfte seines Ursprungs verinnerlicht. Sie ist der eigentliche «Merkur» im Menschen.

Daraus wird verständlich, warum Rudolf Steiner in seinem Toneurythmiekurs (im siebenten Vortrag, 26. 2. 1924) die Heilwirkung der Toneurythmie mit der *Umstülpung der Lunge in die Arme* begründet: «Und wenn Sie jetzt diese enge Verbindung des Eurythmischen mit der ganzen Menschenorganisation betrachten, so wird es Ihnen nicht mehr wunderbar erscheinen, wenn eben, wenn auch da und dort mit Varianten, von Heileurythmie auch bei der Toneurythmie gesprochen wird. Denn denken Sie sich, was eigentlich in dem drinnen liegt, was ich heute auseinandergesetzt habe! Da haben wir doch deutlich erkannt: da haben wir den Innenorganismus, und dann haben wir den Außenorganismus in der Bildung der Arme und Hände. Die entsprechen einander wie die Nuß und die Nußschale, sind aus denselben Kräften heraus. Habe ich daher irgendwie mit einer kranken Lunge zu tun, so kann ich auf die kranke Lunge zurückwirken, indem ich den Betreffenden in irgendeiner Weise Toneurythmie als Heileurythmie machen lasse ... Denn es ist ja die ganze Arm- und Handmuskulatur und das ganze Arm- und Handskelett nichts anderes als das äußere konkave Abbild desjenigen, was innerlich konvex gewissermaßen in der Lunge gebildet ist, wenn wir weiter gehen, sogar in der Herzorganisation und in der Organisation dessen, was dann zum Sprechen und Singen bis zu den Lippen führt.»

Das vorige Kapitel war ganz dem Weg gewidmet, den der siebente Vortrag des Toneurythmie-Kurses nimmt. Er geht aus von der Frage: Wie geht die innere musikalische Organisation in die toneurythmische Bewegung über? Und er endet mit der Umstülpung der Atem- und Herzorganisation in die Arme. Dies ist die Antwort und zugleich das Wirkprinzip der Tonheileurythmie. Die Bedeutung dieser Umstülpung für Krankheit und Heilung ist nun im Licht der plastischen Übung, wie sie uns als Bild des plastischen und des musikalischen Stromes auf S. 44 ff. beschäftigt hat, zu untersuchen.

Der plastische Strom der Einatmung bringt den Überschuß an Leben, was wir als Tatkraft der Glieder empfinden. Die Ausatmung weckt das Bewußtsein auf im Verzehren der plastischen Organisation.

Im Verlauf der bisherigen Kapitel wurde deutlich, daß wir hierin die Doppelnatur des Astralleibes vor uns haben, der nachts mit dem plastischen Strom des Ätherleibes im Einklang ist und sich tagsüber diesem Strom widersetzt. Die Einatmung behält etwas von der Qualität der Nachtseite des Astralleibes für alle jene Organe, in denen wir gewöhnlich kein Bewußtsein entwickeln, also auch am Tag schlafen. In der Ausatmung dominiert die Tagseite des Astralleibes. Diesen Gegensatz hatten wir die «Abel-Musik» des schlafenden und die «Kains-Musik» des wachenden Menschen genannt.

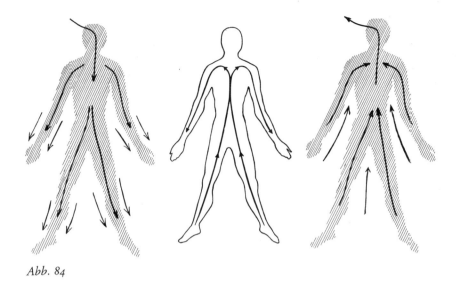

Abb. 84

Toneurythmie besteht darin, daß die im abbauenden Strom frei und bewußt werdende Musik im Kehlkopf nicht physisch zum Erklingen gebracht wird, sondern in den Tonansatz des Schultergürtels umgestülpt wird. Dadurch strömt nun aber das musikalische Empfinden aus dem Schultergürtel in die Arme nach außen, das heißt, es bewegt sich *im Einklang mit dem plastischen Strom des Ätherleibes*, wie er sich im arteriellen Blutstrom und in der Form der Knochen (s. u. S. 250) äußerlich physisch manifestiert. Darin besteht die Umstülpung, daß die aus dem Abbau sich befreiende Musik sich umwendet und sich nicht mehr *gegen*, sondern *mit* dem plastischen Strom bewegt. Das Ich ergreift den Astralleib und wendet ihn um in sein kosmisches, heilendes Verhältnis zum physisch-ätherischen Leib. Es bringt den Nacht-Zustand der Wesensglieder in den erwachten Willen des Tages. (Dieses Wirkprinzip der Tonheileurythmie wird uns in den nächsten Abschnitten noch differenzierter vor Augen treten, besonders im Hinblick auf die Dur- und die Moll-Bewegung.)

Der Arm des Menschen als musikalische Plastik

Die Arme im Zeitorganismus

Die Bewegung der Beine hat für unseren Leib die Ortsbewegung im Raum zur Folge, das Gehen. Bleiben wir an einem Ort stehen, dann ist eine weitere Bewegung zu beobachten, die Atembewegung. Sie hat keine äußere Fortbewegung im Raum zur Folge, sie ist vom äußeren Raum abgewandte, nach innen, den Lebensvorgängen des Blutes zugewandte Muskel- und Skelettbewegung. Die Blutströmung selbst mit dem Herzen als ihrem Zentrum ist in sich kreisende Bewegung in der Zeit. Wie die Gliedermuskeln sich im äußeren Raum bewegen, so bewegen sich die Atmungsmuskeln und der Herzmuskel in der Zeit.

Die Arme werden durch die Aufrichtung des Menschen aus dem Raum herausgehoben. Ein Vergleich mit den Raum-gebundenen tierischen Vordergliedmaßen kann zeigen, wie die Menschenarme sich funktionell ganz dem Zeitorganismus der Atmung eingliedern. Auch wenn die Arme sich im Raum bewegen, stammt ihr Bewegungsimpuls aus dem Zeitorganismus von Herz und Lunge. Das zeigte die Umstülpung der embryonalen Bildebewegungen und der vollendeten Form der Lunge in die eurythmisch-musikalische Bewegung. In diesem Kapitel soll nun die musikalische Organisation der Arme im Einzelnen erarbeitet werden. Wir wollen dazu aber noch einmal von einem umfassenden Gesichtspunkt aus an die Arme herantreten.

Die *Flügel* eines Vogels, die *Brustflossen* eines Fisches, die *Vorderläufe* eines Huftieres, etwa eines Steinbocks, können wir in ihrer Bildung dadurch begreifen, daß wir die Frage stellen: In welchem Element des Natur-Raumes lebt das Tier? Der Begriff der *Anpassung* besagt in Wirklichkeit, daß der Typus der Vordergliedmaßen in den Biotopen jene Formen herausbildet, die in ihnen lebensmöglich sind. Die Luft bildet den Vogelflügel, wie das Wasser die Flosse hervorbringt und der Fels den Vorderlauf des Steinbocks. Die Elemente drängen ihre Eigengesetzlichkeit der Bildung des tierischen Organismus so auf, daß das Tier von ihnen überwältigt wird und in das Element gebannt ist, als dessen Geschöpf wir es ansehen müssen. Die Luft dringt den Vögeln bis ins Innere der Oberarmknochen, wo sie das Knochenmark ersetzt. Die Oberarmknochen der meisten Vögel nehmen am Gasaustausch teil wie unsere Nasen-Nebenhöhlen. So findet die weiche Erde in der Maulwurf-Grabhand, das Wasser in der Fischflosse, der Steppenboden im

Huf des Zebras ihren Ausdruck. Wenn wir nun dem Arm des Menschen gegenüber die gleiche Frage stellen: aus welchem Element des Natur-Raums ist er begreiflich? aus der Erde, dem Wasser oder der Luft? – so finden wir keine Antwort. Der Arm des Menschen ist von diesem Gesichtspunkt aus nicht zu begreifen, weil er *nicht von außen bestimmt* ist. Der Arm kann gerade deshalb Organ sein für den Ausdruck des *Innen*lebens in mannigfacher Art, in Handschrift, Händedruck, Gestik, im persönlichen Stil eines Bildhauers, Malers oder Musikers. Die Arme des Menschen spiegeln nicht die Natur, die im Tier ihren Abdruck hinterläßt; sie werden durch die Aufrichtung aus dieser Wirkung herausgehoben und dadurch frei, das Innere der Seele zum Ausdruck zu bringen. So ist der Arm ein Bild der menschlichen Freiheit, aus der heraus der Mensch ein Werkzeug in die Hand nehmen oder aus der Hand legen kann, ein Auto oder Flugzeug besteigen und wieder verlassen kann. Die Werk- und Fahrzeuge des Menschen sind Geschöpfe seines Innenlebens und seiner Hände.

Der Vergleich der tierischen Vorderglieder mit dem Arm des Menschen zeigt, daß dieser dem Typus der Tierglieder sehr nahe steht. Sie durchlaufen denn auch alle in der Embryonalzeit mehr oder weniger deutlich ein Vorstadium, das der Menschenform entspricht, schreiten aber dann über dieses hinaus. Die Arme des Menschen selbst sind also Ausdruck des schaffenden Typus, der im Tierreich seine von der Außenwelt überprägten Metamorphosen entwickelte. Es heißt, einen Wesenszug der menschlichen Ich-Organisation begreifen, wenn man sieht, wie sich im Menschen der Typus jener Organe verkörpert, die bei den Ich-losen Tieren durch die Naturgewalten in Metamorphosen getrieben werden.[185a]

Der im Arm schöpferische Typus erwacht im Menschen als Idee und kann sich in alle tierischen Bewegungsformen «hand-werklich», technisch hineinversetzen. Die Fortbewegungs-Technologien des Menschen sind deshalb in hohem Grade Wiederholungen und Steigerungen tierischer Errungenschaften (Unterseeboot, Schiff, Auto, Flugzeug usw.).

Die Beine bewegen sich im *Raum*; Herz und Lunge bewegen sich in der *Zeit*. Wenn wir die eigentliche Kopftätigkeit ins Auge fassen, das Denken, dann ist keinerlei äußerliche Bewegung mehr zu bemerken. Wir bewegen uns im Vorstellen insofern frei von der Zeit, als wir Zukünftiges oder Vergangenes willkürlich vergegenwärtigen können. So ist Denken eine Bewegung *außerhalb* von Raum und Zeit. Das *muß* sie sein, weil im Denken Raum und Zeit bewußt werden; und es kann uns nur das bewußt werden, wovon wir uns getrennt haben. Wenn das Denken selbst ein voll im Zeitlichen aufgehender Prozeß wäre, könnten wir die Zeit selbst nicht zum

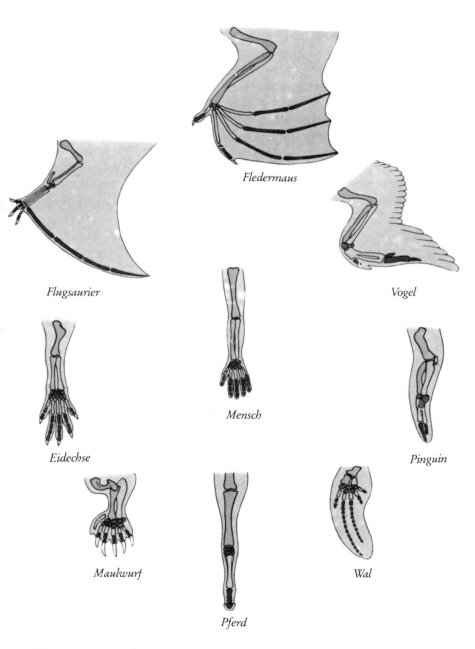

Abb. 85 Der Arm des Menschen als Typus der tierischen Vordergliedmaßen

Bewußtsein bringen. Nur das *Erscheinen* des Denkens ist ein zeitlicher Vorgang. Sein *Wesen* ist jenseits von Raum und Zeit, da es diese beiden erst als Bewußtseinsformen erzeugt. Eine Bewegung jenseits von Raum und Zeit kann man eine Bewegung in der Ewigkeit nennen. So ergibt sich zusammengefaßt:

> Denken – Bewegung in der Ewigkeit
> Atmen/Herzschlag – Bewegung in der Zeit
> Gehen – Bewegung im Raum

Die Arme sind an den inneren Zeitorganismus der Brustorgane angegliedert; sie sind Ausdrucks- und Willensorgane des seelisch-geistigen Inneren des Menschen. Was ist also die ihrem Wesen gemäße Bewegung? Welche rein in der Zeit verlaufende Bewegung ist Ausdruck des Seelen-Inneren? Das ist die musikalische Bewegung. In den Armen hat der menschliche Organismus die Veranlagung, die rein zeitliche Bewegung der Musik in den Raum überzuführen, mit anderen Worten, die Anlage zur musikalischen Eurythmie.

Das Schlüsselbein

Wir betrachten einen Arm als Ganzes in seiner Form am Lebenden im Hinblick auf die plastischen Bewegungen des Ätherleibes. Die Schulter zeigt die plastische Fülle des Delta-Muskels, die im Sinne einer ausgeweiteten Kugel in den Oberarm übergeht. Im Unterarm die Verjüngung und dann der Übergang in die Hand, wo die bis dahin vollplastische Form die Tendenz bekommt, in einen zweidimensionalen, flächenhaften Körper überzugehen. Hier tritt das knöcherne Skelett konturbildend unter der Haut hervor. Die Einstülpungen zwischen den Fingern setzen sich auf Handrücken und Handfläche noch deutlich als konkave Flächen fort. Die Muskeln, die den Fingern Kraft geben, haben sich ganz zurückgezogen an den Unterarm. Die Kraft erhalten die Finger durch «Fernbedienung». Die Finger selbst sind muskelfrei; sie haben statt dessen den hochentwickelten Tastsinn. Wenn wir uns erinnern, daß die Drehung eines Schlüssels den Bizeps-Muskel beansprucht, der *am Schulterblatt* ansetzt, so wird deutlich: Im Rumpf-nahen Schulter-Oberarm-Bereich des Armes dominiert seine *Kraft*; außen, in der Hand, herrscht seine *Sinnestätigkeit* vor.

Anknüpfend an unsere einleitenden plastischen Gedanken auf S. 32 ff. verfolgen wir den Arm plastisch von innen nach außen und finden: Die Formen des Armes setzen an der Schulter konvex und jung an und werden nach außen konkaver, älter.

Betrachten wir nun, vom Ganzen zum Teil übergehend, das Schlüsselbein: Innen vollplastisch, nach außen flächenhaft; innen weiche, großzügig junge Formen – außen hochdifferenzierte, harte, greisenhafte Formen. Das Schlüsselbein erscheint wie das verkleinerte Abbild des ganzen Armes (G. Husemann[186]).

Voll ausgebildete Schlüsselbeine haben nach dem Oberarm hin eine deutliche Einstülpung, in die hinein sich das »Akromion« des Schulterblattes schmiegt. Auch an der Unterfläche ist nach außen hin eine deutliche Einstülpung zu sehen. (Da das Schlüsselbein seine Verknöcherung sehr spät beendet, findet man am inneren Ende oft auch eine Einstülpung, die aber davon herrührt, daß die Epiphyse hier verlorengegangen ist. Bei abgeschlossener Verknöcherung ist das innere Ende des Schlüsselbeins überwiegend konvex, allenfalls mit einer ganz minimalen Einsenkung). Der Anatom Waldeyer hat in seiner Doktor-Dissertation dargelegt, daß das Gelenk zwischen Brustbein und Schlüsselbein *funktionell einem Kugel-Gelenk entspricht.*[187] Dabei ist die Einsenkung im Brustbein die Pfanne, das innere Schlüsselbein-Ende die (mehr oder weniger) ideelle Kugel.

So ist das Schlüsselbein der noch ungeborene Keim des ganzen Armes, der noch im Leib verborgen ruht, noch nicht in äußerer Bewegung hervortritt; es ist, musikalisch gesprochen, eine *Prim*, die ihr Wesen offenbaren wird als *Bewegung des ganzen Armes*, in der Oktav.

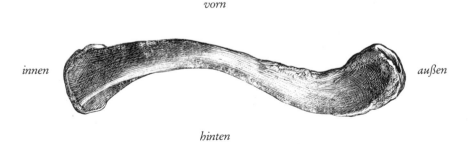

Abb. 86 *Rechtes Schlüsselbein von oben*

Das Plastizieren des Schlüsselbeines

In Anwendung der Gliedmaßenübung entsteht das Schlüsselbein in folgenden vier Schritten:

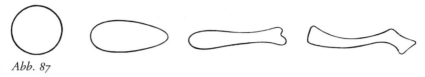

Abb. 87

Nach den Erfahrungen mit den plastisch-musikalischen Grundkräften in den ersten Kapiteln verstehen wir Rudolf Steiners Beschreibung der im Schlüsselbein wirkenden musikalischen Kräfte unmittelbar. Er stellt sie, im siebten Vortrag seines Toneurythmiekurses, in den Zusammenhang mit dem ganzen Arm: «Da, wo das Schlüsselbein nach außen geht, da haben Sie an seiner Form das Gefühl: es nimmt auf, es läßt von außen die Dinge herankommen. Und wo es von der Mitte (vom Brustbein, A. H.) ausgeht, da haben Sie das Gefühl, das strömt hier aus. Sie haben wirklich im Schlüsselbein ein Hin- und Rückströmendes. Das Hinströmende geht über den Hinterarm, die Elle hinunter bis in die hintere Hand. Das Rückströmende, das geht durch die hohle Hand, der Speiche entlang und nun wiederum herein. Fortwährend sind hier zwei Strömungen: eine strebt so hinauf, die andere so hin. Die eine ist ausgebend, die andere empfangend. Und dies verfolgend kommen Sie direkt zum Verständnis, zum wirklichen Verständnis eben von Dur und Moll.» Wir erinnern uns, welche physiologischen Korrelate dieser «Strömungen» wir gefunden hatten: die Strömungen des arteriellen und venösen Blutes; die Verläufe und Funktionen der Beuge- und Streckmuskeln. Die Musik des ganzen Menschen lebt auch im Teil, im Schlüsselbein, als Dur- und Moll-Ströme, die seine plastische Form hervorgebracht haben.

Prim und Grundton im Schlüsselbein

Wie in der Fußtätigkeit die ganze Gestalt abgestützt wird im Grundton der Skala, so findet der Arm im Schlüsselbein seine Abstützung am Brustbein. Anatomisch verbindet das «Zwischenschlüsselbein-Band» (Ligamentum interclaviculare) die beiden Schlüsselbeine. Ohne dieses Band würde z. B.

beim Seitwärtsneigen des Rumpfes die Schulter der angehobenen Seite abkippen. Es hält die beiden Schlüsselbeine bei jeder Bewegung so, daß sie in einer gemeinsamen Geraden liegen, die zur Wirbelsäule bzw. zum Brustbein senkrecht steht. Der Eurythmist, der die Prim-Region im Schultergürtel lebendig erfühlt, erfaßt hier den Spiegelungs-Einklang der Schlüsselbeine in der Waagerechten und deren Kreuzpunkt mit der Senkrechten.

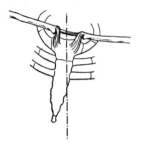

Abb. 88 Das Ligamentum interclaviculare (Verbindungsband der Schlüsselbeine) beim Absenken der linken Schulter.

Die Bewegung, die über das Brustbein hinweg vom einen Schlüsselbein zu seinem Spiegelbild verläuft, ist musikalisch die Bewegung des Tones, der sich selbst begegnet, die Prim als Intervall. Wenn die Prim als *Stufe* (Grundton) empfunden wird, von der aus eine andere Intervallbewegung hinweggeht, dann strömt die Empfindung von der Mitte nach beiden Seiten hinaus.

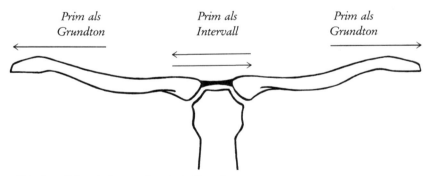

Abb. 89 Prim als Intervall und als Grundton

Das Schlüsselbein nimmt hinsichtlich seiner Verknöcherung eine eigentümliche Sonderstellung unter allen Knochen ein. Es ist der *erste* Knochen, der im Embryonal-Leben zu verknöchern beginnt. – Seine Verknöcherung

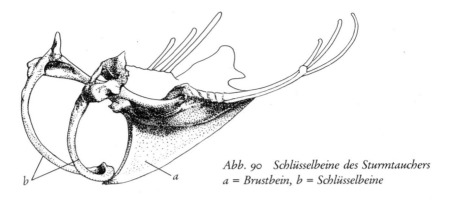

Abb. 90 Schlüsselbeine des Sturmtauchers
a = Brustbein, b = Schlüsselbeine

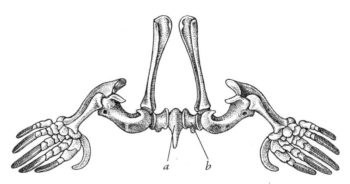

Abb. 91 Schlüsselbeine eines Maulwurfs, a = Brustbein, b = Schlüsselbein

dauert aber andererseits am längsten von allen Knochen, sie kommt erst im zweiten Lebensjahrzehnt zum Abschluß. Es umspannt damit die gesamte Entwicklungszeit des menschlichen Skeletts (Woernle[188]).

Hier sei abschließend ein Bericht des Verfassers von der Arbeitswoche für Menschenwissenschaft durch Kunst im Jahre 1980 wiedergegeben, in der Gisbert Husemann zusammen mit Reimar v. Bonin, Maria Schüppel und Wilfried Hammacher am Schlüsselbein mit den Teilnehmern arbeiteten.

Als Kennzeichen für die neue Einheit, die Wissenschaft und Kunst in der Anthroposophie gefunden haben, wertete Gisbert Husemann die Tatsache, daß in R. Steiners Kurs über Toneurythmie der Ausgangspunkt der Intervallgebärden durch eine in die Einzelheiten gehende, wissenschaftliche vergleichend-anatomische Schilderung des Schlüsselbeins begründet wird. Den Anregungen an dieser Stelle folgend, wurde das menschliche Schlüsselbein

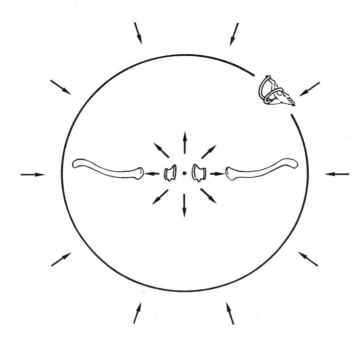

Abb. 92 Die Schlüsselbeine des Maulwurfs im Wirkungsfeld der Zentralkräfte; die Schlüsselbeine des Sturmtauchers in den Umkreiskräften; diejenigen des Menschen als Gleichgewichtsbildungen zwischen diesen Extremen (nach Gisbert Husemann).

von den verschiedenen Metamorphosen beleuchtet, die der Knochen bei den einzelnen Tierarten durchmacht. Je reicher die Beweglichkeit der Vordergliedmaßen eines Tieres ist, um so bedeutender tritt der Schwung des Schlüsselbeins über dem Brustkorb in Erscheinung. Dies wurde an Knochenpräparaten eines Sturmtauchers, eines Milans, eines Pelikans u. a. studiert. Dagegen sah man am Skelettpräparat eines Maulwurfs, wie im Vergleich zu jenen an die Weite hingegebenen Tieren das Schlüsselbein unter der Erde wie zusammengedrückt erscheint. Man sah hier nur noch zwei viereckige Klötzchen.

Das Leben im Erden-Umkreis solcher Hochsee-Vögel in den plastischen Umkreiskräften wird durch ihre Zugstrecken um die Erdkugel deutlich. Der große Sturmtaucher (Puffinus gravis) zieht zweimal jährlich vom Südatlantik (Inseln der Tristan-da-Cunha-Gruppe) bis jenseits des nördlichen Polarkreises. Er umkreist also von der jährlichen Flugstrecke her praktisch einmal pro Jahr die Erde.[189]

Diese Polarität der weit ausholenden Bogenform bei segelnden Vögeln und der zusammengepreßten Form des Schlüsselbeins beim in der Erde grabenden Maulwurf war der Ausgangspunkt für das Plastizieren des menschlichen Schlüsselbeins unter der Anleitung von Reimar v. Bonin. Beim Menschen zeigt es eine Form, die jene beiden Extreme in sich zum Ausgleich bringt. Am inneren Ansatz des Brustbeins wird es massig. Das äußere Ende schwingt sensibel empfangend zum Oberarm hin. Von einer Kugel ausgehend ließen wir ihre Ausweitung nach der Peripherie hin strömen. In dem Maße, wie sich die Form verjüngt, wird sie empfindlich und empfänglich. So erlebte man plastisch die ganze Menschenwesenheit in einem kleinen Teil: willenshaft verdichtet wirkt das Schlüsselbein innen – sinnesartig offen am Schultergelenk außen; und in einer mittleren S-Form schwingend balanciert es zwischen diesen beiden Tätigkeiten.

Der Schritt zum musikalischen Erfassen dieser Bildungsgesten wurde durch eine Bemerkung Goethes gewiesen. Er schreibt an Chr. H. Schlosser am 19. Februar 1815, daß Dur «die menschliche Natur ins Objekt, zur Tätigkeit, in die Weite, nach der Peripherie treibt», Moll «treibt ins Subjekt», «bewirkt Konzentration auf jede Weise». Dies wurde unter der Leitung von Maria Schüppel geübt, um musikalisch-innerlich die Gebärden des Astralleibes in der Gestaltung des Schlüsselbeins zu erfassen.

Wendet man das Sprachempfinden auf diese plastisch-musikalischen Vorgänge hin, dann erscheint die nach der Weite hin offene, empfangende Gebärde des Schlüsselbeins lautlich als die Empfindung des «A». Die volle, nach außen strömende Form des inneren Schlüsselbeinendes am Brustbein erscheint wie der Ausdruck des «O». Und indem man von innen nach außen, von außen nach innen beides ineinander verwandelt, entsteht das «I» als Geste des mittleren Schwunges. So wurde in der entsprechenden Stunde bei Wilfried Hammacher eine Lautgestalt des Schlüsselbeins geübt. W. Hammacher zeigte dann, wie die Bewegung des Schlüsselbeins von außen nach innen in der Gesamtform des Gedichtes «Nachtgeräusche» von C. F. Meyer lebt. Es beginnt ganz in der äußeren Sinneswahrnehmung, beim Gebell der Hunde und dem Schlagen der Kirchturm-Uhr. Dann verinnerlicht sich die Bewegung im Zwiegespräch zweier Menschen. Dann, in der Mitte des Gedichtes, herrscht reine Stille. Noch weiter nach innen zu erscheint die Imagination der Atem- und Herztätigkeit, letztere im Murmeln eines Brunnens, im Schlagen eines Ruders. Das Gedicht scheint dort angekommen zu sein, wo das Schlüsselbein dem atmenden Brustkorb über dem Herzen aufliegt.

> Nachtgeräusche
>
> Melde mir die Nachtgeräusche, Muse,
> Die ans Ohr des Schlummerlosen fluten!
> Erst das traute Wachtgebell der Hunde,
> Dann der abgezählte Schlag der Stunde,
> Dann ein Fischer-Zwiegespräch am Ufer,
> Dann? Nichts weiter als der ungewisse
> Geisterlaut der ungebrochnen Stille,
> Wie das Atmen eines jungen Busens,
> Wie das Murmeln eines tiefen Brunnens,
> Wie das Schlagen eines dumpfen Ruders,
> Dann der ungehörte Tritt des Schlummers.
> (C. F. Meyer)

Man geht den Weg aus der Wachheit der Sinne in den Willensschlaf. In der Mitte erlebt das Ich sich selbst in der «ungebrochenen Stille». – In den Gesetzen, die ihn selber bilden, schafft der Mensch das wahre Kunstwerk und macht sie damit offenbar (Ende des Berichtes).[190]

Der Oberarm

Durch den plastisch-musikalischen Formen-Kanon werden die Intervall-Zuordnungen Rudolf Steiners am Arm unmittelbar einleuchtend. Der Kugel-Typus der Schulter, der sich sowohl am Muskelrelief des lebenden Armes wie am Kopf des Oberarmknochens zeigt, gehört noch in die Prim-Sphäre. Am Oberarmknochen selbst dominiert die Ausweitungsbewegung der Sekund. Die Terz erzeugt im Unterarm die Einstülpung, durch welche Elle und Speiche entstehen. Als plastisch-musikalische Grundform von Schulter, Oberarm und Unterarm steht vor uns, was die anatomischen Einzelformen musikalisch begreiflich machen wird.

Die plastische Oberfläche des Oberarmes zeigt eine schraubig gewundene Fläche, die vom Oberarmkopf bis zum Ellenbogengelenk zieht. Sie fehlt beim Neugeborenen und entsteht erst allmählich dadurch, daß das Kind

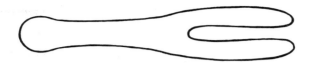

Abb. 93 Die plastische Grundform von Oberarm und Unterarm

lernt, beide Hände in der Mittellinie zusammenzuführen beim Ergreifen eines Gegenstandes oder seiner eigenen Händchen.

Diese Drehung entsteht in der Evolution gemeinsam mit der Aufrichtung. Im Zuge der Aufrichtung verlagern sich die Schulterblätter aus der seitlichen Lage nach hinten auf den Rücken. Der ganze Brustkorb wird nach hinten verlagert. Sein Gewicht wird dadurch in der Tragelinie der Aufrechten balancierbar. Damit wenden sich aber die Gelenkflächen der Schulterblätter nach der *Seite*. Durch das Zusammenführen der Hände dreht sich der Oberarm um etwa 90° in sich. In dieser Torsion spiegelt sich also die Aufrichtung (Gisbert Husemann). Dies läßt sich auch in der Entwicklung der Tierreihe zum Menschen nachweisen. Abb. 94 zeigt den Oberarm so gezeichnet, daß man vom Kopf aus in Richtung seiner Achse blickt. a: 8 Wochen alter menschlicher Fetus, b: Affe (Cynocephalus), c: Neandertaler, d: rezenter erwachsener Mensch.

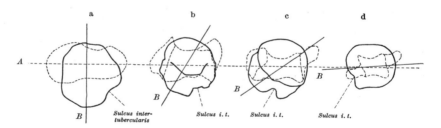

Abb. 94 Torsion des Humerus (Oberarmes) (aus: Braus, H., Anatomie Bd. I)

Was sich im Oberarm als *plastische Flächendrehung* zeigt, wird im Unterarm *freie, in sich gegliederte Drehung* der Speiche um die Elle (nach Gisbert Husemann). Hierin lebt der Schritt von der Sekund zur Terz. Das äußere, pflanzlich-plastische Leben der Sekund entfaltet sich zur innerlich freien Seelenbeweglichkeit der Terz. Mozart gestaltet den Anfang der berühmten C-Dur-Sonate aus diesen freien Kräften. Die ersten vier Takte sind aus der

Terzen-Stimmung komponiert. Da die Seele voll in jedem melodischen Schritt atmet, erhält das Thema seine Ruhe, trotz des «Allegro». Mit Einsetzen der Sekundbewegungen, die Skalen-bildend dahinfließen, verschwindet die Möglichkeit, zwischen den einzelnen Tönen zu atmen. Jetzt *strömt* plastisches Leben so dahin, daß die Seele der Bewegung *von außen* folgt. Und erst dort, wo Terzen in dieser Geschwindigkeit im Baß erscheinen, wird die Seele *innerlich* in die Bewegung hineingezogen.

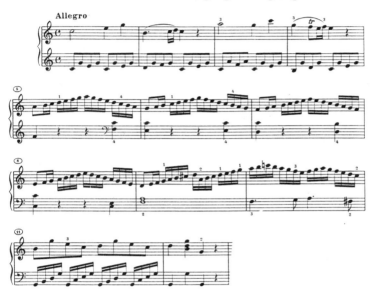

Beispiel 33   Mozart, Klaviersonate KV 545

Besonders deutlich wird das *äußerliche* Leben der Sekund, das vom Empfindungsleib noch nicht so innerlich ergriffen werden kann wie die Terz, auch bei allen Trillern. – Unmittelbar miteinander konfrontiert sind Sekund- und Terzenleben im folgenden Thema von Beethoven. «Atmen» und «Fließen», Innenraum-Erfühlung und äußeres plastisches Flächengleiten begegnen sich:

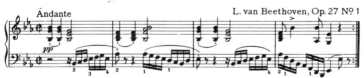

Beispiel 34   Beethoven, Klaviersonate Op. 27 Nr. 1

Wir studieren damit die Gestaltungsimpulse der Intervalle im musikalischen Kunstwerk. – Wir finden sie wieder in dem Verhältnis der plastisch-äußerlichen Flächendrehung des Oberarmes zu der innerlich gegliederten Drehung des Unterarmes. Die Zuordnung von Dur und Moll zu Elle und Speiche wurde auch schon in anderem Zusammenhang behandelt (vgl. S. 212 ff.). Die Speiche empfängt praktisch die gesamte Handwurzel in ihrem äußeren Gelenk. Wenn wir einen Ball fangen oder das Gewicht unseres Körpers im Fall abstützen, so ist es die Speiche, die das, was über die Hand auf den Unterarm zukommt, empfängt. Die Speiche empfängt also, was aus der Welt auf den Menschen zukommt, sie ist funktionell im Sinne der musikalischen Moll-Bewegung tätig. Die Elle mit ihrer Verbindung zum Oberarm leitet, wie wir sahen, überwiegend streckende, nach außen gerichtete Bewegungskräfte auf die Hand. Einen Ball *werfen* ist überwiegend Ellentätigkeit; einen Ball *fangen* ist überwiegend Speichentätigkeit.

In der folgenden Abbildung des Ellenbogengelenks ist die Dur-Kraft der Elle und das von außen kommende Anstemmen des Moll-Stromes in der Speiche besonders eindrücklich zu sehen.

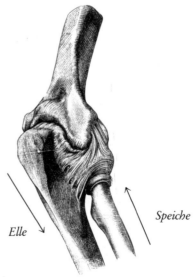

Abb. 95   Das Ellenbogengelenk

Die Dur-Bewegung kann so gesteigert sein wie am Anfang der siebenten Symphonie von Bruckner:

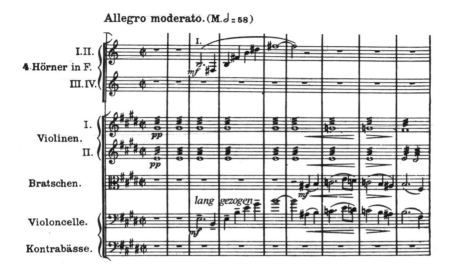

Beispiel 35

Stellen wir uns einen solchen Impuls als Tier-schöpferische Bewegung vor, dann entsteht daraus ein *Vogel*. Die Dur-Wesen der Vogelwelt haben Vordergliedmaßen, die nichts mehr empfangen können, die nur noch fliegen. Und wenn wir genügend Sicherheit im plastisch-musikalischen Denken errungen haben, dann können wir ohne weiteres die Frage beantworten, ohne je einen Vogel-Leichnam seziert zu haben, an welchem Unterarm-Knochen die tragenden Flugfedern beim Vogelflügel ansetzen. Selbstverständlich an der *Elle*. Sie ist, vor allem bei den fliegenden Vögeln, wesentlich kräftiger als die Speiche. Der Vogel wird vom Durstrom in die Luft getragen.

Das andere Extrem verkörpern die Tiere, die die Vorder-Gliedmaßen ganz in das Empfangen der Schwerkraft der Erde hineingestellt haben, die Huftiere. Bei einem Pferd sind die Ellen in Handgelenknähe völlig zurückgebildet, die Last wird voll von den Speichen, den Moll-Knochen, übernommen. Die Ellen sitzen nur noch als Reste am oberen Ende zur Gelenkbildung mit dem Oberarm.

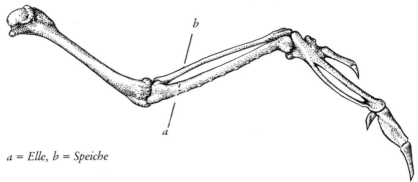

a = Elle, b = Speiche

Abb. 96   Elle und Speiche einer Taube. Beachte die Ansatzstellen der Armschwingen an der Elle.

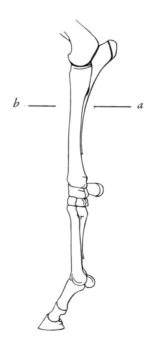

a = Elle, b = Speiche

Abb. 97   Schultergliedmaße des Pferdes

So stehen die Vorderglieder der Huftiere als extreme «Moll-Bildungen» den Vordergliedern der Vögel als extreme «Dur-Bildungen» gegenüber.

Der Vergleich zweier Vogelarten in ihrem Flugbild kann noch tiefer in die musikalische Organisation des Armes hineinführen. Ein Kolibri, vor einer Blüte schwirrend – das eine Bild. Ein Pelikan, über das Wasser hinziehend, mit dem ruhig-harmonischen Schwingen seiner Flügel – das andere Bild. Das Auge, das sich an der Toneurythmie für sichtbare Musik geschult hat, sieht ohne weiteres die Septim, die den Kolibri durchflimmert. Im Bewegungsbild des Pelikans wirken Intervalle des unteren Tetrachords, etwa Sekund oder Terz.

Diese musikalischen «Bewegungsbilder» erscheinen im Skelett, zur Ruhe gekommen, als Plastik:

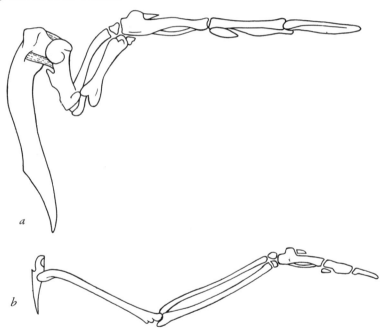

Abb. 98 Armskelett eines Kolibris (a) und eines Pelikans (b) auf gleiche Länge gebracht (aus: Starck, Vergleichende Anatomie der Wirbeltiere Bd. II a.a.O.).

In Abb. 98 sind die Armskelette von Kolibri und Pelikan auf gleiche Größe gebracht. Man sieht, wie beim Kolibri die Fingerstrahlen der Hand extrem vergrößert sind. Das Widerlager für diese extreme Septimorganisation finden wir in einem entsprechend vergrößerten Schulterblatt, einem

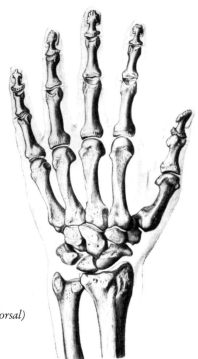

*Abb. 99 Linke Hand, Skelett von außen (dorsal)
(Aus: Benninghoff/Goertler, Lehrbuch der
Anatomie des Menschen Bd. I.)*

Prim-Knochen. Ober- und Unterarm sind demgegenüber verkümmert. Der Pelikan dagegen zeigt besonders harmonisch ausgebildete Ober- und Unterarme, die von Sekund- und Terzenstimmung seines Astralleibes Zeugnis ablegen.

Was der Mensch frei als Seelen-Inhalt zum Ausdruck bringt, ist beim Tier organisch gebunden. Diese Musik kommt beim Tier aus dem Leib, beim Menschen ist sie seelisch frei, er kann als Eurythmist im Augenblick «vom Pelikan zum Kolibri» werden.

Die Handwurzel

Die organisch-physiologische Qualität der Quart besteht in der Verdichtungskraft, die wir in der Samen-Reifung wirksam fanden, in der Kraft der

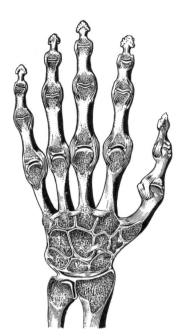 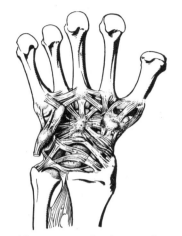

*Abb. 100 Linke Hand.
Die Gelenke sind von dorsal
eröffnet worden.*

*Abb. 101   Bänder der Handwurzel. Skelett der rechten Hand
von innen (volar), ohne Finger.*

physischen Verkörperung, die im Geburtsvorgang lebt, und auch in der Vereinzelung des Organismus als einzelne Fortpflanzungs-Zelle. Blicken wir auf die Region, in der eurythmisch die Quart dargestellt wird. Es wurde schon erwähnt, daß sich die Handwurzeln der unter dem Einfluß der Erdenschwere herabhängenden Arme etwas unterhalb der Hüftköpfe befinden, also in der männlichen Fortpflanzungsregion. Das Skelett der Handwurzel zeigt im Abbild der knöchernen Plastik die Qualität der Quart. Der physisch inkarnierenden Kraft dieses Intervalls entspricht es, daß es sich so deutlich *sichtbar* im Skelett zum Ausdruck bringt wie kein anderes Intervall. Die Beweglichkeit der Knochen untereinander ist aufgehoben. Statt dessen sind in der Kraft des Halbtons die Knochen zu einer Art Mauerwerk untereinander verzahnt und mit Bändern verspannt. Der schon mehrfach zitierte Anatom Braus nannte als geometrische Grundform der Handwurzelknochen den Würfel.

Das seelische Korrelat dieser Verdichtungsprozesse in der Quart ist ein Erwachen. Im Seelenraum, der mit der Terz entstanden ist, erwacht das Ich. Die physische Verdichtungskraft der Quart inspirierte Richard Wagner in der Rheingold-Szene, wo die Riesen Fafner und Fasold von Wotan ihren Lohn für den Bau der Götter-Burg fordern. – In den Worten des Fasold: «stauten starken Stein wir auf» und «Dort steht's, was wir stemmten», kommt die ätherisch-physische Wirkung der Quart unmittelbar zur Sprache.

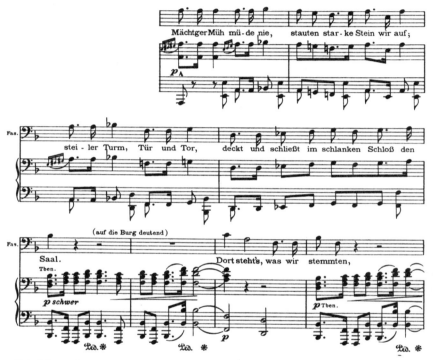

Beispiel 36   R. Wagner, *Rheingold*

Edmund Pracht hat darauf hingewiesen, daß gerade das Fehlen der Quart der Pentatonik ihre schwebende Stimmung verleiht.[191] Wie in dem Abschnitt über den Brustkorb erwähnt, lebt die kindliche Seele bis zum 9. Lebensjahr noch in der Quintenstimmung. Das heißt, sie lebt noch mehr außerhalb des physisch-ätherischen Leibes als innerhalb. Erst danach zieht sie innerlich ein und ergreift den physisch-ätherischen Leib von innen, was zur Geschlechtsreife führt.[191a]

Diese menschenkundlich-musikalischen Forschungsergebnisse Rudolf Steiners stimmen mit den naturwissenschaftlich erhobenen Befunden überein. Wir greifen die Arbeit von Suchantke und Pracht wieder auf (S. 119).

Beim Neugeborenen ist noch keiner der Handwurzelknochen verknöchert, es bestehen nur die knorpeligen Vorstufen. Erst etwa um das 9. Lebensjahr herum sind beim Knaben alle Handwurzelknochen verknöchert (beim Mädchen um das 7. Jahr). In der Zeit vom 9. Jahr an ungefähr bis zum Abschluß der Pubertät verdichten sich die Handwurzelknochen in ihrem inneren Gefüge.*

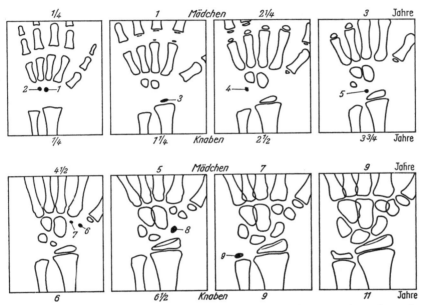

Abb. 102 Entwicklung der Handwurzelknochen bei Mädchen und Knaben (die Altersangaben sind Mittelwerte). (Aus: G. A. v. Harnack, Kinderheilkunde, Berlin 1972.)

Vor dem 9. Lebensjahr klingt die Skala der verknöcherten Skelett-Teile des Armes in einer Art Quinten-Stimmung, da die Quart im Skelett noch nicht verkörpert ist. Mit Erscheinen des letzten Handwurzelknochens nach dem 9. Lebensjahr werden die Quartkräfte für das musikalische Bewußtsein

---

* Die Sesambeine bleiben hier außer Betracht, da sie nicht zum eigentlichen Stütz-Skelett der Handwurzel gehören, sondern vielmehr Verknöcherungen der dort verlaufenden Sehnen darstellen. Ellen- u. Speichen-Epiphysen rechnen wir hier zur Handwurzel.

frei. Aus der Quintenstimmung wird die diatonische Stimmung. Die Begründung der pädagogischen Angabe Rudolf Steiners, bis zum 9. Jahr in Quintenstimmung zu musizieren, gibt also das recht betrachtete Röntgenbild.

Die Mittelhand

In der Quint wird ein Gegenstrom wahrnehmbar, der aus der Richtung Oktav kommt. In der Sext entfaltet er sich voll, um in der Septim höchste Intensität zu erreichen. – So war für die Empfängnis die doppelte Abkunft des Menschen in dieser Doppelströmung hörbar geworden: Die Mutter empfängt aus dem Kosmos die Individualität des Kindes mit dem Geistkeim seines Hauptes. Die Organe dafür liegen in der Quinten-Sphäre ihres Leibes. Vom Vater empfängt das Kind die Kraft, durch die sich der übrige Erdenleib aus dem Haupt-Wesen herausgliedert. – Als erwachsene Menschen empfinden wir uns bis zur Quart innerhalb dieses Leibes. In der Quint sind wir mit dem Empfinden an der Leibes-Grenze. In den Intervallen Sext, Septim und Oktav ist der Mensch mit seinem gegenwärtigen Erdenbewußtsein noch nicht voll verkörpert; das ist seine Zukunft. Vor diesem musikalischen Zusammenhang des ganzen Menschen blicken wir nun auf den Skelett-Schnitt durch Handgelenk, Handwurzel, Mittelhand und Finger in der Ebene des Mittelfingers (Abb. 103).

Der Kugelpol des plastischen Knochentypus liegt in Schlüsselbein, Oberarm und Elle nach innen zu (proximal), die Ausweitungen strömen nach außen. In den Handwurzelknochen staut und zerklüftet sich dieser von innen nach außen gerichtete plastische Strom. In den Mittelhandknochen hat er sich *umgekehrt!* Die Kugel des Knochentypus liegt jetzt *außen*, die Einstülpung innen. In dieser Richtung, von außen nach innen erscheinen auch alle Fingerglieder gebildet.

Innerhalb der Handwurzelknochen selbst findet die *Umwendung* des plastischen Stromes statt. Der eine plastische Strom kommt von außen bis zur Handwurzel herein, wo er sich mit dem vom Körper ausstrahlenden plastischen Strom in dem S-förmigen Gelenkspalt der Handwurzelknochen begegnet. In der plastischen Bildung der Knochen von der Mittelhand an bis zu den Fingerspitzen haben wir das festgehaltene Bild des musikalischen Gegenstromes vor uns, der von der Oktav bis zur Quint hereinströmt. Dringt er über die Quartgrenze der Handwurzel bis in die Speiche hinein, dann entsteht die Moll-Empfindung.

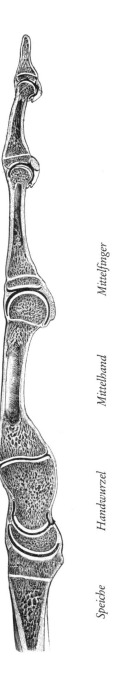

Speiche   Handwurzel   Mittelband   Mittelfinger

Abb. 103 Längsschnitt durch Speiche, Handwurzel, Mittelhand und Mittelfinger. (Aus: Toldt-Hochstetter, Anatomischer Atlas, München 1979, 27. Aufl.) Beachte den S-förmigen Gelenkspalt zwischen Handwurzel und Mittelhandknochen, in dem sich zentrifugaler und zentripetaler Strom begegnen (s. Text).

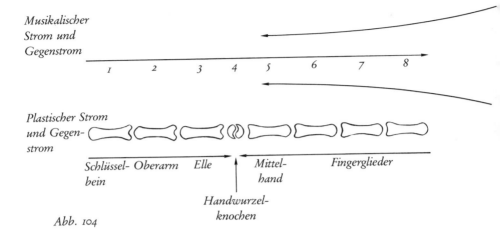

Abb. 104

Um an Elle und Speiche die Bewegungsrichtungen der plastischen Ströme zu finden, muß man berücksichtigen, daß in der Wirksamkeit des Terzbereiches von einer Kugel nichts übrig bleibt; alles ist von Einstülpungen überformt. Allerdings bleibt der Kugelpol noch daran erkenntlich, wo die Hauptmasse des Knochens liegt.

Um ein zutreffendes Bild vom Lebensleib zu gewinnen, muß man hier besonders die funktionellen Bewegungen, die oben beim Werfen und Fangen eines Balles beschrieben wurden, hinzunehmen. In der funktionellen Bewegung eines Organes lebt ja die Bildebewegung, die seiner Form im Ätherleib zugrunde liegt, weiter. So ergibt sich von den Bewegungen des Ätherleibes im Unterarm folgendes Bild (die Punkte markieren die Zentren der ehemaligen Kugel, vgl. auch Abb. 95, S. 240).

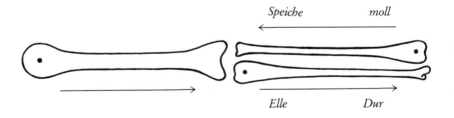

Abb. 105

Die Finger

Wenn wir die Finger entsprechend der eurythmischen Sext-Bewegung entfalten, dann kann man tasten, wie die Muskeln, welche die Finger in der Sext spreizen, am *Unterarm* sitzen. Diese Muskelbewegung, *von innen nach außen* strömend, ergreift die plastischen Formen, die *von außen nach innen* hereingebildet sind. Die Muskulatur übergreift als Willensorganisation die vergangene und die zukünftige Gestaltung und bildet aus beiden die Einheit. Da uns die Intervalle Sext, Septim und Oktav in einen geistigen Zukunftszustand führen, sind sie physisch in so kleinen, immer zarter werdenden Knochen verkörpert. Am kleinsten ist die achte Stufe, die Fingerendglieder. Die eurythmische Bewegung der Oktav bezieht die gesamte Menschengestalt in ihrer Bewegung ein. Da uns das Oktaverlebnis noch so fern ist, ist die eurythmische Darstellung heute erst andeutungsweise möglich. Die Angaben Rudolf Steiners sind hier für die intervallische Darstellung nur andeutend. Betrachten wir die Oktav in ihrem zarten knöchernen Niederschlag mit dem Anschauungsorgan der plastischen Gliedmassen-Übung, so zeigt sich eine plastische Grundform der ganzen Menschengestalt.

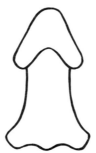

Abb. 106   Fingerendglied

Die sprachliche Struktur der Arm-Organisation

Der Arm und die Hand sind die Vermittlungs-Organe zwischen dem Menschen und der Welt, die den Menschen umgibt. Durch die Arme wirkt der Mensch physisch auf die Welt, indem er sein Innenwesen handelnd in die Welt ausfließen läßt und ihr den Stempel seines individuellen Innenwesens aufdrückt. Sprachlich erscheint der Gegensatz von Ich und Welt im Satzbau als *Subjekt* und *Objekt*.

«Der Bauer pflügt den Acker.»

Diese Grundform des Satzes – Subjekt, Prädikat, Objekt – zeigt unmittelbar die sprachliche Gestalt der Armfunktion. Sie erscheint als das *Tätigkeitswort*, durch welches das Subjekt auf das Objekt wirkt.

Wir greifen auf die musikalische Stufe der Arm-Physiologie zurück. Die Hand ist dem Menschen von außen, aus dem Welt-Umkreis her eingefügt. Ihr Quinten-Wesen zeigt musikalisch und plastisch, daß der Mensch Teile «sein eigen» nennt, die in Wirklichkeit in ihn hineingebaute Weltprozesse sind (nicht anders ist es mit den Sinnesorganen). Der Wille, der über den Quartraum hinausgreift, übergreift Weltprozesse, auch wenn wir diese Weltprozesse vom physischen Gesichtspunkt aus zu «unserem Leib» rechnen. So müssen wir musikalisch-plastisch sagen: Mein Empfinden als Subjekt geht in der Hand über in das Empfinden, daß mir etwas aus der Welt entgegenkommt; mein Subjekt-Bewußtsein durchdringt sich mit einem *Objekt*-Bewußtsein. «Objekt» kommt ja vom lateinischen entgegen-werfen (ob-jicere). Der grammatische *Objekt*-Pol des Armes beginnt mit der Hand. Im Schultergelenk ist der Arm in die eigentliche Verkörperung des *Subjektes*, in den Rumpf eingegliedert.

So erscheint die Ur-Form des Satzes Subjekt – Prädikat – Objekt als die Ich-Struktur der musikalischen Anatomie des Armes.

Der Satz	«Der Bauer (Subjekt	pflügt Prädikat	den Acker» Objekt)
Der Dreiklang z. B.:	Grundton (Sekund) c	Terz (Quart) e	Quint g
Eurythmische Armbewegung	Schlüsselbein (Oberarm) Schulterblatt	Elle (Handwurzel)	Hand

Wie wir musikalisch-eurythmisch wissen, entfaltet sich die eigentliche Empfindung für die Bewegung zwischen mir und der Welt in der Terz, weshalb die anderen Intervallregionen erst bei einer weiteren Differenzierung in Betracht kommen.

Was anatomisch-eurythmisch ein bekannter Zusammenhang ist, erweist sich so in der Sprachorganisation als der Grundbau des Satzes. Man kann dies in verschiedener Weise prüfen. Man empfinde etwa musikalisch das Fehlen des Verbes: Der Bauer ... den Acker. Da entsteht eine Leere, ein

Vakuum, das noch quintenhaft offen bleibt. Das Leben selbst erzeugt eine solche Stimmung, wenn etwa ein Bauer am Abend auf einen Acker *sieht*, den er nicht mehr pflügen konnte, zu dem keine Tätigkeitsbeziehung entsteht, weil andere Gegenstände seine Zeit und Kraft verbraucht haben. Das bloße passive Wahrnehmen ohne Tätigkeit entspricht im Willen der Leere, die in der Quint liegt. Der Unterschied zwischen der Subjekt-Prädikat-Spannung einerseits und der Prädikat-Objekt-Spannung andererseits hat die entsprechenden Parallelen:

«Der Bauer pflügt...»

ist die große Terz des Dreiklangs, z. B. c-e. Hier lebt die Aktivität, die vom Subjekt «ausstrahlt» im Dur. Dagegen

«... pflügt den Acker»

ist die kleine Terz, e-g, die den passiven Aspekt, der auf der Objekt-Seite waltet, «erleiden» läßt. «Sehen Sie, was eine Melodie ist, wissen alle Menschen; was ein Satz ist, wissen sie auch. Daß aber ein Satz, der aus Subjekt, Prädikat, Objekt besteht, in Wirklichkeit im Unbewußten eine Melodie ist, das wissen die wenigsten Menschen. ... ‹Das Kind schreibt die Aufgabe› – Subjekt – Prädikat – Objekt. Im Innersten des Menschen wird empfunden ein Dreiklang. Dasjenige, was innerlichst empfunden wird, ist ein Dreiklang. Dieser Dreiklang wird angewendet, indem man den ersten Ton gewissermaßen hinausprojiziert auf das Kind, den zweiten Ton hinprojiziert auf das Schreiben, den dritten Ton hinprojiziert auf die Aufgabe» (Steiner[192]). Als Goethe an Chr. H. Schlosser schrieb, daß Dur die menschliche Natur «ins Objekt, zur Tätigkeit» treibe (s. S. 236), hatte er diese musikalische Grammatik der Sprache schon formuliert.

So erfassen wir etwas von der Ich-Organisation der Arme im grammatischen Urbild des Satzes; den Seelen-Arm als Dur- und Moll-Dreiklang, den Äther-Arm als plastischen Strom und Gegenstrom.

Eurythmie und die Wirklichkeit der Musik

Je tiefer ein Musiker oder ein Musik-Liebhaber in den Werken der großen Meister lebt, um so stärker kann er der Toneurythmie gegenüber folgendes Bedenken haben: Die Fülle des Erlebnisses, die Intensität der inneren Auffassung und Gestaltung steigert sich dadurch, daß ich mich auf die erklingende Musik konzentriere. Aus den anderen Sinnen ziehe ich mich deshalb mit Gewinn für dieses Erlebnis zurück, die Augen werde ich womöglich dafür schließen. Ich finde, je tiefer ich Musik erfasse, weder die Möglichkeit noch das Bedürfnis, den musikalischen Vorgang gleichzeitig mit Augen auf der Bühne zu verfolgen. Ist Toneurythmie also überhaupt nötig? Fordern denn musikalische Werke, durch Bewegungen der menschlichen Gestalt sichtbar zu werden?

Von verschiedenen Seiten aus haben wir in den vorigen Kapiteln eine musikalische Organisation des Menschen erarbeitet. Worauf beruht es, daß wir morgens erfrischt aufwachen, wenn der Vortag uns einen gesunden Schlaf ermöglichte? Diese Erfrischung ist ein Ergebnis der Tätigkeit des Astralleibes in der Nacht. Sobald er die Sinne verläßt und wir einschlafen, beginnt er, im Einklang mit dem Lebensleib – nicht mehr als sein Gegenspieler – die erschöpften physischen Kräfte zu regenerieren. Er ist zurückgekehrt in die Welt der Sphärenharmonien, aus der er stammt. Mit kosmischer Musik, die uns embryonal bildete, heilt der Astralleib jede Nacht wieder, was er tagsüber zerstört hat. Für diejenigen Organe, deren Tätigkeit uns auch tagsüber nicht zum Bewußtsein kommt, in denen wir also auch tagsüber *schlafen*, etwa in der Leber, Milz, im Knochenmark, in den Nieren usw., ist der Astralleib ja auch am Tage weiterhin in dieser geistigen Musik tätig. Er verliert den Kontakt zu dieser Welt nur mit dem Teil seiner selbst, mit dem er in den Sinnen lebt. Die innere musikalische Organisation kann man eine «in den Organen des Menschen gefangene Musik» nennen. Er braucht und beansprucht sie, um gesund zu sein. In den vorangegangenen Kapiteln zeigte sich mehrfach, wo die innerliche musikalische Organisation des Menschen an eine Grenze gelangt und diesen Zustand der «Gefangenschaft» abstreift. Der musikalische Strom, der von der Fußtätigkeit hinauf durch die verschiedenen Organe zieht, kommt mit der Ausatmung im Kehlkopf an die Grenze, wo er als äußerer Klang in die Erscheinung tritt. Wir hatten im musikalischen Leben selbst die *Septim* als diese Dynamik der Umstülpung erfaßt. Die Physiologie und Anatomie der Halsorgane zeigte die vielfältige Wirksamkeit dieses Intervalls. Eurythmie führte uns vor Augen, wie in den Bewegungen des Dur- und Moll-Akkords musikalische Gebärden der Lungenembryologie oder in der Septimgebärde die Nebenschilddrüsenfunktion in die Sichtbarkeit treten.

In diesem Sinne ist jede toneurythmische Bewegung eine Offenbarung der im Menschen schaffenden Weltenmusik. Verwandelt sich der Eurythmist auf der Bühne in eine bewegte Quint oder Sext, dann erlebt der Zuschauer in diesem Bewegungsbild, was Quint oder Sext im Menschen als kosmische Kräfte tun. In den bestimmten, im Augenblick erklingenden Tönen des Stückes von Mozart, dessen Musik durch diese Bewegungen sichtbar wird, erklingen von *diesen* Welten-Tönen ganz bestimmte *Metamorphosen*. Sie werden durch die historischen, persönlichen und im Verlaufe dieses Stückes gelegenen Erscheinungsbedingungen bestimmt. Der Komponist trägt die Sphärenklänge der Nacht, die seinen Leib durchströmen, so in den Tag, wie seine Begabung und sein Schicksal es erlauben. In der toneurythmischen Bewegung erscheint, was als schaffende Urbilder dieser Töne und Intervalle aus den Wesensbewegungen der Geistwelt allen Menschen zukommt. Denn Eurythmie ist Kunst aus dem Bewußtsein, das die Nacht in Geisteshelle durchschaut. So geht in jedem Takt die erklingende Musik in ihrem Urbild auf durch die Vereinigung mit dem eurythmisierenden Menschen.

Die Bewußtseins-Seele fragt seit Anfang dieses Jahrhunderts, seit die Schöpferkraft im alten Sinne erlischt: Was liegt der Musik als Wirklichkeit zugrunde? Eurythmie ist die sichtbare Antwort auf diese Frage. Die Musikwerke der Klassik, in der inneren Haltung *ihrer* Zeit aufgenommen, verlangen *nicht*, durch Eurythmie sichtbar zu werden. Die ihre Wandlung begreifende Seele könnte sich aber in einer solchen Rückversetzung in historisch gewordene Seelenverfassungen nicht selbst wiederfinden. Sie findet so auch nicht die Gegenwart dieser Musik. Sie verlangt deshalb, zu erleben, daß diese Musikwerke sich als Metamorphosen jener Urbilder offenbaren, in denen das Geistwesen des Menschen nachts tätig ist. Für schaffende Musiker wird der «Weg der geschlossenen Augen» weiterhin ihr Weg bleiben, auch wenn sie sich durch das «sichtbare Singen» befruchten lassen. Sie werden die Wesensbewegungen der Töne geistig erfassen, um die Formen für Kompositionen und Interpretationen zu gestalten. *Alle* Menschen aber schauen in Eurythmie die in der Tiefe der Seele ersehnte musikalische Wirklichkeit des Menschen. Sie schauen an, was in der Nacht ihres Leibes zu ihrem Heil geschieht oder auch geschehen will.

Eurythmie entstand etwa in der Zeit, als die Fixierung der Musik auf elektromechanische Tonträger aufkam, also eine *untersinnliche* Ver-Räumlichung der Musik. Die Konsequenz *dieser* Entwicklung reißt heute den Jugendlichen in den Discotheken die nächtlichen Taten der geistigen Wesen wieder aus dem Leibe und will sie in die Richtung der Tierheit stoßen. In der dort gesuchten Lautstärke liegt das Bestreben, die Musik in einem Zusammenhang mit dem eigenen physischen Leib zu empfinden, in diesen Leib hineinzuträumen. Eurythmie gibt dem Leib die musikalische Bewegung, die die Seele aus ihrem leibfreien Nacht-Sein kennt. Die Seele, die am Tag den Leib in die Bewegungen ihres Geistwesens leitet, erwacht zu ihrer Freiheit.

5
Die Überwindung der Tierheit im Denken durch die Bildekräfte des Wortes

In der Einleitung dieser Schrift wurde begründet, inwiefern das goetheanistische Denken Wissenschaft und Kunst in sich vereinigt. Nachdem wir nun die plastischen, musikalischen und sprachlichen Bilder des Menschen gestaltet haben, soll dieser Entwurf zusammengefaßt werden. Dabei kommt zur Sprache, wie dieses goetheanistische Denken selbst aus der menschlichen Gesamtorganisation hervorgeht.

Die äußere Bildnatur des Menschen

Ein Säugetier (Zehengänger) stellt seine Gliedmaßen so auf die Erde:

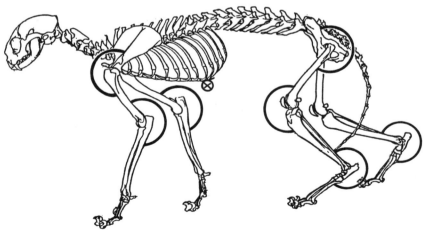

Abb. 107 Skelett der Katze. Schwerpunkt ⊗, Muskelwirkung durch Kreise angedeutet.

Die Knochen sind mehrfach in den Gelenken abgewinkelt, so daß *Muskelkräfte* (im Bild durch Halbkreise angedeutet) diese Winkel gegen die Schwere aufspreizen. Die Muskulatur hat in der *Statik* der vierfüßigen Säugetiere eine tragende Funktion, nicht nur in der Dynamik ihrer Bewegung.

Am Menschen sieht man demgegenüber, daß seine Gliedmaßen, insofern sie in die Schwerkraft eingegliedert sind, die gleiche Orientierung haben wie die Wirkungsrichtung der Schwerkraft. Der Mensch weicht der Schwerewirkung der Erde nicht in Winkeln aus. Dadurch übernehmen in der Statik des Menschenleibes die *Knochen* die tragende Funktion. Die Muskulatur wird von ihrer statischen Arbeit wesentlich *befreit* (siehe Abb. 108).

Der Körper des Menschen lagert labil auf zwei Unterstützungspunkten, jener der Vierfüßer ist stabil durch seine Lagerung auf vier Punkten abgestützt. Vollständig begreiflich wird der Unterschied von Mensch und Tier in ihrem Verhältnis zur Erde aber erst, wenn wir die Rolle des *Schwerpunktes* des Leibes in seinem Verhältnis zu den Unterstützungspunkten betrachten. Beim Tier, und zwar auch bei den mehr oder weniger aufgerichteten Tieren wie Känguruh, Pinguin usw., liegt der Schwerpunkt *unter* den Unterstützungspunkten. In der Mechanik nennt man dies eine *stabile* Lage. Fällt der Unterstützungspunkt mit dem Schwerpunkt zusammen, dann ist die Lage indifferent. Liegt der Schwerpunkt aber *über* dem Unterstützungspunkt, handelt es sich um eine *labile* Lage. Beim Menschen ist das letztere der Fall, wenn er aufrecht steht.[193] Sein Schwerpunkt liegt dann im oberen Kreuzbeinbereich.

Die Unterstützungsachse läuft darunter durch die Hüftgelenksköpfe. Der Schwerpunkt hat ständig das Bestreben, sich unter die Unterstützungsachse in eine hängende, stabile Lage zu drehen. Der Mensch *balanciert* seinen Leib wie ein Artist eine Kugel auf der Fingerspitze. Das Tier *trägt* seinen Leib, wie man etwa ein schweres Einkaufsnetz trägt. Der Mensch beantwortet die Schwerkraft der Erde mit dem mineralischen Erdensystem seines Leibes. Er stellt die kristallinen Knochen in die Wirkungsrichtung der Schwerkraft. Dadurch wird sein Muskelsystem von der statischen Arbeit in hohem Maße befreit. Das Tier weicht mit seinem Skelett der Schwerkraft aus und lädt dadurch dem Muskelsystem die Last seines Leibes auf.

Muskulatur und *Blut* bilden eine Einheit. Blut und Muskeln haben ihre rote Farbe beide vom Eisen, das in ihnen als Atmungsträger vorhanden ist (Hämoglobin bzw. Myoglobin). Das Blut, das sich ständig in die verschiedenen Organe hineinverwandelt und substantiell ein Teil von ihnen wird, bleibt, wenn es in Muskeln strömt, recht nah bei seiner eigenen Natur.

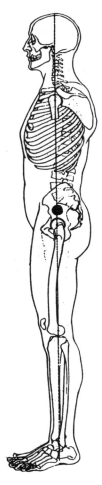

Abb. 108 Stand des Menschen (aus: H. Braus, Anatomie des Menschen, Bd. I, Berlin ³1954).
●: *Schwerpunkt beim lebenden Menschen.*

Muskeln sind, im Bild gesprochen, lebendig geronnenes Blut.[194] Muskelbewegung ist verwandelte Blutbewegung, was beim Abbinden einer Arm- oder Bein-Schlagader evident wird: Bald nach dem Stillstand der Blutbewegung wird die Muskelbewegung ebenfalls unmöglich. Im Blut und in der Muskulatur ist der Lebensleib (Ätherleib) des Menschen besonders zu Hause, den Rudolf Steiner deshalb auch den «Flüssigkeitsmenschen» nennt.

Es hat daher für das Blut von Tier und Mensch eine Bedeutung, wie seine Muskeln zur Schwerkraft in Beziehung treten – Gewicht schleppend oder Gewicht balancierend. Das Blut des Tieres ist an die Erdenkräfte gebunden. Denn das Tier ist nicht in der Lage, auf die Erdenkräfte angemessen, das heißt, mit dem System seines Leibes, das selbst die Erdenkräfte in sich verkörpert, zu antworten. Sein Skelett weicht der Erde aus, und so verfällt mit dem Muskelsystem auch das Blut der Schwere. Es kann für einen unvoreingenommenen Blick geradezu krankhaft wirken, wie beim Tier eine derartige Möglichkeit, die Körperstatik mit Kraft-Ersparnis zu meistern, «vertan» wird und statt dessen das Muskelsystem statisch beansprucht wird, das seiner ganzen Natur nach gar nicht für statische, sondern für dynamische Beanspruchung gebaut ist. Der Mensch stellt sich demgegenüber erdengerecht in die Schwere und befreit durch die Aufrichtung das Blut aus der Bindung an die Erdenschwere.

Seelisch spiegelt sich dieser Unterschied in der Trieb-Bindung des Tieres und in der Freiheit des Menschen, einen mehr oder minder großen Teil des Seelenlebens aus dieser Bindung herauszuheben und selbstverantwortlich zu gestalten. Was im Muskelsystem dadurch an Kräften frei wird, wird vom Menschen anderweitig verwendet. Wir sahen schon in Anbetracht der Arme: Muskulatur ist im Bereich der Füße und Beine Träger der *Raumbewegung*. Auch in der Atmung ergreifen die Muskeln bewegliche Knochen (die Rippen), aber ohne daß dies eine Fortbewegung des Körpers im Raum zur Folge hat. Muskulatur ist hier, wie auch im Muskel des Herzens, nicht mit der äußeren Raumbewegung, sondern der inneren *Lebensbewegung* verbunden. In den Armen, Händen und im Mienenspiel kann Muskulatur schließlich zum Träger von *Seelenbewegungen* werden. Der Blick der Augen ist Ergebnis der Muskeltätigkeit in den Augenlidern und in der Augenhöhle, wo der Augapfel durch sechs Muskeln von außen schwerefrei (s. S. 114) bewegt wird. Hier wird Muskulatur Träger des Augenausdrucks. Der *Blick* verdichtet sich im seelisch bewegten Relief des Mienenspiels wie das Wort innerhalb der musikalischen Bewegungen der Stimme. Aber dieses «blickende Wort» ist Bild, es tönt nicht. Wenn wir einem anderen Menschen in die Augen blicken, dann trifft uns das *Ich*, die Wesenheit des anderen Menschen. Was geschieht? Das Sehen sieht sich selbst, seine eigene Tätigkeit – und hebt sich dadurch auf. Innerhalb des Farbig-Plastischen des übrigen Leibes wird beim Blick in die Augen das äußere Bild des Menschen durchsichtig für dessen geistige Wesenheit. Der Blick in die Augen ist das Urbild einer sinnlich-übersinnlichen Wahrnehmung.

Das Ich, das in der Aufrichtung der Gestalt wirkt, steigert also von unten nach oben den Leib zunehmend zum *Bildträger* seines Seelen- und Geistwesens. Die Gestalt des Menschen wird von unten nach oben ein zunehmend vollkommeneres *Kunstwerk*. Die Naturwirksamkeit, die den unteren Menschen beherrscht, wird stufenweise in Atem-, Arm- und mimischer Muskulatur zur Offenbarung der in ihr lebenden Idee gesteigert, die schließlich für den Bewohner des Leibes im Haupt als solche erscheint. Für den äußeren Blick geht im Anblick des Antlitzes die Sinnesanschauung über in Imagination, «denn in den Formen des Hauptes sind imaginative Formen gewissermaßen bis zur physischen Dichte geronnen» (Steiner[195]).

Die innere Bildnatur des Menschen

Nach der Aufrichtung soll die innere Wirksamkeit des Ich bei der Hervorbringung der *Sprache* noch einmal von einer anderen Seite aus beobachtet werden. Damit sind dann zwei Stützpunkte geschaffen für die beabsichtigte Untersuchung des *Denkens*.

Die *innere* Auseinandersetzung mit den Stoffen und Kräften der Erde vollzieht sich in der Ernährung. Nach dem Abtrennen eines Bissens von einem Apfel oder einem Stück Fleisch durch die *Zähne* wird dieser Teil der Natur durch Kauen weiter zerstört und teilweise durch Speichel verflüssigt. Im Magen setzt sich die Spaltung der Naturform mit aggressiven chemischen Mitteln, mit hochkonzentrierter Salzsäure fort. Ein physiognomisches Merkmal des Magens ist sein Luftgehalt. Beim aufrecht stehenden Menschen steigt diese Luft in die Kuppel des Magens als «Magenblase». Denn mit der Nahrung wird gleichzeitig Luft geschluckt. Diese Luft ist wesentlich mitbeteiligt beim Verschluß des Mageneingangs. Schluckt der Säugling z. B. zu wenig Luft, dann fließt die aufgenommene Nahrung wieder heraus als kleiner «See» auf sein Kissen. Zu viel Luft-Schlucken hat besonders in der Erwachsenen-Medizin Bedeutung für die Entstehung von Magen- und Zwölffingerdarmgeschwüren. Wie der Ätherleib in den Flüssigkeiten des physischen Leibes sein eigentliches Werkzeug und Element hat, so der Astralleib in den luftförmigen Teilen des physischen Leibes. Der erste Atemzug ist das innerliche Eingreifen des Astralleibes in die physisch-ätherische Organisation und bringt deshalb dem Kind bei der Geburt das Erwachen. Die Luft im Magen zeigt, daß der Astralleib hier in besonders aktiver Weise in die Verdauung eingeschaltet wird. Kann ein Mensch seinen Ärger oder seine Bedrückung durch Mitmenschen beispielsweise nicht mit dem bewußtseinsnahen Organ des Seelenleibes, mit der Lunge, abfangen und *beantworten* – etwa indem er sich darüber aus-*spricht* oder auch sich zur Wehr setzt, indem er den Mitmenschen zur *Rede* stellt –, ist ein Mensch in dieser Schicht nicht stark genug geworden (was häufig Erziehungssache ist), dann schluckt er diesen Ärger, wie die Sprache richtig sagt, hinunter. Der «Seelenstoff» wird im Magen zur zerstörenden Kraft, die die Schleimhaut auflöst bis zum Geschwür.

Ist die Naturform von den Absonderungen der Gallenblase und der Bauchspeicheldrüse vollständig aufgelöst, dann gehen die in einem großen Flüssigkeitsvolumen «homöopathisierten», das heißt ätherisierten Nahrungssubstanzen über ins Blut. Sie stehen nun dem Aufbau der physischen Menschenform durch den Ätherleib zur Verfügung.

Auf der anderen Seite unterliegt aber der Körper selbst ebenfalls ständig dem Abbau, dem Zerfall. Was als Endprodukte dieses Abbaues ins Blut gelangt, wird durch die Nieren (Salze, Wasser) und die Lunge (Kohlensäure) ausgeschieden.

In der oben von außen betrachteten Sphäre gesteigerter Bildgestaltung des Leibes liegt innerlich der Kehlkopf. Hier kann das Ich die abgestorbene Leiblichkeit der Ausatmungsluft ergreifen, in Klang verwandeln und diesen Klang durch die darüber gelegenen Wandbewegungen des Rachen- und Mundraumes zum Vokal formen. Was so als Seelenausdruck nach außen tönt im Vokal, wird von der Zunge in der Speichelflüssigkeit an Gaumen, Lippen und Zähnen konsonantisch geformt. Die Beobachtung von Kindern, die sprechen lernen, bestätigt Rudolf Steiners Forschungsergebnis: Die Konsonanten sind nicht, wie die Vokale, ihrer ursprünglichen Natur nach Äußerungen der inneren Seelenregung, sondern sie entstehen in der *Nachahmung der Sinneseindrücke*; dabei spielen besonders die Bewegungen, die das Kind beobachtet, eine Rolle.

Die Ernährung zeigt eine stufenweise Auflösung der Naturform, aus dem *festen* Zustand in den *flüssigen*, in die Beteiligung der *Luft* im Magen, bis beim Übergang in das Blut der Nahrungsstoff im Träger der *Wärme* angelangt ist. – Die Abbausubstanzen des Leibes werden vom venösen Blut aufgenommen und weggeführt. Der Kohlensäure-Überschuß verläßt den *Wärmeträger* und geht über in die *Luft* der Lunge. Die zum Klang der Stimme geformte Luft strömt in die *flüssige* Bewegung der Zunge im Speichel und erhält die Plastik der Konsonanten eingeprägt. Dies kulminiert in der Gestaltungskraft der Zahnlaute, wo die feste Mineralsubstanz sprachbildend wird. Die Sprache wird somit durch eine genaue Umwendung des Ernährungsweges im Leib hervorgebracht.

ERNÄHRUNG	SPRACHE
fest: Kauen der Zähne	*fest*: Zahnlaute
flüssig: Einspeicheln	*flüssig*: stimmhaftes S, Sch, D…
luftförmig: Verdauen im Magen	*luftförmig:* Atmen, Vokale
Wärme: Übergang der Nährstoffe ins Blut	*Wärme:* Übergang der Kohlensäure aus dem Gewebe ins Blut

Was das Blut an den Stoff bindet, die Ernährung, haben wir mit dem Tier gemeinsam. Das Ich kehrt den Ernährungsvorgang um zur Bildung der Sprache. Wir sehen hier den Vorgang der *Aufrichtung* gleichsam *von innen.* Die Aufrichtung ist die Bewegung, mit der die äußere Bildnatur im Muskelmenschen plastisch in Erscheinung tritt. Die Sprache ist die Bewegung, mit der seine innere Bildnatur musikalisch-hörbar wird.

Beide, der äußere wie der innere Prozeß des Bild-Werdens, sind beim Tier nur angedeutet. Der Mensch erhebt sich durch die Aufrichtung aus dem physischen Raum in die Bildsphäre der Kunst. Seine Gestalt wird von unten nach oben zunehmend durchsichtig und durchklingend für die Seelen- und Geistwelt, in der die Wesenheit des Menschen lebt. In seinen *Hymnen an die Nacht* nennt Novalis die Menschen deshalb

> Die herrlichen Fremdlinge
> mit den sinnvollen Augen
> Dem schwebenden Gange
> Und dem tönenden Munde.

Die Doppelfunktion der menschlichen Zähne und das Denken

Jean Piaget, der die Entwicklung des Denkens beim Kinde beobachtet hat, zog am Ende seines Lebens das Resümee über sein Werk: «Man kann nur sagen, daß wir erst vorläufige Lösungen vorlegen und daß die zukünftigen

Erklärungen nur befriedigen können, wenn es ihnen gelingt, die Interpretationen der Embryogenese, des organischen Wachstums und der geistigen Entwicklung zu einer harmonischen Ganzheit zusammenzufassen.» Das war 1966 veröffentlicht.[196] Mit seiner Aussage formuliert Piaget, was Rudolf Steiner als *die* Frage der Philosophie im Zeitalter der Naturwissenschaft ausgesprochen hat: «Wie gelange ich zu einem Weltbilde, in dem die Innenwelt mit ihrer wahren Wesenheit und die Natur zugleich sicher verankert sind?»[197] Auch Piaget ist, wie die meisten zeitgenössischen Forscher, an den Antworten auf seine Frage, an Rudolf Steiners Forschungsergebnissen, vorbeigegangen. Denn, was er sich als mögliche zukünftige Ergebnisse vorstellte, war ja 1966 schon fast 50 Jahre lang bekannt und hatte in der pädagogischen Praxis der Waldorfschulen seine kulturelle Wirksamkeit entfaltet.

Ein sprechendes Symptom zeigt, daß der Mensch die Bildekräfte seiner Embryonalentwicklung zeitlebens nicht verliert; das sind jene Krankheiten, in deren Verlauf irgendein reifes Organ nach jahrelanger Ruhe der Form plötzlich wieder anfängt zu wachsen und seine Form zu verwandeln: die Krebskrankheit. Die Pathologen, die die Gewebe der entarteten Organe untersuchen, sprechen von entdifferenziertem Gewebe, von embryonalen Gewebe-Bildern. Im Blut von Krebskranken wurden inzwischen mehrere Arten von embryonalem Eiweiß entdeckt, die als diagnostische Tests bei Tumorerkrankungen gebräuchlich geworden sind, weil dann plötzlich vermehrt embryonale Eiweiß-Strukturen gebildet werden. – Das heißt: der Mensch bleibt zeitlebens mit den Bildekräften seiner Embryonalzeit verbunden! Im 2. Kapitel haben wir dargestellt, was mit diesen Bildekräften geschieht, wenn sie gesund als schöpferische Kraft im Denken und in der Phantasie «in Gebrauch» genommen werden.

Die höchste Kraftentfaltung des Ätherleibes müssen wir uns in der Zahnbildung aufgewandt denken: ein Maximum plastischer Formkraft. Wie Muskeln durch entsprechende Arbeit erkraften, so hat der Ätherleib nach dem Ausformen der Zähne einen Kraftzuwachs erfahren, den er gleichwohl gerade dort nicht mehr weiter anwenden kann, wo er ihn erworben hat. Denn die Zähne weisen im Schmelz jede weitere Lebenstätigkeit ab. In dem Maße, wie der Tätigkeit des Ätherleibes an diesen mineralisierten Organen das Beleben und Gestalten unmöglich wird, prallen die Strömungen des Ätherleibes hier an Widerstandszonen ab – und wir erwachen zu denkendem Bewußtsein; wir ergreifen die organisch untätig gewordenen Bildekräfte mit dem Ich-Willen zur Begriffsbildung und zu künstlerischer Gestaltung. Dieser Prozeß kann sich aber nur im Zusammenhang mit den übrigen, vorbereitenden Ich-Tätigkeiten der Aufrichtung und der Sprachbildung vollziehen. «Es ist von der allergrößten Bedeutung zu wissen, daß die gewöhnlichen Denkkräfte des Menschen die verfeinerten Gestaltungs- und Wachstumskräfte sind» (Steiner[198]).

Diese *Metamorphose der Bildekräfte* haben wir ja ausführlich für die Gehirnbildung dargestellt. Was da von ein und derselben Tätigkeit hervorgebracht werden soll, liegt aber in zwei ganz verschiedenen Tatsachengebieten: die Formen der *Organe* auf der einen Seite – die Formen der *Begriffe*, Vorstellungen usw. auf der anderen Seite. Einem gründlichen Denken mag es nicht leicht werden, auf Anhieb in beiden Bereichen nur zwei verschiedene *Erscheinungs*weisen ein und derselben Bildekraft zu erblicken. Der Verständnisabgrund zwischen der physischen Organform und der Gedankenform soll hier auf eine andere Art nochmals überbrückt werden. Denn man kann überall im Organismus folgendes bestätigt finden: Die Prozesse, die ein Organ gebildet haben, wirken noch abgeschwächt weiter in der *Funktion* des reifen Organs. Während die Formen der Organe zur Ruhe kommen, lebt in ihren funktionellen Bewegungen der Lebensleib so weiter, wie er tätig war, als er das betreffende Organ gebildet hatte.

Wenn wir auf die *Kaufunktion der Zähne* blicken, dann können wir uns innerhalb des Erkenntnislebens fragen: Was entspricht im Erkennen der von außen aus der Natur aufgenommenen Nahrung? Zweifellos sind das die Sinnes-Wahrnehmungen. Dem ganzen Verdauungsvorgang entspricht die gedankliche Verarbeitung des sinnlich Wahrgenommenen. Nun gibt es verschiedene Arten, die Sinneswahrnehmungen mit Begriffen zu verbinden. Gibt es einen gedanklichen Umgang mit den Sinneswahrnehmungen, in dem die Kaufunktion der Zähne wiedererkannt werden kann? Sicherlich, nämlich in der Denkart, welche die aufgenommenen Wahrnehmungen *zertrennt* und in immer fortschreitender Zerkleinerung analysiert. Dieses analytische Denken ist die Voraussetzung, um sich überhaupt mit den einzelnen Tatsachen der Sinneswelt bewußt zu verbinden. Aber diese Art zu denken bringt den Menschen in ein einseitiges Verhältnis zur Natur, wenn sie auf *Organismen* angewandt wird. Denn deren Wesen geht durch das Zerteilen der Gesamtwahrnehmung verloren. Das *Leben* der Organismen wird für die Erkenntnis durch diese Art zu denken ebenso zerstört wie für die Verdauung beim Kauen.

Wie erscheint dann die Metamorphose der *Sprachfunktion* der Zähne im Denken? Im Bilden der Vokale trägt die Seele ihr Leben der Außenwelt entgegen und macht im Konsonanten-Bilden die Formen und Bewegungen der Gegenstände nach, die durch die Sinne wahrgenommen werden. Die

Seele läßt ihren Vokalstrom von der Natur, die durch die Sinne in sie eindringt, plastizieren. Der konsonantischen Sprachfunktion der Zähne würde also im Erkennen nicht ein zergliederndes, sondern ein *plastisch bildendes Denken* entsprechen, das die Lebensbewegungen der Organismen nachahmt. Die Formen der Blätter einer Pflanze werden als Formen wahrgenommen und festgehalten, aber solches Denken faßt die Einzelwahrnehmungen in ihrem zeitlichen Werden als plastische Bewegung zusammen, und es wird ein die Einzelformen durchziehendes einheitliches Prinzip gewahr, einen Typus, aus dem es die Einzelformen hervorgehen sieht. Damit ist *Goethes* plastisches Denken beschrieben. Man beginnt zu verstehen, warum es ein *Dichter* war, der die Sprachfunktion der Zähne im Denken bewußt machen konnte. In seinem Aufsatz zum 200. Jahrestag der Entdeckung der Urpflanze hat W. Schad[199] darauf hingewiesen: An jenem Morgen des 17. April 1787, als er die Urpflanze voll erfaßte, wollte Goethe an die Ausarbeitung des Nausikaa-Dramas gehen. Der Impuls zur *Wortschöpfung* aber wurde durch das im Augenblick stärkere Erkenntnisstreben umgelenkt, und im Blick auf die Pflanzenwelt schaute er die *Urpflanze*. Er faßte diese Metamorphose selber in die Worte: «Gestört war mein guter poetischer Vorsatz, der Garten des Alcinous war verschwunden, ein Weltgarten hatte sich aufgetan» (Italienische Reise, 17. 4. 1787). Das schöpferische Wort in ihm erfaßte im Ideen-Bild den schaffenden Logos der Natur.

Die Geisteskraft, mit der Goethe die Naturwissenschaft in eine neue Etappe ihrer Entwicklung geführt hat, wurde von einigen Zeitgenossen erkannt. Alexander von Humboldt widmete Goethe seine «Ideen zu einer Geographie der Pflanzen» mit einem Bildnis. Es bringt Goethes «Metamorphose der Pflanzen» mit den Mysterien von Ephesus in Zusammenhang (siehe Abb. 109).

Blicken wir erneut auf die Gegenüberstellung von Ernährungsvorgang und Sprachbildung, so finden wir tatsächlich, daß sich in der *Sprachbildung* diejenige Abfolge spiegelt, in der diese Elemente in der *Erdentwicklung* auseinander hervorgegangen sind: Wärme → Luft → Wasser → Erde, während der Ernährungsvorgang dieser Folge entgegengesetzt verläuft. Die Menschen-Sprache, die Goethe in anschauender Gedankenbewegung zum Weltenwort in der Natur geführt hat, deutet so auf die Mysterien von Ephesus, auf die Werde-Mysterien der Welt:

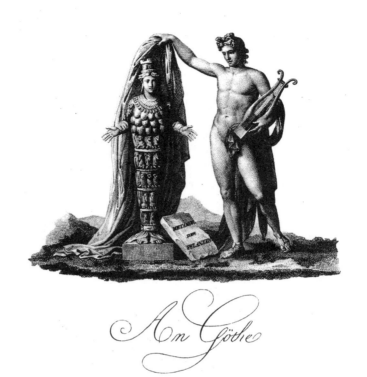

Abb. 109 Widmungsblatt an Goethe, von Alexander v. Humboldt in dessen «Ideen zu einer Geographie der Pflanzen», ausgeführt von B. Thorwaldsen.

> Mensch, rede,
> Und du offenbarest durch dich
> Das Weltenwerden.
>
> Das Weltenwerden offenbart sich
> Durch dich, o Mensch,
> Wenn du redest.
> *Rudolf Steiner*

Wer nur ein wenig sich mit dem Leben Goethes vertraut gemacht hat, weiß, daß die Entdeckung der Urpflanze eine lang gereifte Frucht war. Goethe verdankte sie nicht seiner ‹Genialität›, sondern der unablässigen

Arbeit an sich selbst und seinen Beobachtungen in der Natur. Der Inhalt seiner Lebenskunst war die eigene moralische Verwandlung und Läuterung. Die Entdeckung der Urpflanze verdankte er der inneren Disziplin, die er sich auf einem geistigen Schulungsweg errungen hatte.

Die Kaufunktion der Zähne, die sich in das analysierende Denken metamorphosiert, haben wir mit den Tieren gemeinsam. Die Zähne des Tieres in uns sind es, die gegenwärtig durch diese einseitig betriebene Denkart die Natur zerstören. Durch das anschauende Denken Goethes wurde die *Bildekraft des Wortes im Denken wirksam: Im Denken wurde dadurch das Tier überwunden.* Wir stehen vor der Tatsache, daß wir im Denken gar nicht *Mensch* sind, solange wir das Denken nicht in die Aufrichtung umwenden, in die Goethe es gebracht hat.

Goethe hat aber nun das synthetische Denken nicht an die Stelle des analytischen gesetzt. Er war ja gerade der treu Beobachtende und war sich voll bewußt, daß ohne analytisches Denken das Erkennen keine wirklichkeitsgemäße Verbindung mit der Sinneswelt eingehen kann, wie wir ohne Ernährung nicht im Erdenleib leben könnten. Aber er *erweiterte* und verwandelte dieses Denken, das er von Linné gelernt hatte. Er verband sich nie analysierend mit den Sinneswahrnehmungen ohne das Ziel, deren einheitliche schaffende Idee zu erfassen. Seine Stellungnahme zu dem Streit zwischen Cuvier, dem einseitigen Analytiker, und Geoffroy de St. Hilaire, dem einseitigen Synthetiker, zeigt, wie er sich selbst in die *Mitte* zwischen beiden Arten des Denkens stellt, indem er in die Sinneswelt mit genau analysierender Beobachtung hineingreift, um das Gefundene dann zur ideellen Anschauung zu steigern.

Aufrichtung und *Sprache* erwerben wir durch unbewußte Nachahmung. Auf diesen zwei Stufen ist uns das Mensch-Werden geschenkt. Deshalb sind wir in den entsprechenden Seelengebieten auch unfrei oder nur teilweise frei: im Wollen und Fühlen. Das *Denken* so, wie es heute zunächst auftritt, ist noch nicht voll menschlich. Im analysierenden Intellekt, der sich an die Sinne bindet, erscheint zunächst das durch die Aufrichtung aus dem Blut befreite Tier. Seine Überwindung ist aber nicht durch Nachahmung möglich. Sie ist entweder eine freie Tat, oder sie geschieht nicht. Daß Goethe diese Tat einmal für die Menschheit vollbracht hat, darin erweist sich sein Denken als inspiriert von der Kraft des Michael. Diese Wesenheit entfaltet ihr Wirken im Menschen, wenn er die Gedanken ihrem kosmischen Lebensursprung gemäß ergreift und handhabt.[200] Rudolf Steiner hat diese Kraft in seinen erkenntniswissenschaftlichen Werken ganz entfaltet, die dadurch zum lebendigen Gedankengrund der Anthroposophie wurden.

Menschenwissenschaft durch Kunst als Grundlage anthroposophischer Berufsausbildung

Nachwort

Betrachten wir, wie die Anthroposophie gegenwärtig im Leben unserer Zivilisation steht, dann rücken die Waldorf-Schulen, die heilpädagogischen Institute, die anthroposophische Medizin, die biologisch-dynamische Landwirtschaft, aber auch die Tätigkeit der Eurythmie- und Schauspielgruppen wohl zuerst vor den Blick. Und die drängend werdende Frage steht da, wie mit der wachsenden quantitativen Ausweitung die Bildung lebendiger anthroposophischer Substanz Schritt hält.

Eine Seite dieses Problems ist die *Ausbildung*. Was bedeutet für den einzelnen die Ausbildung zu einem anthroposophischen Beruf? War er vor seiner Ausbildung schon mit ihr vertraut, so war Anthroposophie bis dahin für ihn *persönlich* wichtig. Jetzt will und soll er fähig werden, aus der Anthroposophie heraus *für andere Menschen* zu arbeiten. Die Ausbildung hat dabei die Tendenz zu überwinden, daß Anthroposophie aus ihrer bisherigen nur persönlichen Bedeutung für den einzelnen nicht herausfindet, daß sie in irgendeiner Weise im persönlichen Lebensbereich stecken bleibt. Dann kommt das berufliche Tun nicht weit über dasjenige hinaus, was heute auch außerhalb der anthroposophischen Bewegung üblich ist. Die *Quelle* des anthroposophischen Lebens ist der individuelle Schulungsweg mit seiner Grundstufe, dem Studium der Geisteswissenschaft. Das *Ziel* der dort wachgerufenen Kräfte und Kenntnisse ist die praktische Verwirklichung von Anthroposophie im sozialen Leben. In der Mitte zwischen diesen Polen des Lebens steht die Ausbildung: Hier muß die Fähigkeit zu erwerben sein, die Quellkräfte so zu verwandeln, daß sie im Resultat des praktischen Tuns wiederzuerkennen sind als Anthroposophie. Je weniger die Ausbildung diese vermittelnde Aufgabe zu erfüllen mag, um so deutlicher treten die Folgen an beiden Polen in Erscheinung: *persönlicher Egoismus* am Pol des individuellen Schulungsweges – *Pragmatismus* als Einfluß gewinnende Kraft am anderen Pol, in den anthroposophischen Einrichtungen.

Auf der einen Seite erscheint die Geisteswissenschaft lediglich als die persönliche Lebensbereicherung des einzelnen. Auf der anderen Seite entsteht die Gefahr, daß in dem, was tägliche Arbeit ist, anthroposophische Impulse kaum mehr durchdringen.

Nun zeigt der Blick in die Geschichte, wie *Anthroposophie selbst den Weg in die Befruchtung des sozialen Lebens fand: durch die Kunst.* Der Höhepunkt in Rudolf Steiners künstlerischem Schaffen, das erste Goetheanum, wurde zum Umschlagpunkt der Anthroposophie hinaus in das soziale Geschehen der damaligen Gegenwart, zum Widerlager der Arbeit für eine Dreigliederung des sozialen Organismus. Die Befruchtung der einzelnen Lebensgebiete wie Medizin, Pädagogik und Landwirtschaft beginnt.

So verwundert es nicht, wenn Steiner im April 1924 kurz hintereinander drei verschiedenen Berufsgruppen diese Ausbildungsmethode erklärt, die drei Künste mit der Wissenschaft verbindet, nämlich die Angaben zur Plastisch-musikalisch-sprachlichen Methode, die er am 10. 4. 1924 den Lehrern in Stuttgart (GA Bibl.-Nr. 308), am 24. 4. 1924 den Medizinern in Dornach (GA Bibl.-Nr. 316) und am 30. 4. 1924 den Eurythmisten (GA Bibl.-Nr. 277a) als Ausbildungsweg in Einzelheiten erläutert. Es sind noch viele weitere Angaben, auch aus früheren Zeiten, dazu vorhanden. Die genannten sind die ausführlichsten. Nachdem wir einleitend das Prinzip dieser Arbeitsweise dargestellt haben und ihre Verwirklichung in diesem Entwurf vorliegt, sei sie jetzt unter dem Gesichtspunkt einer Reform der Berufsausbildungswege neu ins Auge gefaßt.

Quelle:	Persönlicher Schulungsweg und Lebensbereich	Gefahr des Egoismus. Anthroposophie als eine nur persönliche Lebensbereicherung.
?	Problem der Ausbildung	Gefahr der pragmatischen Anpassung an bestehende Verhältnisse; Gefahr des Verlustes anthroposophischer Substanz
Ziel:	Praktische Verwirklichung der Anthroposophie im sozialen Leben	

Man hat zum Verständnis dieser Angaben alles Unklare, was sich im Sprachgebrauch allmählich um den Begriff «künstlerisch» angesammelt hat, zu vergessen. Diese Angaben verlangen, von vornherein auf alles zu verzichten, was an Reiz und Behagen im gewohnten bequemen Verhältnis zu der alt-hergebrachten Kunst liegt. In der erwähnten Angabe vor den Waldorflehrern wurde deshalb von der Notwendigkeit gesprochen, «das künstlerische Element überhaupt in der Kultur nicht so bestehen zu lassen, daß es wie eine Luxusunterhaltung neben dem ernsten Leben einhergeht, wie eine Luxusunterhaltung, der wir uns zuwenden, auch wenn wir sonst das Leben geistig zu nehmen wissen, sondern es so zu nehmen, daß es überall als eine göttlich-geistige Gesetzmäßigkeit Welt und Mensch durchdringt». Die Kunst im Sinne dieser Methode opfert ihr Eigensein der Erkenntnisaufgabe der Wissenschaft. Das künstlerische Erlebnis taucht erst als *Erkenntniserlebnis* auf. Die Wissenschaft aber muß hier erkennen, daß sie, ohne das Leben der Kunst in sich aufzunehmen, vom Toten niemals wird aufsteigen, geschweige denn seiner Herr werden können.

Die Arbeitsweise setzt, wie wir sahen, zur Erkenntnis der übersinnlichen Wesensglieder des Menschen dort an, wo diese ihre Überschußkräfte als künstlerische Gestaltungskräfte offenbaren. Der Ätherleib hat am fertigen, ausgewachsenen physischen Leib kein Substrat mehr für seine plastischen Impulse – im Bildhauer metamorphosieren sie sich in plastischer Kunst. So ist Musik die Gestaltung überschüssiger astralischer Formimpulse, die vom reifen Leib reflektiert und frei werden. Und so kommt in der Sprache zu Wort, was diese physisch-plastisch-musikalische Organisation zum Instrument des menschlichen Wesensausdrucks bildet.

Wie stellt sich nun diese Methode dort hinein, wo im Leben einer anthroposophischen Bewegung das «Problem der Ausbildung» steht?

Wir haben auf der einen Seite das innerliche Erleben und Wissen, auf der anderen Seite den Willen zur Tat. Eine neue Kunst im Sinne der Anthroposophie verwandelt diese beiden unmittelbaren Seelenimpulse in *Fähigkeit zur Tat*, in *Können*. In diesem Können haben die beiden ursprünglichen Impulse ihr Persönliches überwunden und leben in Hingabe an die *Sache*, in Vereinigung mit ihr. Diese «Sache» ist aber der Mensch selbst. Alle aus der Anthroposophie heraus erneuerten Berufe haben das Ziel der Verwirklichung des wahren Menschenwesens. Deshalb stellt sich in die Mitte der obigen Skizze, als Antwort Rudolf Steiners auf das Problem der Ausbildung, die kunst-verbundene Erkenntnisarbeit am Menschen. Man erkennt anhand der Skizze, daß in dieser Methode das geistige Gesetz waltet, nach welchem der Weg des *Bewußtseins* immer demjenigen Wege entgegengesetzt verläuft, auf dem das Geistige *schaffend wirkt*; oder – wenn wir an die Auszubildenden denken – wirken soll.

Ganz *außen*, im Bereich dessen, was ohne unser Zutun den Sinnen gegeben ist, beginnt diese Arbeit; und sie beginnt damit erkenntnismäßig im sozialen Zusammenhang unserer Gegenwartskultur, die auf diese Stufe des Weges vorbereitet ist. Mit dem Studium der Sprache kommt die Methode in einen Bereich, der angrenzt an den meditativen Umgang mit der Sprache durch den Einzelnen. Durch Plastizieren und Musik gehen wir von außen durch den Äther- und Astralleib in diesen innersten Bereich des Wortes, des Ich. Wie in der Musik *zwischen* den Tönen das Wesentliche lebt, so lebt überall in dieser Methode das *goetheanistische Denken*, das die Schritte von einem zum anderen Wesensglied erlebt, indem es sich jeder Stufe gemäß verwandelt.[201]

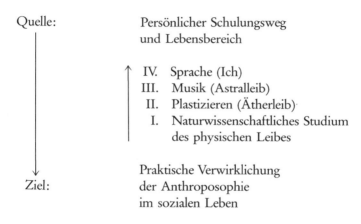

Anthroposophische Berufsausbildung hat auch Wissen zu vermitteln; in erster Linie soll sie aber Studenten auf einen Weg bringen, auf dem sie selbst durch die Geisteswissenschaft *produktiv* werden. Diese von Rudolf Steiner angegebene Pädagogik des vierten Jahrsiebents kann das leisten. Denn sie überwindet schon im Ansatz den Dualismus von geisteswissenschaftlich-theoretischem Unterricht und handwerklich-künstlerischem Üben. Sie ist Anthroposophie nicht nur als Inhalt, sondern als *Weg*. Das ist, was die Studenten suchen und was sie im Berufsleben brauchen.

Da Sprachgestaltung, Musik, Plastizieren und Eurythmie neben der Menschenkunde an den meisten Ausbildungsstätten unterrichtet werden, bedarf es zum Entwickeln dieser Arbeitsweise nur der Bereitschaft, sich in diesen Fächern gegenseitig aufeinander zu beziehen. Wer die Stoßkraft, die solche Zusammenarbeit entwickelt, kennengelernt hat, steht vor der Frage, ob wir auf sie in der gegenwärtigen Lage verzichten können. Die geistigen Wesenheiten, die die gegenwärtige Kulturentwicklung leiten, erwarten solche Arbeitsweise, wie Rudolf Steiner aussprach[202]: «Das plastische, das bildhafte Element wird, in dem es weitergeführt wird um eine Etappe, hineingeführt in ein gewisses musikalisches Erleben. Es gibt auch den umgekehrten Weg, aus dem Musikalischen zurück in das Plastisch-Bildhafte. – Das sind Dinge, die nicht willkürlich erzeugt werden von der Menschenseele, sondern die zusammenhängen mit den innersten Impulsen, die wir durchzumachen haben, indem wir im ersten Drittel der fünften nachatlantischen Kulturepoche stehen. Das wird uns gleichsam vorgeschrieben von den geistigen Wesenheiten, die diese Entwickelung leiten».

Anmerkungen

Werke Rudolf Steiners sind nach der im Rudolf Steiner Verlag, Dornach, erscheinenden Gesamtausgabe (GA) unter Angabe der Bibliographie-Nummer zitiert.

1. *Die plastisch-musikalisch-sprachliche Menschenkunde.* Eine Methode des anthroposophischen Studiums. Sonderheft der «Beiträge zu einer Erweiterung der Heilkunst» ⁵1986. Hrsg. v. Armin J. Husemann mit einem Vorwort zur Geschichte der Arbeitsweise von Gisbert Husemann. Auszüge aus Vorträgen Rudolf Steiners; Literatur; Chronologie der Arbeitswochen.
2. Kimball, J. W., *Biologie der Zelle*, Stuttgart: G. Fischer 1971, S. 2.
Christen H. R., *Chemie*, Frankfurt: Diesterweg 1971, S. 330.
Schriefers, H., *Was ist Leben?* Die Medizinische Welt 1989; 40: 372–377.
3. *Goethes naturwissenschaftliche Schriften*, herausgegeben von Rudolf Steiner, Dornach 1975, GA 1 a-e, Nachdruck nach der Erstauflage (1883–1897) in «Kürschners Deutsche National-Literatur»: *Goethes Werke* 33.–36. Teil.
Steiner, R., *Grundlinien einer Erkenntnistheorie der Goetheschen Weltanschauung* (1886), Dornach ⁷1979 GA 2;
Steiner, R., *Goethes Weltanschauung* (1897), Dornach ⁵1963 GA 6;
ders., *Wahrheit und Wissenschaft* (1892), Dornach ⁵1980 GA 3.
4. Steiner, R., *Grundlinien einer Erkenntnistheorie*, Anm. zur Neuauflage 1924, GA 2, S. 137.
5. Zum Monismus Rudolf Steiners, siehe insb. seine *Philosophie der Freiheit. Grundzüge einer modernen Weltanschauung* (1894), Dornach ¹⁴1978 GA 4.
6. Steiner, R., Goethe als Vater einer neuen Ästhetik, in: *Methodische Grundlagen der Anthroposophie,* Dornach 1961, GA 30, S. 41.
7. Zit. nach R. Steiner, Goethe als Vater einer neuen Ästhetik, GA 30, S. 41.
8. Steiner, R., *Grundlinien einer Erkenntnistheorie*, «Erkennen und künstlerisches Schaffen», GA 2, S. 132.
9. Goethe, J. W., *Sprüche in Prosa*, II. Abteilung: Kunst, Stuttgart: Freies Geistesleben 1967, Nr. 1023.
10. Steiner, R., «Goethe und das Goetheanum» in *Der Goetheanumgedanke inmitten der Kulturkrisis der Gegenwart,* Dornach 1961, GA 36, S. 336.
11. Goethe, J. W., *Sprüche in Prosa*, I. Abteilung: Das Erkennen, Stuttgart: Freies Geistesleben 1967, Nr. 11.
12. Steiner, R., *Die Philosophie der Freiheit*, Kap. IV «Die Welt als Wahrnehmung», GA 4.
13. Schad, W., *Die Vorgeburtlichkeit des Menschen*, Stuttgart: Urachhaus 1982.

14 Steiner, R., *Von Seelenrätseln* (1917), Dornach ⁴1960, GA 21, S. 150 ff.
15 Kunze, H., Die Gestaltentstehung bei Pflanze und Tier, in: *Goetheanische Naturwissenschaft*, Hrsg. v. W. Schad, Bd. 1: Allgemeine Biologie, Stuttgart: Freies Geistesleben 1982.
16 Siehe auch die Darstellung dieses Zusammenhanges in: F. W. Zeylmans van Emmichoven, *Die menschliche Seele*. Einführung in die Kenntnis des Wesens, der Tätigkeit und der Entwicklung der Seele (1946), Basel, Verlag Die Pforte ²1979, S. 21 ff.;
17 Hertwig, O., *Das Werden der Organismen*, ²1918, S. 379 ff.
Goebel, Th., *Tycho de Brahe – Jahrbuch für Goetheanismus*, Stuttgart: Freies Geistesleben 1984, S. 58 ff.: Raumbildung in Pflanze und Mensch;
Wachsmuth, G., *Die ätherischen Bildekräfte im Kosmos, Erde und Mensch*. Dornach: Philosophisch-Anthroposophischer Verlag ²1926, S. 196;
Zickwolf, G., Leben und Bewußtsein, in: *Goetheanistische Naturwissenschaft*, Bd. 1: Allgemeine Biologie, S. 105. Stuttgart: Freies Geistesleben 1982.
18 Schad, W., Vom Naturlaut zum Sprachlaut, in: *Goetheanistische Naturwissenschaft*, Bd. 1: Allgemeine Biologie, S. 90 ff.
19 Steiner, R., *Meditative Betrachtungen und Anleitungen zur Vertiefung der Heilkunst*, Dornach ²1980, GA 316, Abendzusammenkunft am 24. 4. 1924. Siehe auch dort den Vortrag vom 25. 4. 1924.
20 Steiner, R., *Allgemeine Menschenkunde*, Dornach ⁸1980, GA 293, Vortrag vom 1. 9. 1919.
21 Stratz, C. H., *Der Körper des Kindes und seine Pflege*, Stuttgart ¹²1941.
Den Angaben von Stratz liegen keine eigenen wissenschaftlichen Untersuchungen zugrunde. Sie beruhen auf Messungen von Richer, *Canon des Proportions du corps humain*, Delagrave 1893;
Otto Geyer, *Der Mensch*. Hand- und Lehrbuch, 1902;
Gottfried Schadow, *Polyklet oder von den Maßen des Menschen nach Geschlecht und Alter* 1834;
Monti, *Kinderheilkunde in Einzeldarstellungen*, Wien 1899.
Stratz selbst stand noch in der Tradition jener Forscher, die einen idealen *Normalwert* von statistischen *Durchschnittswerten* trennten. Die hier wiedergegebene Abbildung stimmt jedoch mit neueren Untersuchungen von Medawar sowie Scammon und Calkins und unseren eigenen Messungen so weit überein, daß die Maß-Verhältnisse und Altersangaben mit ausreichender Genauigkeit als Mittelwerte gelten können. Die folgenden Messungen wurden an Neugeborenen und Kindern von Dr. med. Godhard Husemann durchgeführt, wofür ihm auch hier herzlich gedankt sei. Die Messungen an Erwachsenen stammen vom Verfasser.

Anzahl der gemessenen Personen	Altersgruppe	durchschnittl. Kopfhöhenwert	von Stratz angegebene Werte
32	4–12 Wochen	4,5	4 (für Neugeborene)
18	5,0–7,4 Jahre	5,92	6 (für 6 Jahre)
10	11,4–13,4 Jahre	7,19	7 (für 12 Jahre)
23	20–61 Jahre	8,19	8 (für 24 Jahre)

Medawar, P. B.: Size shape and age, in: *Essays on growth and form*, hrsg. v. Le Gros Clar, W. E. und P. B. Medawar, Oxford: Clarendon Press 1945.

Scammon, R. E., H. A. Calkins: *Development and Growth of the External Dimensions of the Human Body in the Fetal Period*, Minneapolis: University of Minnesota Press 1929.

22 Nach Quételet, zit. nach C. H. Stratz, *Der Körper des Kindes und seine Pflege* und zit. von Prof. G. Gupka in seiner Tübinger Antrittsvorlesung für den Lehrstuhl für Endokrinologie im Kindesalter, 1977.

23 Steiner, R., *Erziehung und Unterricht aus Menschenerkenntnis*, Dornach 1972, GA 302a, Vortrag vom 22. September 1920.

24 Agrippa von Nettesheim, *De occulta Philosophia*, Nördlingen 1987, S. 282.

25 Steiner, R., *Goethes Weltanschauung*, a.a.O. S. 21

26 Steiner, R., *Meditative Betrachtungen und Anleitungen*, GA 316, Abendzusammenkunft.

27 Goethe, J. W., *Tag und Jahreshefte* (1790), Hamburger Ausgabe, Bd. 10, S. 436. Siehe dazu auch «Über die Spiraltendenz der Vegetation» (*Goethes naturwissenschaftliche Schriften*, 1. Bd., S. 225 mit R. Steiners Anmerkung dazu).

28 *Goethes naturwissenschaftliche Schriften*, 1. Bd. S. 427 f., s. Anm. 3.

29 Carus, C. G., *Zwölf Briefe über das Erdleben*, hrsg. von E. Meffert, Stuttgart: Freies Geistesleben 1986, S. 67 f.

30 Goethe, J. W., Italienische Reise, Hamburger Ausgabe, Bd. 11, S. 323 ff.

31 *Corpus der Goethe-Zeichnungen*, Leipzig 1976, Band Vb, Nr. 80. Die Herausgeberin Dorothea Kuhn merkt zu dieser Zeichnung an: «Die Blattumrisse sind wohl einem botanischen Werk nachgezeichnet, vielleicht sogar durchgepaust.»

32 Steiner, R., *Grundlinien einer Erkenntnistheorie*, GA 2 «16. Die organische Natur».

33 Steiner, R., *Das Sonnenmysterium*, Dornach 1963, GA 211, Vortrag vom 1. April 1922.

34 Steiner, R., *Die Entstehung und Entwicklung der Eurythmie*, Dornach 1965, GA 277a, S. 74 f. (24. August 1915).

35 Hegel, G. W. F., *Enzyklopädie der philosophischen Wissenschaften*, II. Teil, Frankfurt: Suhrkamp 1970, Band 9 der *Werke*, S. 452.

36 Steiner, R., Fragenbeantwortung vom 30. September 1920 in: *Das Wesen des Musikalischen*, Dornach ³1981, GA 283.

37 Steiner, R., *Die Methodik des Lehrens und die Lebensbedingungen des Erziehens*, Dornach ³1986, GA 308, Vortrag vom 10. April 1924.
38 Steiner, R., *Die Geheimwissenschaft im Umriß* (1910), Dornach ²⁹1977, S. 228.
39 Abb. 14–17 sind Zeichnungen von Daniel Moreau nach Photographien aus: *Handchirurgie*, hrsg. von H. Nigst, D. Buck-Gramcko, H. Millesi, Stuttgart: Thieme 1981.
39a Moore, K. L., *Embryologie*, Stuttgart: Schattauer, ²1985, S. 313.
40 Marget, W., Infektionskrankheiten in: W. Keller/A. Wiskott *Lehrbuch der Kinderheilkunde*, Stuttgart: Thieme ⁴1977.
41 Steiner, R., Meditativ erarbeitete Menschenkunde. Vier Vorträge vom 15. bis 22. September 1920 in: *Erziehung aus Menschenerkenntnis*, Dornach 1972, GA 302a. Aus dem zweiten Vortrag (16. September 1920) stammen die drei angeführten Zitate.
42 Steiner, R., *Allgemeine Menschenkunde*, Dornach ⁸1980, GA 293, Vortrag vom 2. September 1919.
43 Steiner, R., *Geisteswissenschaftliche Gesichtspunkte zur Therapie*, Dornach ³1963, Vortrag vom 12. April 1921.
44 Steiner, R., *Das Matthäus-Evangelium*, Dornach ⁶1978, GA 123, Vortrag vom 12. September 1910.
45 Wachsmuth, G., *Die ätherischen Bildekräfte in Kosmos, Erde und Mensch*, Dornach: Philosophisch-Anthroposophischer Verlag ²1926, S. 196.
46 Steiner, R., *Heilpädagogischer Kurs*, Dornach ⁷1979, GA 317, Vortrag vom 4. Juli 1924.
47 Steiner, R., *Allgemeine Menschenkunde*, GA 293, Vortrag vom 2. September 1919.
48 Steiner, R., *Allgemeine Menschenkunde*, GA 293, Vortrag vom 22. August 1919.
49 Steiner, R., *Kunst im Lichte der Mysterienweisheit*, Dornach ²1980, GA 275, Vortrag vom 2. Januar 1915, gehalten für die Mitarbeiter am Goetheanum-Bau.
50 Steiner, R., *Perspektiven der Menschheitsentwicklung*, Dornach 1979, GA 204, Vortrag vom 23. April 1921.
51 Ein Zahlenverhältnis, etwa 4/5, kann auf dem Monochord auf verschiedene Weise zum Klingen gebracht werden. Zuerst muß man sich erinnern, daß sich die Frequenz (Anzahl der Saitenschwingungen pro Sekunde, Hz) *umgekehrt* zur Saitenlänge verhält. Je länger der schwingende Saitenteil, um so kleiner die Frequenz, um so tiefer der Ton. Dieses umgekehrte Verhältnis drückt sich darin aus, daß einem Verhältnis zweier Saitenlängen (z.B. 4/5) ein umgekehrtes Frequenzverhältnis (also 5/4) entspricht. Ein Verhältnis wie 4/5 kann man nun *erstens* so erklingen lassen, daß man die Saite in neun Teile abteilt; praktisch legt man einen Papierstreifen auf die Monochorddecke unter die Saite und trägt die Aufteilung der Saite in neun Teile ab. Man braucht jetzt nur vier Teile von der einen Seite her abzählen und hier die Saite mit einem beweglichen Steg abteilen.

Auf die restliche Saite entfallen damit fünf Teile. Nimmt man einen Bogen und streicht die beiden Saitenteile an, dann erklingt 4/9 und 5/9 in ihrem Verhältnis; da die gleichen Nenner keine Bedeutung für das Verhältnis haben, erklingen damit 4:5. Aber nur, wenn wir zuerst (in Abb. 25) die 4/9 des linken Teiles anstreichen, *dann* den rechten Teil. Streichen wir zuerst den rechten Saitenteil (5/9) und dann den linken (4/9), dann erklingt 5:4. Das Intervall bleibt dasselbe, aber die Bewegungsrichtung ändert sich.

Eine *zweite* Art, die sich an sich aus der obigen Darstellung von selbst ergibt, soll noch dargestellt werden, weil sie im ersten Kapitel verwandt wird: Man kann auch 5/4 dadurch erklingen lassen, daß man die Saite in 4/4 und 5/5 abteilt (auf dem Papierstreifen). Dann läßt man 1/4 erklingen. Darauf bewegt man den Steg und rückt zur Marke von 1/5. Auch so erklingt 5/4, weil 1/4:1/5 = 5/4. Dieses Verfahren war im ersten Kapitel nötig, was sofort einleuchtet, wenn wir in Abb. 6 die Gesamtlänge der Gestalt als Saitenlänge nehmen und sie immer dort abteilen, wo die Kopfhöhe jeder Gestalt am Kinn endet. Dadurch ergaben sich die Intervalle als Verhältnis *zweier verschiedener Zeitpunkte*. Der Zustand, in welchem der Embryo einen Kopf von 1/3 der Gesamtlänge hat, geht mit der Zeit über in einen solchen, wo er nur noch 1/4 der Gesamtlänge ausmacht. Rückt man den Steg auf dem Monochord von 1/3 auf 1/4, erklingt als Verhältnis dieser beiden Brüche 1/3:1/4 = 4/3 oder als Frequenz 3/4. So kann man auf die erste Art *Raum*verhältnisse zum Klingen bringen. Auf die zweite Art dagegen auch Proportionsänderungen in der *Zeit.*

Schließlich ist noch der Fall zu erwähnen, wenn man ein Verhältnis mit der Zahl 1 erklingen lassen will, also z.B. 1:3, 1/3, oder wie auf S. 194, 1:24. Dann muß man zu dem klingenden Drittel der Saite die *ganze* Saite ins Verhältnis setzen. Der eine Ton ist die ungeteilte Saite (= 1), der zweite ist die auf 1/3 verkürzte. In dem Werk von H. Ruland *Ein Weg zur Erweiterung des Tonerlebens – Musikalische Tonkunde am Monochord* (Verlag Die Pforte, Basel 1981) findet der Leser eine ausführliche Darstellung des Monochords nebst Bauanleitung.

52 Steiner, R., *Das Wesen des Musikalischen und das Tonerlebnis im Menschen,* Dornach ³1981, GA 283, Vortrag vom 8. März 1923.

53 Steiner, R., *Das Wesen des Musikalischen,* GA 283, Vortrag vom 12. November 1906.

54 Diesen Hinweis verdanke ich Frau Maria Schüppel, Leiterin der Musiktherapeutischen Arbeitsstätte e.V., Berlin. – Selbstverständlich muß auch die melodische Abfolge der länger werdenden Saite in Betracht gezogen werden. Da sie wieder auf neue Gebiete führt, wird darauf hier verzichtet.

55 Die Pfeile deuten an, daß diese Töne – wir sind im nicht temperierten System – etwas entsprechend der Pfeilrichtung zu verändern sind, Klang sieben ist eine etwas zu kleine Moll-Terz. Klang acht eine etwas zu große Sekund.

56 Platon, *Timaios,* 33a ff.

57 Steiner, R., in: *Goethes naturwissenschaftliche Schriften*, Erster Bd., S. XXXIII.
58 Haeckel, E., *Kunstformen der Natur*, Leipzig 1899, und *Wanderbilder nach eigenen Aquarellen und Ölgemälden*, Serie I und II: Naturwunder der Tropenwelt Ceylon und Insulinde, Jena 1904.
59 Meffert, E., *Carl Gustav Carus*, Sein Leben – seine Anschauung von der Erde, Stuttgart: Freies Geistesleben 1986.
60 Steiner, R., *Anthroposophie, ihre Erkenntniswurzeln und Lebensfrüchte*, Dornach ³1968, GA 78, Vortrag vom 2. September 1921.
61 Grosser-Ortmann, *Grundriß der Entwicklungsgeschichte der Menschen*, 1970, S. 49 f.; Moore, K. L., *Embryologie*, Stuttgart 1985, S. 63.
62 Haeckel, E., *Studien zur Gastraea-Theorie*, Jena 1877.
63 Haeckel, E., *Anthropogenie*, 4. Auflage 1891, B. 1, S. 160.
64 Haeckel, E., *Anthropogenie*, S. 175.
65 Carus beschrieb in diesem Sinne das Tier als «eingestülpte, mit Eingeweiden gefüllte Hohlkugel» (*Von den Naturreichen* [1818]). Zit. nach Meffert, *Carl Gustav Carus*.
66 Dondelinger, E., *Der Obelisk. Ein Steinmal ägyptischer Weltanschauung*. Graz 1977, S. 43.
67 Steiner, R., *Anthroposophie, ihre Erkenntniswurzeln und Lebensfrüchte*, GA 78, Vortrag vom 2. September 1921.
68 Steiner, R., *Anthroposophie, ihre Erkenntniswurzeln und Lebensfrüchte*,
68a siehe Anm. 185.
69 Steiner, R., *Das Geheimnis der Trinität*, Dornach ²1980, GA 214, Vortrag vom 28. Juli 1922.
70 Elze, C., in: Braus-Elze, *Anatomie des Menschen*, Bd. III, Berlin: Springer ²1960, S. 457 und 470.
71 Elze, C., in: Braus-Elze, *Anatomie des Menschen*, Bd. III, S. 566.
71a Portmann, A., Biologische Fragmente zu einer Lehre vom Menschen, Basel: Schwabe ³1969, S. 74 ff.
72 Braus, H., in: Braus-Elze, *Anatomie des Menschen*, Bd. I. ³1954, S. 692.
73 Starck, D., *Vergleichende Anatomie der Wirbeltiere*, Bd. 3, Berlin: Springer 1982, S. 396.
73a Moore, K., *Embryologie*, Stuttgart: Schattauer ²1985, S. 444.
74 Husemann, G., Der Liquor cerebro-spinalis, in: *Beiträge zu einer Erweiterung der Heilkunst* 1980, Heft 1 und 4, 1983, Heft 3.
75 Steiner, R., *Meditative Betrachtungen und Anleitungen zur Vertiefung der Heilkunst*, GA 316, Abendzusammenkunft am 24. April 1924.
76 Steiner, R., *Allgemeine Menschenkunde*, GA 293, Vortrag vom 5. September 1919.
77 Steiner, R., *Anthroposophie, ihre Erkenntniswurzeln und Lebensfrüchte*, GA 78, Vortrag vom 2. September 1921.

78 Steiner, R., *Grundlegendes für eine Erweiterung der Heilkunst nach geisteswissenschaftlichen Erkenntnissen*, GA 27, Kap. I.
79 Vergleiche zu den dynamischen Qualitäten der Intervalle z.B. Viktor Zuckerkandl, *Die Wirklichkeit der Musik*, Zürich: Rhein-Verlag 1963, S. 94 ff. – Vielfach wird dem Versuch, die Qualitäten der Intervalle «festlegen» zu wollen, widersprochen. So auch Jürgen Uhde in dem im übrigen glänzenden Werk *Beethovens Klaviermusik*, Bd. I, S. 422: «Wie sehr kann ein Intervallklang seinen Charakter verändern! Der Versuch, das Wesen der Intervalle als Charakterqualität zu definieren, muß fruchtlos bleiben.» – Er bleibt es nur so lange, als man solche Qualitäten wie die Intervalle nicht mit der ihnen entsprechenden Denkbeweglichkeit erfaßt. Ohne Goethes Denkart bleibt gerade Kunstwissenschaft dem Leben der Kunstwerke fremd. Das Intervall (oder jede andere musikalische Qualität) kann eben als Typus aufgefaßt werden, der in sich eine Fülle von Metamorphosen als «Repertoire» seiner Erscheinungsweisen hat. Sehr oft wird aber auch verkannt, daß der Typus einer Intervallqualität z.B. völlig verfremdet erscheint, wenn dem Komponisten *andere* musikalische Prozesse an dieser Stelle wichtiger waren als das melodische Intervall, z.B. ein rhythmisches oder ein harmonisches Ereignis. In einem Ton oder einem Intervall überlagern und durchdringen sich ja in der Regel vielfältigste Bestimmungen und Beziehungen. Sucht man Stellen auf, wo *eine* Qualität das Geschehen bestimmt (Bsp. 1–3), dann stimmen diese innerhalb der betreffenden Stil-Periode der Musik sehr weitgehend überein.
80 Steiner, R., Nachwort in: W. Blume, *Musikalische Betrachtungen in geisteswissenschaftlichem Sinn*, hrsg. von A. Husemann, Dornach ²1985.
81 Dasselbe Prinzip liegt der Nervensubstanz zugrunde, die wegen dieser Abtrennung des Ätherleibes vom physischen Leib dem Tod anheimfällt. Am Nervensystem (Gehirn) werden die Vorstellungen bewußt, sofern sie an die Sinneswahrnehmungen gebunden sind. Am Gehirnwasser wird die Bildetätigkeit, die als schaffendes Leben der Ideen in den Dingen wie im Denken waltet, bewußt.
82 Starck, D., *Vergleichende Anatomie der Wirbeltiere*, Bd. 3, S. 396.
83 Steiner, R., *Die Geheimwissenschaft im Umriß*, Dornach ²⁹1977, GA 13, Kap. «Die Weltentwicklung und der Mensch».
84 Steiner, R., *Grundlinien einer Erkenntnistheorie*, GA 2, S. 103, 107, 108.
85 Steiner, R., *Allgemeine Menschenkunde*, GA 293, Vortrag vom 4. September 1919.
86 Steiner, R., *Der geniale Mensch*, in: *Methodische Grundlagen der Anthroposophie*, Dornach 1961, GA 30, S. 422–432.
87 Steiner, R., *Aus der Akasha-Chronik*, Dornach ⁴1969, GA 11, S. 75.
88 Steiner. R., *Aus der Akasha-Chronik*, GA 11, S. 77.
89 Steiner, R., *Das Johannes-Evangelium*, Dornach ¹⁰1981, GA 103, Vortrag vom 31. Mai 1908.
90 Steiner, R., in: *Goethes naturwissenschaftliche Schriften*, zweiter Band, S. IV.
91 Steiner, R., *Die Philosophie der Freiheit*, Dornach ¹⁴1978, GA 4, S. 143.

92　Steiner, R., *Die Rätsel der Philosophie*, Dornach ⁹1985, GA 18, S. 403.
93　Steiner, R., *Mein Lebensgang*, Dornach ⁷1962, GA 28, S. 402/403.
94　Steiner, R., *Die Geheimwissenschaft*, GA 13, S. 174.
95　Steiner, R./Steiner-von Sivers, M., *Briefwechsel und Dokumente*, Dornach 1967, GA 262, S. 11.
96　Steiner, R., *Mysterienstätten des Mittelalters*, Dornach ⁴1980, GA 223a, Vortrag vom 13. Januar 1924.
97　Kolisko E., *Auf der Suche nach neuen Wahrheiten. Goetheanische Studien.* Dornach 1989; Die zwölf Gruppen des Tierreiches (S. 124 f.) R. Steiner, Konferenz vom 25. 4. 1923, GA 300/III.
98　Steiner, R., in: *Goethes naturwissenschaftliche Schriften*, Erster Band, S. LXXI.
99　Steiner, R., *Philosophie der Freiheit*, GA 4, S. 200.
100　Hollwich, F., *Augenheilkunde*, Stuttgart: Thieme ⁸1976, S. 3.
101　Vgl. R. Steiner, *Die Philosophie der Freiheit*, GA 4, Kap. 9.
102　Steiner, R., *Eurythmie als sichtbarer Gesang*, Dornach ³1975, GA 278, Vortrag vom 21. Februar 1924.
103　Benninghoff-Goerttler, *Lehrbuch der Anatomie*, München: Urban und Schwarzenberg ⁹1971, Bd. II, S. 280: «Der Kern (der Spermien) besteht aus kondensiertem Chromatin, das sich gegen chemische und physikalische Einflüsse äußerst stabil verhält ... Während der Spermiogenese entstehen aus fein verteilten Chromatinelementen durch Verdichtung gröbere Körperchen...» Die Samenzellen sind der einzige Punkt im Organismus, wo die Betrachtung der *einzelnen Zelle* als ein Ganzes sachgerecht ist. Denn es ist eben eine *einzige* Zelle, die bei der Befruchtung mit der weiblichen Eizelle den *ganzen* Menschen hervorruft. Für die weibliche Eizelle gilt dasselbe. Keine andere Zelle des Körpers darf in dieser Art für sich als ein Ganzes betrachtet werden.
104　Suchantke, G., E. Pracht, Quart und Quint im Menschen. *Natura* 1927/28 (II. Jahrg.) S. 364 ff.
105　Steiner, R., Das Tonerlebnis im Menschen, in: *Das Wesen des Musikalischen*, GA 283, Vortrag vom 7. März 1923.
106　Benninghoff-Goerttler, *Lehrbuch der Anatomie*, Bd. I, S. 271.
107　Benninghoff-Goerttler, *Lehrbuch der Anatomie*, Bd. I, S. 368.
108　Steiner, R., Das Tonerlebnis im Menschen, in: *Das Wesen des Musikalischen*, GA 283. 1. Vortrag (7. 3. 1923).
109　*Goethes naturwissenschaftliche Schriften*, Erster Band, S. 318 f.
110　Steiner, R., *Theosophie*, Dornach ²⁹1973 GA 9, S. 33.
111　Zwar ergibt sich in diesem Versuch bei allen Vokalen ein verschieden gefärbtes H, also ein Konsonant. Eine eindeutige Umkehr dieses Vorgangs ist aber nicht möglich. Die gewöhnliche H-Stellung ergibt mit Kehlkopfklang ein unklares Vokalgemisch. Wenn nicht, dann hat man vorher schon H auf einen bestimmten gewählten Vokal, zum Beispiel A, eingestimmt. Ebenso verhält es sich mit dem angedeuteten F aus der Stellung des Vokals Ü.

112 Man unterscheidet ein vorderes «ch» (wie in «ich») und ein hinteres (wie in «ach»). In dem Buch *Sprech- und Sprachstörungen* von G. Wirth (Köln: Deutscher Ärzte-Verlag 1977) steht zu unserem Problem auf S. 64: «Vorderes *Ch (ich)* ist nach den Vokalen *e* und *i* stimmloser Reibelaut.» Tatsächlich findet man bei *«E»* schon einen leisen Anklang von *«Ch»*. Man kann dies aber noch nicht als einen eigenständigen Konsonanten bezeichnen wie das *«Ch»* nach dem Laut *I*.

113 Steiner, R., *Eurythmie als sichtbare Sprache*, Dornach 1968 GA 279, 10. und 11. Vortrag (7. und 8. Juli 1924).

114 Steiner, R., *Heileurythmiekurs*, Dornach 1966 GA 315, 3. Vortrag (14. 4. 1921).

115 Hauer, Matthias, *Deutung des Melos*, Wien 1923, S. 16.
Steiner, R., *Eurythmie als sichtbarer Gesang*, GA 278, 3. Vortrag (21. 2. 1924).

116 Benninghoff-Goerttler, *Lehrbuch der Anatomie*, Bd. II, S. 101 (vgl. Anm. 103).

117 König, W., *dtv-Atlas zur deutschen Sprache*, München ⁵1983, S. 162.

118 Steiner, R., *Grundlegendes zu einer Erweiterung der Heilkunst*, GA 27, Kap. XIV.

119 Kuhlencordt, F./Kruse, H. P., in: R. Gross/P. Schölmerich, *Lehrbuch der Inneren Medizin*, Stuttgart/New York: Schattauer 1977, S. 725 ff.

120 Seifert, G., in M. Eder/P. Gedik, *Lehrbuch der allgemeinen Pathologie und der Pathologischen Anatomie*, Heidelberg: Springer 1975, S. 566.

121 Jenny, S., in R. Hegglin, *Differentialdiagnose innerer Krankheiten*, Stuttgart: Thieme 1975, S. 189.

122 Brodnitz, F. S., Sänger und Schauspieler als Patienten des Laryngologen, in: *Hals-Nasen-Ohren-Heilkunde in Klinik und Praxis*, hrsg. von J. Berendes, R. Link und F. Zöllner, Bd. 4, Teil 1, Stuttgart: Thieme ²1982.

123 Steiner, R., *Heileurythmiekurs*, GA 315, 1. Vortrag (12. 4. 1921).

124 Steiner, R., *Eurythmie als sichtbarer Gesang*, GA 278, 2. Vortrag (20. 2. 1924).

125 Steiner, R., a) *Geisteswissenschaftliche Gesichtspunkte zur Therapie*, ³1963 GA 313, 2. Vortrag (12. 4. 1921); b) *Geisteswissenschaftliche Impulse zur Entwicklung der Physik. Zweiter naturwissenschaftlicher Kurs*, ²1972 GA 321, 13. und 14. Vortrag (13. und 14. 3. 1920); c) *Grundelemente der Esoterik*, 1972 GA 93a, 5. Vortrag (30. 9. 1905).

126 Steiner, R., Notizbuchaufzeichnungen zu den Vorträgen des Toneurythmie-Kurses. Beilage zu dem Band *Eurythmie als sichtbarer Gesang*, ³1975 GA 278, Notizbucheintragung zum 3. Vortrag (21. 2. 1924).

127 Steiner, R., *Eurythmie als sichtbarer Gesang*, GA 278, 3. Vortrag (21. 2. 1924).

128 Simon, M. jr., Diagnostische Hauptsymptome bei Hyper- und Hypothyreose, in: *Therapiewoche* 37. Jg., Nr. 46 vom 16. 11. 1987.

129 Bickel, H./Bremer, H.-J., in: W. Keller/A. Wiskott, *Lehrbuch der Kinderheilkunde*, Stuttgart: Thieme ⁴1977, S. 14.79.

130 Steiner, R., *Grundlegendes für eine Erweiterung der Heilkunst*, GA 27, Kap. V.

131 Bickel, H./Bremer, H.-J., in: W. Keller/A. Wiskott, *Lehrbuch der Kinderheilkunde*, S. 15.28.
132 Kuhlencordt, F./Kruse, H. P., in: R. Gross/P. Schölmerich, *Lehrbuch der inneren Medizin*, S. 736.
133 Steiner, R., Anmerkung zu Goethes Sprüchen in Prosa Nr. 820–822, in: Goethe, *Sprüche in Prosa*, Stuttgart: Freies Geistesleben 1967, S. 164.
134 Steiner, R., *Das Wesen des Musikalischen*, ³1981 GA 283, 1. Vortrag (3. 12. 1906).
135 Steiner, R., Okkulte Zeichen und Symbole, 8. Vortrag (29. 12. 1907), in: *Mythen und Sagen. Okkulte Zeichen und Symbole*, 1987 GA 101.
136 Kuhlencordt, F./Kruse, H. P., in: R. Gross/P. Schölmerich, *Lehrbuch der Inneren Medizin*, S. 942, und Starck, D., *Vergleichende Anatomie der Wirbeltiere*, Bd. 3, S. 689.
136a Die Herleitung der Multiplikation als Operation zwischen 7 und 12 verdanke ich Dr. rer. nat. O. Buchner, der diesen Gedanken in seiner Rezession der 2. Auflage dieses Buches vorschlug (*Der Merkurstab* 1990, S. 269 ff.).
137 Habener, J. F./Pott Jr., J. T., Chemistry, biosynthesis, and metabolism of parathyroid hormone, in: *Handbook of physiology*, Vol. VII, S. 315, Washington D. C.: American Physiological Society, 1976.
138 Steiner, R., in: W. Blume, *Musikalische Betrachtungen*, S. 33 (s. Anm. 80).
139 Steiner, R., *Meditative Betrachtungen und Anleitungen zur Vertiefung der Heilkunst*, GA 316, Abendzusammenkunft (24. 4. 1924).
140 Steiner, R., 13. 9. 1907 und 17. 11. 1907 (GA 100).
141 Goethe, J. W., *Tag- und Jahreshefte* (1790), Hamburger Ausg., Bd. 10, S. 436.
142 Steiner, R., *Meditative Betrachtungen*, GA 316, 6. Vortrag (7. 1. 1924).
143 Steiner, R., *Aus der Akasha-Chronik*, GA 11, Kap. «Die letzten Zeiten vor der Geschlechtertrennung».
144 Steiner, R., *Der Goetheanismus, ein Umwandlungsimpuls und Auferstehungsgedanke*, ²1967 GA 188, 8. Vortrag (25. 1. 1919).
145 Schubert, Richard, Die Kabiren vom Gesichtspunkt der Anatomie, in: *Gäa Sophia*, Band II, 1927, S. 243 ff.
146 «... wenn man vermag, ... dieses Innere des Vorstellens und eines Teiles des Fühlens ins Auge, ins innere Seelenauge zu fassen, dann hat man in dem ... etwas, was zusammengehört mit dem, was der Embryologe in der Keimesentwicklung, überhaupt im Fortgange der Zellenentwicklung, findet. Man sieht gewissermaßen, wie wenn man Vorbild und Abbild miteinander vergleicht: auf der einen Seite den Vorstellungs- und Fühlvorgang in der Seele und auf der anderen Seite den Vorgang der Befruchtung, den Vorgang der Kernteilung und so weiter, den der Zellteilung selber; man sieht ... wie der eine gleichsam ins Materielle umgesetzt dasjenige darstellt, was der andere auf seelisch-geistigem Gebiete ist.» (Steiner, R., Anthroposophie und Naturwissenschaft, in: *Die*

Ergänzung heutiger Wissenschaften durch Anthroposophie, 1973 GA 73, 3. Vortrag (12. 11. 1917).

147 Wir geben in diesem Abschnitt in erweiterter Form wieder, was Gisbert Husemann auf dem Kurs über plastisch-musikalisch-sprachliche Menschenkunde 1975 in Stuttgart vortrug.

148 Steiner, R., *Kunst und Kunsterkenntnis*, ³1985 GA 271, zwei Vorträge vom 15. und 17. 2. 1918.

149 Das Lied der Hopi-Indianer verdanke ich Heiner Ruland (Tagung für Musiktherapeuten 1985 in Filderstadt); das Wiegenlied aus der Mongolei verdanke ich Felix Lindenmaier (Arbeitswoche für Menschenwissenschaft durch Kunst, Dornach 1986).

150 Ruland, H., Quint und Terz als musikalische und musiktherapeutische Agentien, in: *Beiträge zu einer Erweiterung der Heilkunst*, 1982 Heft 2.

151 Dieser Abschnitt gibt die Darstellungen wieder, die Wilfried Hammacher bei der «Arbeitswoche für Menschenwissenschaft durch Kunst» 1975 über «Skelett und Nervensystem» in Stuttgart gegeben hat.

153 Gross, R./P. Schölmerich, *Lehrbuch der Inneren Medizin*, Stuttgart: Schattauer 1977.

154 Husemann, G., Vorträge in der Arbeitswoche für Menschenwissenschaft durch Kunst, Stuttgart 1977.

155 Husemann, F. Das Belladonnagift und seine Wirkprinzipien, *Beitr. Erw., Heilk.*, 1979 Heft 6.

156 Steiner, R., *Der Mensch als Zusammenklang des schaffenden, bildenden und gestaltenden Weltenwortes*, ⁵1978, GA 230.

157 In dem Buch *Säugetiere und Mensch*, (Stuttgart: Freies Geistesleben 1971) hat W. Schad die Dreigliederungs-Idee in der Klasse der Säugetiere entwickelt, die sich dadurch inhaltvoll in Nagetiere, Raubtiere und Huftiere ordnet.

158 Steiner, R., *Perspektiven der Menschheitsentwicklung*, 1979 GA 204, 8. Vortrag (23. 4. 1921).

159 Steiner, R., Okkulte Zeichen und Symbole, in: *Mythen und Sagen. Okkulte Zeichen und Symbole* 1987 GA 101 8. Vortrag (29. 12. 1907).

160 *Goethes Naturwissenschaftliche Schriften.* Vierter Band, 2. Abt. S. 593.

161 Steiner, R., Das menschliche Leben vom Gesichtspunkt der Geisteswissenschaft (Anthroposophie), in: *Philosophie und Anthroposophie. Gesammelte Aufsätze 1904–1918*, 1965 GA 35, S. 238.

162 Steiner, R., *Esoterische Betrachtungen karmischer Zusammenhänge* Bd. II, ¹1973 GA 236, 8. Vortrag (10. 5. 1924).

163 Steiner, R., *Das Sonnenmysterium*, 1963 GA 211, Vortrag vom 1. 4. 1922.

164 Steiner, R., Das Tonerlebnis im Menschen, in: *Das Wesen des Musikalischen und das Tonerlebnis des Menschen*, ³1981 GA 283, 3. Vortrag (16. 3. 1923).

165 Steiner, R., *Die Entstehung und Entwicklung der Eurythmie*, 1965 GA 277a, Konferenz am 30. 4. 1924.

166 Sill, V./Kaukal, E./Lauser, K./Völkel, N., *Lunge und kleiner Kreislauf*, Kurzmonografie Sandoz Nr. 22 1978.
167 Herzog, H., Erkrankungen der Lunge und der Pleura, in: Gross, R./Schölmerich, P., *Lehrbuch der Inneren Medizin*, Stuttgart: Schattauer 1977.
168 Allgöwer, M., Allgemeine und spezielle Chirurgie, 3. Aufl. Berlin 1976.
168a Harrison, *Prinzipien der Inneren Medizin*, Basel 1986, S. 1699.
168b West, J. B., Ventilation-Perfusion, Relationships in: *Scadding, J. G. (Ed.) Scientific Foundations of Respiratory Medicine*, London 1981, S. 150.
168c Harris, P.; D. Heath (Ed.), *The Human Pulmonary Circulation*, Edinburgh 1986, S. 569.
169 Steiner, R., Das Tonerlebnis im Menschen, in: *Das Wesen des musikalischen und das Tonerlebnis im Menschen*, ^{3}1981 GA 283, 1. Vortrag (7. 3. 1923).
169a Lauboeck, H., Zur Beziehung zwischen der Blutkreislaufbewegung und der Herzbewegung, in: *Der Merkurstab* 3/1989, S. 125–142. Diese Arbeit führt mit naturwissenschaftlichen Mitteln den glänzenden Beweis für die Lehre R. Steiners vom Herz als Stau-Organ und beweist die Absurdität der Pumpen-Idee.
170 Beispiele aus der Musik-Literatur: siehe H. Pfrogner, *Lebendige Tonwelt*, München: 1976, Kap. «musica humana».
171 Steiner, R., *Das Wesen des Musikalischen*, ^{3}1981 GA 283, 1. Vortrag (3. 12. 1906).
172 Steiner, R., *Die Methodik des Lehrens und die Lebensbedingungen des Erziehens*, ^{5}1974 GA 308, 3. Vortrag (10. 4. 1924 vormittags).
173 Broman, J., Die Entwicklung des Menschen vor der Geburt, München 1927, S. 120.
174 Braus, H., *Anatomie des Menschen*, Bd. II, Heidelberg: Springer ^{3}1956, S. 165 ff; Hertl, M., *Pädiatrische Differentialdiagnose*, Stuttgart: Thieme 1977, S. 56 ff.
175 Hoepke, H./A. Landsberger, *Das Muskelspiel des Menschen*, Stuttgart: Gustav Fischer 1979, S. 9.
176 Steiner, R., *Die Entstehung und Entwicklung der Eurythmie*, 1965 GA 277a, Konferenz am 30. 4. 1924.
176a Steiner, R., *Die geistige Führung des Menschen und der Menschheit*, ^{9}1974, GA 15, S. 29/30.
177 Steiner, R., *Die Erneuerung der pädagogisch didaktischen Kunst*, 1977 GA 301, 11. Vortrag (6. 5. 1920).
178 Steiner, R., *Die Entstehung und Entwicklung der Eurythmie* GA 277a, S. 75.
179 Steiner, R., *Eurythmie als sichtbarer Gesang* ^{3}1975 GA 278.
180 Auf die Beziehung von Bizeps und Trizeps zu linker und rechter Lunge haben erstmals G. Suchantke und E. Pracht hingewiesen: Quint und Quart im Menschen, *Natura* 1927/28 S. 364–375, Nachdruck Arlesheim (Schweiz): 1981.
181 Steiner, R., *Eurythmie als sichtbare Sprache*, ^{3}1968 GA 279, 1. Vortrag (24. 6. 1924).

181a Steiner, R., *Eurythmie als sichtbarer Gesang*, GA 278, 19. 2. 1924.
182 Steiner, R., *Pastoral-Medizinischer Kurs*, ²1973 GA 318, 2. Vortrag (9. 9. 1924).
183 Fick, R., *Handbuch der Anatomie der Gelenke*, Jena 1911, Bd. III S. 207.
184 Braus, H., *Anatomie des Menschen*, Bd. II S. 153.
185 Husemann, Angela, Arbeitswochen für Menschenwissenschaft durch Kunst 1980 und 1981 über das Herz. Übungen in projektiver Geometrie. Zur Einführung in diesen Zugang zum Ätherischen: George Adams: *Vom ätherischen Raum*, ²1981, Stuttgart.
185a Poppelbaum, H., *Mensch und Tier*, Fischer-Taschenbuch 1981.
186 Husemann, G., Arbeitswoche für Menschenwissenschaft durch Kunst. Stuttgart 1973 und 1980.
187 Fick, R., *Handbuch der Anatomie der Gelenke*, Jena 1911, Bd. III, s. Anm. 183.
188 Woernle, M., Grundzüge der menschlichen Knochenbildung, in: *Goetheanistische Naturwissenschaft*, hrsg. v. W. Schad, Stuttgart: Freies Geistesleben 1985, Band 4 S. 30 ff.
189 Creutz, G., *Geheimnisse des Vogelzuges*. Wittenberg: Die neue Brehm-Bücherei. ⁸1983, S. 63.
190 Abdruck aus *Beiträge zu einer Erweiterung der Heilkunst* 1980 Nr. 3 (Dort ohne Abbildungen).
191 Pracht, E., Die Entwicklung des Musikerlebens in der Kindheit, Vom Wesen seelenpflegebedürftiger Kinder, *Heilende Erziehung*. Stuttgart, Freies Geistesleben 1981, S. 311.
191a Riehm, P.-M., Musikunterricht aus lebendiger Menschenkunde. In: G. Beilharz [Hrsg.]. *Erziehen und Heilen durch Musik*, Stuttgart 1989, S. 64–92.
192 Steiner, R., *Die Erneuerung der pädagogisch-didaktischen Kunst*, 1977 GA 301, 11. Vortrag (6. 5. 1920).
193 Husemann, G., Aufrechtbewegung, Sprachbewegung, Eurythmie und Turnen, *Erziehungskunst* 1986, Nr. 10/11; Braus, H., *Anatomie des Menschen*, Berlin ³1954; Hoepke, H., *Das Muskelspiel des Menschen*, Stuttgart ⁷1979.
194 Steiner, R., *Meditative Betrachtungen und Anleitungen zur Vertiefung der Heilkunst*. GA 316, 6. Vortrag (7. 1. 1924).
195 Steiner, R., *Anthroposophische Leitsätze*, ⁶1972 GA 26, S. 29.
196 Piaget, J./B. Inhelder, *Die Psychologie des Kindes* Olten ²1973, S. 154.
197 Steiner, R., *Die Rätsel der Philosophie*, ⁹1985 GA 18, S. 33.
198 Steiner, R., *Grundlegendes für eine Erweiterung der Heilkunst*, GA 27, Kap. I.
199 Schad, W., Zur 200jährigen Wiederkehr der Entdeckung der Urpflanze, *Das Goetheanum* Nr. 16, 12. 4. 1987.
200 Die inspirierende Wirksamkeit des Erzengel Michael in Goethes Schaffen wurde von Rudolf Steiner am Beispiel seines *Märchens* geschildert in *Esoterische Betrachtungen karmischer Zusammenhänge* Band IV, GA 238, Vortrag vom 16. 9. 1924.

201 Ruff, N., Die Bedeutung der Plastisch-musikalisch-sprachlichen Menschenkunde für die Ausbildung des Architekten. *Beiträge zu einer Erweiterung der Heilkunst* 1986/5, S. 176 ff.
202 R. Steiner, *Kunst im Lichte der Mysterienweisheit,* Vortrag vom 28. 12. 1914, GA 275, 1966.

Für die freundliche Genehmigung zum Abdruck von Abbildungen aus ihren Publikationen sei gedankt: Deutscher Taschenbuch Verlag (Abb. 44 und 85), Rudolf Steiner Nachlaßverwaltung (Abb. 57), Schattauer Verlag (Abb. 64 und 70), Springer Verlag (Abb. 32, 59, 62, 67, 72, 91, 94, 98, 102 und 108), Georg Thieme Verlag (Abb. 1, 2, 3, 19a, 19b, 29, 81a, 81b, 82a, 82b), Urban und Schwarzenberg (Abb. 40, 71, 99, 100, 101 und 103).

Sachverzeichnis

Abbau 28
Abel-Musik 225
A-Dur-Sonate von Mozart 128
Akkorde 144
alter Mond 101
Aminosäuren 153
Amphibien 170
Analytisches Denken 264, 267
androgyne Menschen 105
Angst 147
Anpassung 227
Anthropogenie (v. E. Haeckel) 110
Antipathie 67, 180, 188
Antlitz 260
Apollo 60
Arm 33, 53, 119, 174, 180, 216, 220, 227, 230, 231, 251
arterielles Blut 45, 46, 47, 129
Astralleib 22, 25, 26, 58, 76, 85, 99, 101, 107, 170, 179, 187, 200, 209
Asymmetrie 202, 203
Atmung 29, 44, 47, 51, 62, 93, 99, 101, 107, 164, 170, 174, 184, 195, 196, 197, 224
Aufbau 28
Auflösung der Fingernägel (Onycholyse) 145
Aufrichtung 113, 114, 120, 122, 132, 227, 238, 262, 267
Auftrieb des Gehirnwassers 91, 114
Augenmuskeln 114
Augen 57, 87, 114, 259
Ausatmung s. Atmung
Ausbildung 268
Ausweitung 31, 33, 39
Ägyptische Mysterien 165

Ästhetik 149
Ätherarten 61
Ätherleib 20, 25, 44, 59, 99, 101, 107, 108, 158, 160, 161, 187, 200, 209, 224
Ätherwelt 105
Ätherzustand 143

Bakterien 58
Becken 119
Befruchtung 38, 104, 105, 119
Begriffsbildung 25
Beine 174, 227
Belladonna 186
Berufsausbildung 268
Beugung 46, 209, 210, 213
Beweiskraft 14
Beweis vom Dasein Gottes 133
Bewußtseins-Seele 255
Bildekräfteleib 20
Bilder, Imaginationen 187
Bild 259
biogenetisches Grundgesetz 35, 81, 109
Biotope 227
Blatt 161
Blickbewegung 114
Blick 259
Blut-Atemsystem 135
Blutbewegung 45
Blutbildung im Knochenmark 185
Blutgefäßsystem 90
Blutströme 195
Blut 44, 161, 257, 261
Bronchialsystem 160
Bruckner IV. Symphonie 193
Brustflossen 227

Brustkorb 159, 169, 172, 175, 179, 180, 188, 189, 191, 195, 238

Calzium 147
Chaotisierung 90
chemischer Äther 61, 64, 152
Chopin 149
Chronische Bronchitis 184, 185

Dasein Gottes 132
Das Schöne 17, 75
Denken 17, 23, 99, 104, 111, 114, 115, 167, 183, 228, 267
Diastole 214
Diatonische Stimmung 126, 178, 179, 247
Die Prüfung der Seele 180
Discotheken 255
Dominantseptakkord 150
Doppelnatur des Astralleibes 225
Doppelorgan-Typus 138
doppelt gebogene Fläche 172, 173
Dreigliedrige Organisation 169
Dreiklang 253
Dur und Moll 47, 48, 49, 75, 135, 187, 192, 197, 198, 200, 208, 209, 212, 213, 232, 236, 240, 253
Dynamik 257

Echte Rippen 175
Egoismus 268
Ehrfurcht 68
Ei des Lebens 165
Eiform 164
Eimensch 164
Einatmung 44, 49, 225
Einstülpung 29, 33, 39, 81, 85, 87, 237
Eizelle 37
Ei 104
elektromechanische Tonträger 255
Elemente 227
Ellenbogengelenk 240
Elle 212, 222, 232, 237, 240, 241

Embryogenese 35
Embryonalentwicklung 75, 102, 113, 263
Empfängnis 207, 248
Empfindungsleib 33
Empfindungsseele 76, 98
Emphysem 184
Empirisches Phänomen 187
Enthusiasmus 68
Entwicklungsgeschichte 108, 110, 113, 262
Erde 189, 191, 192, 193, 205, 259
Erdkugel 236
Erfahrung und Wissenschaft 187
«Erkenne dich selbst» 107
Erkenntnistheorie 14, 15
Erkenntnisvorgang 94, 96, 105
Ernährung 260
Ernährungsvorgang 265
Erster Atemzug 170, 197
Erziehung 67, 68
Eurythmie 119, 144, 209, 213, 214, 216, 217, 222, 230, 253, 255
eurythmische Bewegung 213
Evangelien 108, 207
Evolution 14, 16, 62, 109, 110, 111
Ewigkeit 230

Falsche Rippen 175
Fettsucht 185
Finalsatz 102
Finger-Grund-Gelenk 223
Finger 53, 144, 230, 251
Fischblase 169
Fische 169
Flächenkrümmung 172, 180
Fläche 172, 180
Fließgleichgewicht 28
Flötenakazien 31
Flugstrecke 236
Flügel eines Vogels 227
Flüssigkeitsmensch 44, 47
flüssig 42

Fontanelle 184
Fortpflanzung 13, 37, 106, 245
Fortpflanzungskraft 104, 113
Frau 60, 167
Freiheit 207
Fußmißbildung 185
Fußtätigkeit 115, 119, 132, 216
Fuß 113, 114, 115
Fühlen 184
Fünfzahl 177
Fünf 179

Gasträa 81, 83, 95, 107, 109, 111
Gastrulation 29, 31, 81, 84
Geburt 71, 73, 170, 197
Gedankenentwicklung 167
Gedankenbildekraft 104
Gedächtnis 66, 67
Gegenstrom 248
Geheimwissenschaft im Umriß 109, 110
Gehen 123, 205
Gehirnkammer 90, 91
Gehirnwasser 91, 92, 99, 107, 122, 184
Gehirn 87, 106
Geistkeim 105
Geschichte der Philosophie 167
Geschlechter 166
Gestaltungskraft 16, 17, 25
Gesten 180
Gesundheit 78
Gliedmaßen 161, 198
Gliedmaßen-Übung 164
Goetheanist 42
Goetheanismus 42
Goethe 236
graue Substanz 88
gregorianischer Gesang 178
große Sekund 73
große Sext 127
Großhirn 88
großköpfiges Kind 64
Grundton 119, 219

Grundton-Ansatz 218
Grundton (bzw. die Prim) 123, 216

Halbtonschritt 76
Halbton 73, 245
Halsschlagader 46
Halswirbel 176
Hals 219
Handgelenk 119
Handwurzelknochen 119, 247, 248
Handwurzel 222, 244
Hand 251
Harmonie 21
Harmonie (Dur-Moll) 209
Haupt 67, 68, 115, 131, 132, 248
Haut 141, 194, 195, 200
Heileurythmie 214, 225
Herz-Insuffizienz 185
Herzspitze 215
Herz 50, 127, 183, 184, 200, 214, 215, 224
Hirnstamm 89
Homunkulus 166
Hopi-Indianer 177
Hören 62
Huftier 227
Hüftluxation 122
Hyperventilationstetanie 147

Ich-Gestalt 129
Ich-Organisation 25, 26, 93, 228
Ich-Organisation des Brustkorbes 183
Ich 22, 134, 155, 224, 237, 246
Ideen-Erlebnis 100
Ideenleben 17, 107
Ideen-Substanz 108
Ideenwelt 105
Idee 17, 25
Imagination 26, 27, 39, 44, 80, 83, 86, 94, 95
Inspiration 27
Intervall 70, 71, 74, 113, 170, 188, 193
Intuition 27

Kabiren-Plastiken 166
Kachexie 184
Kains-Musik 225
Kalkeinlagerung 148
Kalzium 140
Kanten-Krümmung 172, 180
Kante 172, 180
Kauen 260
Kaufunktion der Zähne 264
Kehlkopf 94, 123, 131, 134, 143, 154, 217, 218, 220, 261
Keimesentwicklung 96, 104, 167
Keimzellbildung 119
Kiemen-Atmung 170
Klangäther 61, 64
Klang- oder Zahlenäther 187
Klassik 255
kleinköpfiges Kind 66
Knochenkalk 144
Knochentypus 248
Knochen 257
Kohlensäure 44, 131, 194, 195
Kolibri 243
Komm lieber Mai und mache 178
Kommunion 108
konkave Flächen 28
Konkordanzreihe 136
Konsonanten 123, 134, 155
konvexe Formen 28
Kopf eines Mannes 167
Kopf einer Frau 167
Kopfhöhe 70
Kopftätigkeit und Fußtätigkeit 118
Kopf 37, 46, 67, 70, 76, 94, 101, 114, 115, 135
Krebskrankheit 263
Kugel 32, 38, 39, 41, 46, 77, 78, 81, 84, 97, 98, 99, 111, 158, 237, 248
Kuh 186
Kunst und Krankheit 149
Kunstwerk 16, 237
Kunst 14, 19, 74, 80, 270

labile Lage 120, 257
Lachen 48

Landwirbeltiere 153
lebendiges Denken 102
Lebensäther 61, 64, 142, 147, 152
Lebensleib 99, 174
Leben zwischen Tod und Geburt 189
Leben 19
Lemurische Zeit 51, 164, 166, 192
Lemurisches Musikerlebnis 193
Lendenwirbel 176
Lerche 186
Lichtäther 61, 62
Licht des Denkens 115
Licht 114, 115
Liebe 107
Linke Lunge 203
Löwe 186
Lucifer 183
Luftröhre 203, 213, 222
Luft-Schlucken 260
Lukas-Evangelium (s. auch Evangelien) 108, 207
Lungenatmung 170
Lungenbläschen 160
Lungenblut 223
Lungenfell 195
Lungenkreislauf 195
Lungenlappen 222
Lungenübung 158
Lungenvenen 224
Lungenwachstum 213
Lungenwurzel 222
Lunge und Herz 184, 198, 199
Lunge 29, 127, 131, 158, 160, 169, 184, 187, 195, 200, 201, 203, 206, 208, 220, 225, 261
Lymphknoten 222

Mageneingang 260
Magen 260

Mann 60, 167
Marsyas 60
Masern 56
Maß-Verhältnis 69
Maulwurf 227, 234
männlicher Leib 106
Meditativ erarbeitete
 Menschenkunde 58
melancholisch 49
Melodie 205, 209, 253
Menschenwissenschaft durch
 Kunst 234
Metamerie 169
Metamorphose 21
Metamorphose der Bildekräfte 113,
 182, 264
Metamorphose-Gedanken 79
Methode 13, 18, 186
Michael 267
Mißbildung 53
Mittelhand 222, 248
Modellieren 40
Moll-Empfindung 75, 135, 192, 212,
 213, 236, 240, 248
Moll-Natur des Herzens 200
Mongolei 178
Monismus 16, 109, 110
Monochord 70, 188
M. triceps 212
Mundart 138
Musikalische Struktur 175
musikalischer Strom 45, 61
Musik 98
Muskulatur 90, 91, 147, 257, 258
Mutter 104, 122
Mysteriendramen 180
Mysterien von Ephesus 265

Nachtgeräusche (C. F. Meyer) 236
Nasen-Nebenhöhlen 93
Naturtonreihe 71, 76
Naturwissenschaft 13, 23, 95
Nebenschilddrüsen 138, 141, 153

Nebenschilddrüsen-Überfunktion 140

Nerven 33, 87, 147
Nervensystem 29, 88, 89
Niere 140, 261
Nonen-Skalen 191

Oberarm 222, 237
Objekt 251
Objektive Intervalle 188
Objektive Quint 193, 195
Oktavbewegung 224
Oktav der Schlüsselbeine 218
Oktav des Hauptes 123
Oktav des Schulterblattes 219
Oktav des Wortes 123, 133, 218
Oktave des Hauptes 218
Oktav-Prozeß 71, 72, 98, 100, 102,
 118, 120, 122, 132, 136, 137, 142, 231,
 248, 251
Ontogenie 83
Onycholyse 145
Organik 108

Parathormon 152
Plastizieren 67
pädagogische Stimmung 69
Pelikan 243
Pentagramm 161, 206, 207
pentatonisch 177
Pflanze 21, 31
Phantasie 17, 66, 67
Philosophie der Freiheit 99, 108, 111
Phonationsbewegung 221
Phylogenese 35, 83, 197
Physiologie 201
Physiologie des Denkens 118
physischer Leib 20, 35
Physische Mitternacht 189
Planetenkräfte 135
Planet 135
plastische Form 28
Plastischer Strom 46, 58, 225

plastische Übung   32, 41, 44, 51, 68, 77,
   79, 80, 90, 118
Plastisches Element   209
plastisch-aufbauender Strom   45
Plastische Fläche   173
Plastizieren   21, 23, 25, 236
Plexus choreoidei   91, 99
Pneumothorax   195
Polarität   21
Polydaktylie   55
Polyglobulie   185
Pragmatismus   268
Prim als Intervall   233
Prim als Stufe   72, 97, 99, 132, 205, 231,
   232, 233, 237
Pronation   212
Proportion   64, 69, 71, 75, 113, 197,
   198
Ptah   165
Pubertät   75

Quart und Quint   120
Quart   73, 74, 98, 119, 120, 122, 123,
   148, 191, 205, 222, 245, 246
Quartprozeß   99
Quinten-Stimmung   178, 179, 246
Quinten-Verfassung der Seele   120
Quint-Erlebnis   197
Quint-Region   75, 98, 99, 119, 121,
   122, 142, 191, 193, 194, 196, 198, 200,
   201, 205, 222, 248, 252

rationelle Organik   43
Raum   227, 228
Rätsel der Philosophie (R. Steiner)   109
Rechte Lunge   203, 204
Reines Phänomen   188
Reinkarnation   111
Reinkarnations-Rhythmus   189
Reproduktionsorgan   123
Rhythmus   188, 189, 205
Rind   186
Rippen   172, 180, 189, 191, 193

Rippfell   195
Rückenmark   88

Samenreifung   119
Samenzelle   105
sanguinisch   49
Satzbau   251
Sauerstoff   185, 195
Sänger   140
Säugetiere   257
Scharlach   56
Schädel   133
Schilddrüse   138
Schilddrüsen-Unterfunktion   140
Schilddrüsen-Überfunktion   140
Schildknorpel   221
Schlafen und Wachen   28, 189
Schlaf-Wach-Rhythmus   59, 189, 193
Schlange   161
Schlüsselbein   216, 217, 220, 224, 230,
   231, 232, 234, 236
Schönheit (in der Kunst)   48
Schreibenlernen   68
Schreiten   211
Schulterblatt   219, 221, 238, 243
Schulung   80
Schulungsweg   268
Schwangerschaft   119
Schwerkraft   114, 196, 257, 258
Schwerpunkt des Körpers   121
Schwerpunkt   142, 257, 258
Schwungphase (beim Gehen)   205
Seelenleib   22
Seele   76
Sehen   62
Sekund im Oberarmknochen   219
Sekund   97, 126, 191, 205, 237, 238,
   239, 240, 243
Septimbewegung   221
septimenhaft   133
Septim-Gebärde (Eurythmie)   224
Septim-Oktav-Schritt   123
Septimprozesse   140, 218, 219

Septim   98, 100, 122, 136, 144, 192, 243, 248
Sext   98, 127, 194, 222, 248
Sext, Septim und Oktav   142, 251
Siebenzahl   177, 179
Singen   216
Sinnes-Nerven-Kräfte   185
Sog   195
Sonderstellung der Lunge   161
Spalthand   53
Speiche   212, 222, 237, 249
Speichel   261
Sphärenharmonie   59, 102, 131
Spielbein   126
Sprachbildung   26, 265
Sprache   59, 61, 131, 180, 251, 260, 267
Sprachfunktion der Zähne   264
Sprachstil   133
Sprachwerkzeug   134
sprechen   61
stabile Lage   257
Statik   257
Staufunktion   214
Steigerung   21
Stellknorpel   221, 222
Stemmphase   205
Stimmansatz   217
Stimmbänder   221, 222
Stimmritze   131
Stoffwechselsystem   29
Stoffwechsel   186
Streckbewegung   209, 210, 212
Sturmtaucher   234
Subjektive Quint   193, 195
Subjekt   251
Sublimationstheorie Freuds   113
Supination   212
Sympathie   180
sympathisch   188
Syndaktylie   53, 55
synthetisches Denken   267
Systole   214

Tastsinn   113
Taufe   108
Tätigkeitswort   252
Technologie des Menschen   228
Temperament   49
Terz   97, 126, 191, 197, 205, 209, 237, 238, 239, 240, 243, 250, 252
Tetanie   147, 149
tierische Organisation   21, 31, 115, 255, 267
Tierkreis   135, 189
Tierwesenheit   95
Timaios   78
Tod   131, 141
Toneurythmie   144, 188, 213, 225, 253
Tonheileurythmie   224
Ton   205
Trauermarsch   48
Trennung des Ätherleibes   166
Trennung der Geschlechter   107
Typus des Vogels   186
Typus   18, 21, 25, 29, 39, 43, 83, 102, 111, 133, 161, 169, 174, 175, 228, 265

Umstülpungs-Übung   84, 86, 96, 118, 127, 131, 160, 161
Umstülpung   32, 46, 86, 94, 96, 101, 109, 110, 111, 218, 219, 222, 224, 225, 226
Umwandlung der Bildekräfte   96
Unterfunktion der Nebenschilddrüsen (Tetanie)   147
Urbild der Atmung   161
Urpflanze   39, 40, 42, 83, 111, 265, 266
Urphänomen des inneren Lebens   173
Urtier   81, 83
Urwort   137

Vater   248
venöses Blut   45, 47, 48, 93, 127, 129
Ventilations-Perfusions-Quotient (der Lunge)   195

Ventilebene des Herzens 198
Vererbungsfunktion 123
vergleichende Entwicklungsgeschichte
 der Weltanschauungen 109
Verknöcherung 233
Viren 57
Vogel 241
Vokal 123, 134, 136, 155, 215, 261
Vom Plastischen zum
 Musikalischen 186
Vorstellung 106

Wachstum 13
Wachstumsgestalt 129
Wachstums-Richtung 37
Wal 186
Wasser 174
Wärmeäther 61, 62
weiblich 106
Weinen 48
weiße Substanz 88
Weltenmitternachts-Stunde 189
Weltenmitternacht 189
Weltseele 78
Weltenwort 131
werfen 240

Wesensglieder 160
Wiederverkörperung 132
Wille 106
Wirbelsäule 175, 233
Wirklichkeit 14
Wissenschaft und Kunst 13
Wissenschaft 270
Wissenschaftliches Phänomen 188
Wollen 184
Worterzeugung 137
Wort 94, 131, 141, 206, 259

Zahlenverhältnis 70, 188
Zahl 70, 175, 183, 187
Zahnlaute 261
Zähne 260, 261
Zeichnung 79
Zeitorganismus 227
Zeit 70, 71, 228
Zeugung 37, 71, 120
Zukunft 248
Zunge 261
Zwischenkiefer 44
Zwischenschlüsselbein-Band 232
Zwischenhirn 89
zwölf Tierstämme 111

ARMIN J. HUSEMANN

Das Wort baut

Goetheanumformen als sichtbare Sprache.
60 Seiten mit 15 Abbildungen, kartoniert
(Studien und Versuche, Bd. 26)

In sechs Studien geht Armin J. Husemann der Grundintention Rudolf Steiners beim Bau des ersten und zweiten Goetheanums nach.
«In den plastischen Formen und in der Architektur der beiden Goetheanumbauten leben, musikalisch gegliedert, die Bildekräfte des Wortes.» Aus diesem Grundgedanken entwickelt der Verfasser lebendige Anschauungen über die Goetheanumformen. Der Band endet mit einem Zukunftsausblick auf eine neue Saalgestaltung des zweiten Goetheanums, der bisher kaum beachtete Kapitell-Skizzen Rudolf Steiners einbezieht.

Erziehen und Heilen durch Musik

Musiktherapie in der Heilpädagogik.
Herausgegeben von Gerhard Beilharz.
Mit Beiträgen von: F. Wilmar, H. Ruland, K. König, P. M. Riehm,
I. Knierim, A. Husemann, S. Müller-Wiedemann, C. Visser u. a.
336 Seiten mit zahlreichen Fotos und Zeichnungen, gebunden.
(Heilpädagogik aus anthroposophischer Menschenkunde, Bd. 8)

Dieses Standardwerk faßt zum ersten Mal das breite Spektrum der musiktherapeutischen Arbeit auf der Grundlage des anthroposophischen Menschenbildes zusammen.
Die siebzehn Autoren klären darin sowohl die medizinisch-menschenkundlichen Grundlagen als auch die therapeutischen und pädagogischen Anwendungsmöglichkeiten der Musiktherapie.
Erziehen und Heilen wirken in einem umfassenden Erziehungsverständnis stets zusammen. Daraus ergeben sich für den Musiker in der Heilpädagogik im wesentlichen drei große Aufgabenbereiche: die musikalisch-künstlerische Durchgestaltung des gesamten Schul- und Heimlebens im Tages-, Wochen- und Jahreslauf, die gezielte therapeutische Arbeit mit einzelnen Kindern und der Musikunterricht in den Klassen, wobei auf die besonderen Bedingungen Rücksicht genommen wird, die sich durch die Behinderung der Kinder ergeben können.

VERLAG FREIES GEISTESLEBEN